# Oposiciones a Auxiliar de Enfermería

## más de 3.000 preguntas de examen tipo test

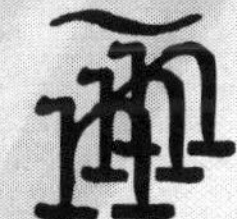

Triple Eñe Ediciones

ISBN: 978-8412019605

Fotos: **Sasin Tipchai** (Tailandia)
y **Geudki** (Pixabay.com)

Diseño y maquetación:
**Daniel García** [www.daninet.net]

Última modificación:
**8 de marzo de 2026**

# No somos perfectos...

Hemos invertido mucho tiempo, cariño y esfuerzo en la compilación y revisión de este volumen.

Si aún así detectas que alguna pregunta sería impugnable, se ha quedado obsoleta o contiene cualquier otro tipo de error puedes comunicarnoslo vía: **agustinodriozolakent@gmail.com**

En su elaboración hemos contado con la colaboración del profesor de la Universidad del País Vasco **Daniel García**, el mayor experto de España en la redacción de exámenes de opción múltiple, formador de examinadores y autor de

*'Diez Comodines: Cómo redactar mejores exámenes tipo test'*

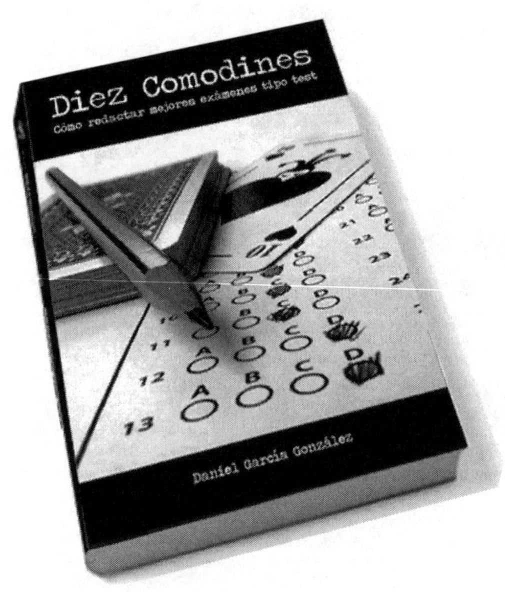

# Porque yo también pasé por ello...

Estimado/a opositor/a; este volumen pretende ayudarte en tu tarea de estudio.
Recopila preguntas de examen reales como repaso

El formato DinA4 busca facilitar la legibilidad y permitirte realizar anotaciones

Puedes hacernos llegar cualquier sugerencia de mejora que estimes oportuna

Yo también recorrí el duro camino del opositor y ahora sólo espero
humildemente haber podido facilitarte el tuyo


AGUSTÍN ODRIOZOLA KENT

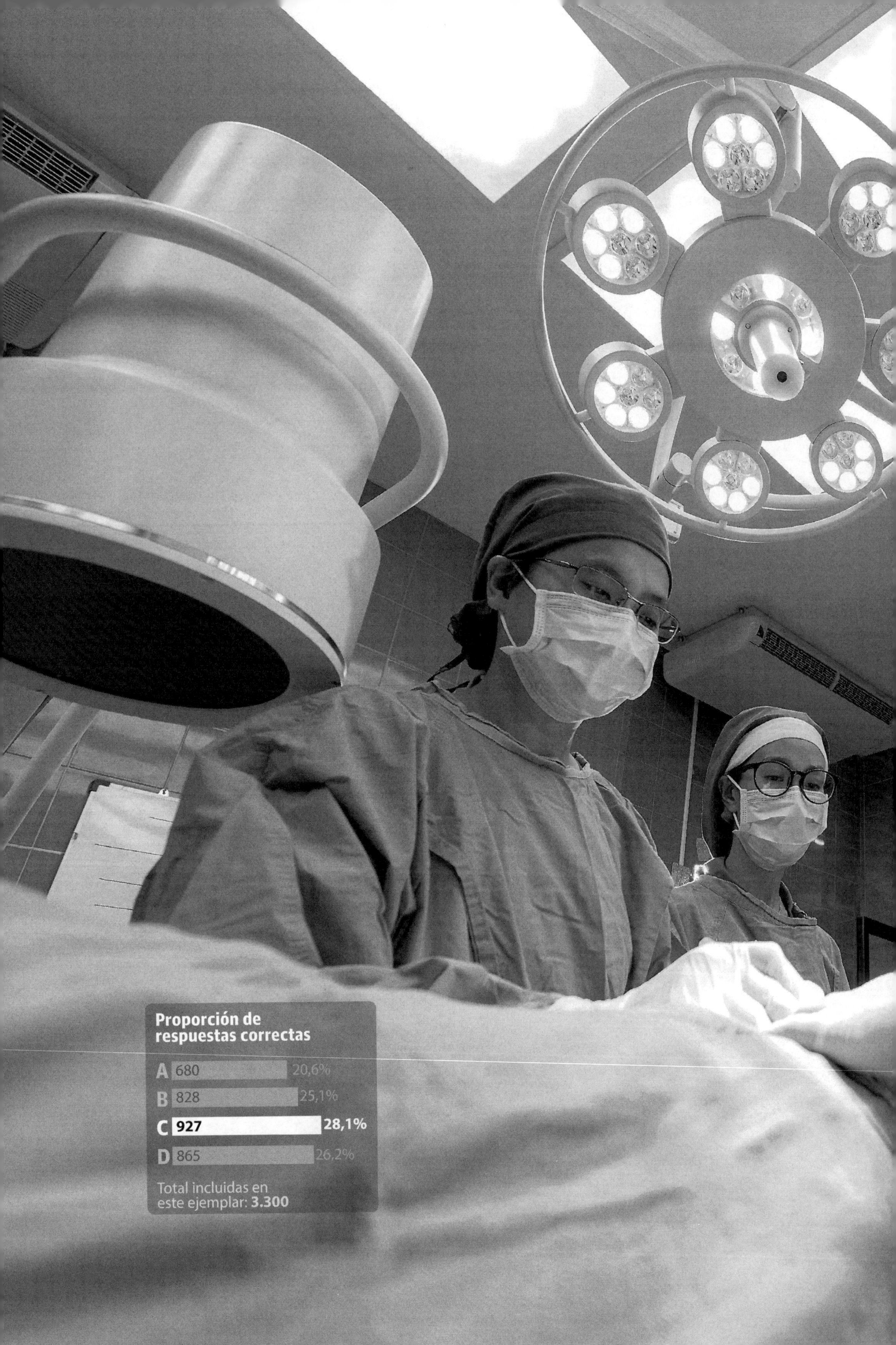

Proporción de
respuestas correctas

A 680 20,6%
B 828 25,1%
C 927 28,1%
D 865 26,2%

Total incluidas en
este ejemplar: 3.300

Oposiciones a
Auxiliar de
Enfermería
más de 3.000
preguntas
de examen tipo test

a la memoria de Christian
allá donde esté

| | | | |
|---|---|---|---|
| 1 D | 26 C | 51 A | 76 A |
| 2 C | 27 C | 52 C | 77 D |
| 3 C | 28 C | 53 B | 78 B |
| 4 B | 29 C | 54 C | 79 B |
| 5 C | 30 A | 55 C | 80 D |
| 6 B | 31 A | 56 B | 81 D |
| 7 C | 32 C | 57 D | 82 C |
| 8 A | 33 D | 58 A | 83 C |
| 9 D | 34 B | 59 B | 84 D |
| 10 A | 35 D | 60 A | 85 C |
| 11 B | 36 A | 61 C | 86 A |
| 12 B | 37 D | 62 C | 87 D |
| 13 C | 38 A | 63 D | 88 B |
| 14 D | 39 A | 64 A | 89 C |
| 15 B | 40 A | 65 C | 90 B |
| 16 A | 41 B | 66 C | 91 C |
| 17 D | 42 B | 67 A | 92 C |
| 18 C | 43 D | 68 A | 93 D |
| 19 D | 44 C | 69 C | 94 B |
| 20 B | 45 A | 70 C | 95 A |
| 21 D | 46 C | 71 B | 96 D |
| 22 C | 47 B | 72 A | 97 D |
| 23 B | 48 C | 73 B | 98 D |
| 24 A | 49 D | 74 D | 99 B |
| 25 B | 50 B | 75 C | 100 C |

FALLOS: ____

## 1. La maniobra de Heimlich es:

a. de resucitación
b. de obstrucción de la vía aérea
c. de disminución de la frecuencia cardíaca
d. de desobstrucción de la vía aérea

## 2. En oxigenoterapia, Dispositivo que mide la presión a la que se administra el oxígeno:

a. Caudalímetro
b. Humidificador
c. Manómetro
d. Bombona o 'bala de oxígeno'

## 3. Una zoonosis es una enfermedad...

a. ...contraída en el zoo
b. ...producida por virus
c. ...trasmitida por los animales vertebrados al hombre
d. ...producida por bacterias

## 4. 'Por sonda nasogástrica' se administra la Alimentación...

a. Oral
b. Forzada
c. Intravenosa
d. Proteica

## 5. Forman la cadena epidemiológica:

a. Los factores medioambientales a los que está sometido el paciente ingresado
b. El conjunto de personas que está en contacto con el paciente y lo exponen a contraer algún tipo de infección
c. El conjunto de eslabones o factores que determinan su transmisión
d. La falta de higiene que favorece la trasmisión de la infección

## 6. El lavado genital femenino se hará:

a. Es indiferente
b. De delante hacia atrás
c. En círculos
d. De atrás hacia delante

## 7. La 'Prevención Terciaria' implica:

a. Evitar que aparezca la enfermedad
b. Diagnóstico precoz
c. Evitar las complicaciones
d. Ninguna de las tres

## 8. Complicación más frecuente de la nutrición enteral:

a. Diarrea
b. Estreñimiento
c. Insomnio
d. Neumonía por aspiración

## 9. Vamos a obtener una muestra de análisis de orina elemental. Para ello prepararemos el material necesario:

a. Equipo de higiene genital y bote estéril limpio
b. Equipo de higiene genital, etiquetas y bote estéril limpio
c. Recipiente de recogidas de muestras, etiquetas de identificación y guantes desechables
d. Equipo de higiene genital, recipiente de recogidas de muestras, etiquetas de identificación y guantes desechables

## 10. En la Nueva Rueda de los Alimentos del Ministerio de Sanidad cereales y derivados pertenecen al Grupo:

a. I
b. II
c. III
d. IV

## 11. Para recoger una muestra de orina para urocultivo en un paciente con sonda vesical permanente:

a. Recoger la muestra de orina directamente de la bolsa
b. Pinzar la sonda con pinzas de Kocher y con la máxima asepsia puncionar la sonda, extraer con jeringa la muestra de orina y depositarla directamente en recipiente estéril
c. Previo retirado de la sonda, proceder a la recogida de la muestra de orina
d. Recoger la muestra de orina directamente de la sonda

## 12. Frecuencia respiratoria elevada:

a. Hiperpnea
b. Taquipnea
c. Ortopnea
d. Bradipnea

## 13. Dieta recomendada para pacientes con hipertensión:

a. Dieta hiperproteica
b. Dieta absoluta
c. Dieta hiposódica
d. Dieta líquida

## 14. La 'Instilación vesical' consiste en:

a. Drenaje continuo de la vejiga
b. Lavado continuo de la vejiga
c. Técnica diagnóstica del aparato urinario
d. Introducción de una solución medicamentosa en la vejiga

## 15. Instrumental que permite sujetar los campos quirúrgicos:

a. De sutura
b. De talla o campo
c. De hemostasia
d. De aprehensión

## 16. Dónde debemos situar las palas / electrodos de un desfibrilador externo semiautomático (DESA):

a. Uno debajo de la clavícula derecha y el otro en el costado, a unos 10 cm por debajo de la axila
b. En los hombres, encima de cada tetilla y en las mujeres, al lado de estas
c. Uno en la espalda y otro en el pecho
d. Uno en cada hombro

## 17. Sobre el procedimiento de toma de muestra para investigación de Oxiuros usando el método de Graham:

a. Recoger la muestra durante cuatro días consecutivos
b. Recoger la muestra a última hora del día
c. Lavar la zona antes de recoger la muestra
d. Recogerla a primera hora de la mañana

## 18. Sobre las capas de la piel. Es FALSO:

a. La intermedia se denomina Dermis
b. Ayudan a mantener el equilibrio térmico
c. La exterior se denomina Hipodermis
d. Pelos y uñas están formados por células muertas

**19. Sobre la toma de temperatura corporal, es FALSO:**

a. Secar la axila del paciente con una gasa, ya que la humedad falsea el registro

b. Colocar el bulbo del termómetro en la axila del paciente, cruzar su antebrazo sobre el tórax y esperar lo necesario

c. En la boca se coloca el bulbo del termómetro debajo de la lengua del paciente

d. En caso de que el paciente este agitado, se tomará la temperatura en la boca

**20. El intercambio gaseoso ocurre en:**

a. Todo el aparato respiratorio

b. Alvéolos pulmonares

c. Bronquios

d. Bronquiolos

**21. Ejemplo típico de anfiartrosis es la articulación de:**

a. Cadera

b. Rodilla

c. Sacro-iliaca

d. Sínfisis de pubis

**22. Posición básica de traslado recomendada en pacientes con hipoglucemia:**

a. Decúbito lateral izquierdo

b. Posición antitrendelenburg

c. Posición antishock

d. Decúbito supino con piernas flexionadas

**23. Estado en que no hay sensaciones:**

a. Congestión

b. Anestesia

c. Eritema

d. Asepsia

**24. Posición de Sims utilizada para la administración de un enema:**

a. Decúbito lateral izquierdo con el brazo y la pierna de ese lado extendida y la otra pierna flexionada

b. Decúbito supino con las piernas flexionadas sobre los muslos y los muslos en abducción y flexión sobre la pelvis

c. Boca abajo, apoyándose sobre las rodillas y el pecho, con la cabeza ladeada y los muslos perpendiculares a la cama

d. Decúbito lateral derecho con el brazo y la pierna de ese lado extendida y la otra pierna flexionada

**25. Enfermedad yatrogénica es la causada:**

a. Por una caída inesperada

b. Inintencionadamente por un tratamiento médico

c. Por el envejecimiento

d. Por la insuficiencia respiratoria

**26. Normalmente la silla de ruedas se empuja por detrás y en el sentido de la marcha, EXCEPTO:**

a. ...al entrar en un ascensor

b. ...al bajar una rampa

c. Excepto en esos dos casos

d. Ninguna es correcta

**27. Con la Ley General de Sanidad de 1986 los Servicios de Salud Mental deben dar respuesta a la prevención primaria, secundaria y terciaria, para lo que han de tener como objetivos: (Señale la FALSA)**

a. Evitar la enfermedad mental

b. Diagnosticar su procedencia

c. Influir en el mapa sanitario de la zona

d. Conseguir que el enfermo psíquico se integre en la sociedad

**28. Según las Actividades de la Vida Diaria instrumentales, NO mide la capacidad de las personas:**

a. Hacer la comida

b. Manejar dinero

c. Control de esfínteres o bañarse

d. Usar el transporte Público

**29. La unidad geriátrica de ingreso suele estar ubicada en:**

a. Hospital de día

b. Hogar protegido

c. Hospitales generales o geriátricos

d. Centro de día

**30. 'Vitamina B12' o también:**

a. Cobalamina

b. Tiamina

c. Ácido Fólico

d. Piridoxina

**31. En deambulación con muletas, marcha alterna con cuatro puntos:**

a. Primero adelantar la muleta derecha una distancia de unos 15 cm y después el pie izquierdo hasta el nivel de la muleta. Seguidamente la muleta izquierda y después el pie derecho hasta la altura de la muleta

b. Primero adelantar la muleta izquierda y después el pie izquierdo hasta la altura de la muleta

c. Primero adelantar la muleta derecha y después el pie derecho; luego la muleta izquierda y a continuación pie izquierdo

d. Ninguna de las anteriores

**32. Temperatura de conservación de los medicamentos termolábiles:**

a. 9 a 11°C

b. -1 a 2°C

c. 2 a 8°C

d. 0 a 2°C

**33. Es un estadío previo a la muerte:**

a. Negación     b. Aceptación

c. Depresión     d. Los tres son correctas

**34. La recogida de una orina de 24 h. se inicia:**

a. A las 20 h de la tarde del día indicado

b. A las 8 h de la mañana

c. Cuando quiera el paciente

d. Según lo que indique la petición

**35. Paciente con dificultades respiratorias. Esto es un signo:**

a. Subjetivo     b. Directo

c. Principal     d. Objetivo

**36. Qué tipo de aislamiento, también llamado 'aislamiento protector', tiene riesgo de transmitir infecciones al paciente:**

a. Inverso     b. Retrógrado

c. Cruzado     d. Estricto

**37. Qué mecanismo de defensa adaptativo en su hospitalización puede tener un paciente:**

a. Negación

b. Racionalización

c. Desplazamiento

d. Las tres son correctas

**38. El bacillus subtilis se usa como:**

a. Control biológico de esterilización

b. Control físico de esterilización

c. Control de infección

d. Control químico estándar

**39. Hildegard Peplau describe 4 fases en la relación enfermera-paciente:**

a. Orientación, Identificación, Aprovechamiento y Resolución

b. Atención, Identificación, Aprovechamiento y Orientación

c. Orientación, Confianza, Atención y Aprovechamiento

d. Paciencia, Orientación, Identificación, y Resolución

**40. Uno de estos nutrientes cumple función reguladora en el organismo:**

a. Vitaminas     b. Lípidos

c. Proteínas     d. Hidratos de carbono

**41. Objetivo fundamental de la educación sanitaria:**

a. Aumentar los conocimientos de la población

b. Modificar los comportamientos

c. Disminuir la morbilidad

d. Aumentar la morbilidad

**42. Nombre del fármaco que sólo contempla el principio activo del medicamento:**

a. Marca registrada     b. Nombre genérico

c. Medicamento     d. Nombre comercial

**43. Ante el sarampión qué tipo de precauciones de aislamiento usaremos:**

a. Precauciones de transmisión por gotas

b. Precauciones de transmisión aérea

c. Precauciones estándar

d. Las respuestas b y c son correctas

**44. La administración de enemas está contraindicada en caso de:**

a. Obstrucción intestinal crónica

b. Traumatismos torácicos

c. Obstrucción intestinal reciente y traumatismo abdominal

d. Antes de una exploración radiológica

**45. Indicará la oxigenoterapia:**

a. El Médico

b. El Enfermero

c. El Auxiliar de Enfermería

d. Cualquiera de los tres

**46. Color blanquecino o gris amarillento de la piel, entumecimiento y hormigueo:**

a. Fractura
b. Quemadura
c. Congelación
d. Luxación

**47. Por la válvula mitral la sangre va:**

a. de aurícula izquierda a derecha
b. de aurícula izquierda a ventrículo izq.
c. de aurícula derecha a ventrículo derecho
d. de ventrículo derecho a aurícula derecha
e. de ventrículo izquierdo a arteria aorta

**48. Escucha activa es:**

a. Asentir constantemente y no interrumpir, aunque no entendamos lo que nos quieren decir
b. Interrumpir para contar experiencias personales
c. Mostrar interés de forma verbal y no verbal
d. No dar opción al paciente para que corrija nada de lo dicho

**49. Es una 'Precaución Universal' para la protección de riesgos biológicos a los trabajadores:**

a. Aplicar el principio fundamental de que todas las muestras deben manipularse como si fueran infecciosas
b. Mantener una actitud constante de autoprotección
c. Mantener hábitos de trabajo seguro
d. Todas las anteriores

**50. De entre todas las mediciones de las constantes vitales, de cuál NO se debe informar al paciente:**

a. Se ha de informar al paciente de todas
b. De la medición de la respiración
c. De la medición del pulso
d. De la medición de la temperatura

**51. Cuando un paciente presenta asistolia, el tratamiento adecuado es:**

a. Masaje cardíaco externo
b. Desfibrilación
c. Puño percusión
d. Todas son correctas

**52. Posición para un paciente con importante reflujo gastro-esofágico:**

a. Decúbito supino
b. Sims
c. Fowler
d. Trendelenburg

**53. Qué medida de prevención de las infecciones nosocomiales NO se considera medida con grado III, eficacia dudosa o desconocida:**

a. Control rutinario bacteriológico del ambiente
b. Lavado de manos
c. Desinfección del suelo, paredes y pilares
d. Luz ultravioleta

**54. Penrose es material específico de:**

a. Exploración     b. Sutura
c. Drenaje     d. Anestesia

**55. Decide el inicio de la deambulación:**

a. El mismo paciente
b. El/la Enfermera
c. El médico
d. Consenso entre enfermería y paciente

**56. Huevo fecundado que ha anidado en la mucosa uterina:**

a. Blastómero
b. Blástula
c. Corion
d. Mórula

**57. Podemos aplicar desinfectante por:**

a. Inmersión
b. Loción
c. Pulverización
d. Todas son correctas

**58. Secuencia de las UPP:**

a. Eritema-vesículas-erosión-escara
b. Hipoxia-costra-vesículas-eritema
c. Eritema-angioma-escara-costra
d. Eritema-erosión-angioma-costra

**59. Durante el periodo de dilatación se recomienda que la mujer esté en:**

a. Decúbito lateral derecho
b. Decúbito lateral izquierdo
c. Posición de Fowler
d. Litotomía dorsal

**60. Valores y principios de la Bioética:**

a. Beneficencia, Autonomía, Justicia y No Maleficencia
b. Beneficencia, Autonomía, Justicia y Seguridad
c. Respeto, Autonomía, Justicia y No Maleficencia
d. Beneficencia, Eficiencia, Justicia y No Maleficencia

**61. Las petequias son:**

a. Bacterias patógenas en la piel
b. Un tipo especial de anticuerpos
c. Hemorragias puntiformes
d. Abscesos puntiformes

**62. Estadio III de la úlcera por presión:**

a. Necrosis del tejido subcutáneo, del músculo y del hueso (estructuras de sostén)
b. Disminución del grosor del tejido cutáneo afectando a la dermis y epidermis
c. Una pérdida total del grosor de la piel que se acompaña de lesión o necrosis del tejido subcutáneo
d. Afectación importante del hueso produciendo procesos como osteomielitis, osteítis, etc.

**63. A partir de qué decibelios se proporcionarán protectores auditivos a los trabajadores que los soliciten:**

a. 65     b. 70     c. 75     d. 80

**64. Nos colocamos la mascarilla...**

a. ...antes del lavado quirúrgico de manos
b. ...después del lavado quirúrgico de las manos y antes de ponerse los guantes
c. ... en último lugar
d. ...antes de entrar en la zona quirúrgica

**65. Según la Ley General de Sanidad, las estructuras fundamentales del sistema sanitario son:**

a. Los Distritos de Salud
b. Las Áreas de Atención Integrada
c. Las Áreas de Salud
d. Las zonas básicas de salud

**66. Entre las localizaciones frecuentes de las úlceras por presión en decúbito supino NO está:**

a. Omóplatos
b. Sacro
c. Rodillas
d. Occipucio

**67. Para realizar un lavado continuo en situación de gran hematuria se usa:**

a. La sonda de tres vías, tipo Foley
b. La sonda de Pezzer
c. La sonda rígida
d. Ninguna sonda

**68. La técnica de la sujeción terapéutica del anciano:**

a. Debe permitir administrar perfusión endovenosa, así como administrar líquidos o alimentos
b. No precisa comprobación periódica cada poco tiempo las sujeciones
c. Debe continuar el mayor tiempo posible, no retirándose las sujeciones hasta pasadas 24 horas
d. Siempre precisa de un mínimo de 8 personas para sujetar al anciano

**69. Entre las valoraciones preoperatorias NO está:**

a. Valoración física
b. Valoración del riesgo quirúrgico
c. Obtención del consentimiento informado
d. Valoración psicológica

**70. Según el Decreto que ordena la gestión de Residuos Sanitarios, dentro de qué Grupo calificarías el siguiente residuo: 'Residuos cortantes o punzantes'**

a. I     b. II     c. III     d. IV

**71. Función de los islotes de Langerhans:**

a. Segregar jugo pancreático al duodeno
b. Segregar insulina y glucagón
c. Formar bilis
d. Segregar las enzimas amilasa, lipasa y peptidasa

**72. Un infantómetro es:**

a. Un tallímetro
b. Una pesa de bebé
c. Un termómetro infantil
d. Ninguna es correcta

**73. Los colirios deben administrarse:**

a. En el ángulo externo del saco conjuntival
b. En el ángulo interno del saco conjuntival
c. A lo largo del saco conjuntival
d. A lo largo de los párpados

**74. Cuando alguien utiliza un estilo de comunicación 'asertivo':**

a. Se siente resentido e irritado
b. No expresa sus verdaderos sentimientos y emociones
c. Es acusador e intimidatorio en su expresión
d. Dice 'no' cuando quiere decir 'no'

**75. Entre los signos del Síndrome de abstinencia NO está:**

a. HTA
b. Disnea
c. Bradicardia
d. Agitación Psicomotriz

**76. Desinfectante usado con aparatos de endoscopia o respiradores:**

a. Aldehído glutárico
b. Tensoactivo
c. Yodóforos
d. Aldehídos

**77. El baño emoliente consiste en:**

a. Inmersión de la parte comprendida entre la zona media del muslo y la cresta ilíaca
b. Inmersión del cuerpo en agua a 35-38ºC, a la que se le añaden substancias sedantes
c. Inmersión del cuerpo en agua a 35-38ºC, a la que se le añaden substancias suavizantes de acción local
d. Son correctas B y C

**78. Condiciones de almacenamiento y conservación de los medicamentos:**

a. Los medicamentos termolábiles se conservan a una temperatura de - 2°C a +2°C en el frigorífico
b. Los estupefacientes se identifican por llevar un círculo negro en el envase
c. Las especialidades fotosensibles se deben proteger de la luz natural pero no de la artificial
d. Todas las anteriores

**79. Cuándo realizamos una desinfección concomitante:**

a. Al alta del paciente ingresado
b. Cuanto el paciente permanece ingresado
c. Al exitus del paciente
d. Todas son correctas

**80. Paula es TCAE en Obstetricia. Tiene que recoger una orina de 24 h. a una paciente para determinar una proteinuria. Resultaría INCORRECTO:**

a. Conservar la muestra en frío
b. Incluir la primera micción del día siguiente
c. Informar a la paciente sobre el procedimiento
d. Incluir la primera micción de la mañana

**81. NO es un componente del entorno positivo desde el modelo de Atención integral centrada en la persona (AICP):**

a. Espacio físico y ambiente significativo
b. Relaciones sociales
c. Organización amiga
d. Trato personalizado

**82. La unidad estructural del riñón es:**

a. Arteria renal
b. Vena renal
c. Nefrona
d. Uréter

**83. Qué medidas aplicaremos cuando se recibe a un paciente psiquiátrico en urgencias:**

a. Medidas de seguridad y contención verbal
b. Contención farmacológica
c. Contención verbal, medidas de seguridad, inmovilización terapéutica y contención farmacológica
d. Inmovilización terapéutica

**84. En el contexto de drogodependencia 'Dependencia' es:**

a. La capacidad del organismo de soportar dosis cada vez mayores de una droga
b. Impulso que lleva a actos, en relación con ideas obsesivas, contrarias a los deseos conscientes del individuo
c. Consumo habitual de drogas
d. Estado mental y físico patológico en que la persona necesita la ingesta de drogas para lograr la sensación de bienestar

**85. Establecimientos en los que conviven personas mayores con autonomía y asistidos:**

a. Hospitales de Día
b. Centros de Atención Geriátrica Domiciliaria
c. Centros Residenciales Mixtos
d. Consultorios de Valoración de Ancianos

**86. Parámetros NO representado en la Escala de Norton:**

a. Edad
b. Movilidad
c. Estado General
d. Incontinencia

**87. Primer parámetro a valorar ante una situación de emergencia, como un accidente, y que nos puede orientar sobre la gravedad del paciente:**

a. Valoración de hemorragias externas
b. Color y temperatura de la piel
c. Valoración del Politraumatismo
d. Valoración del nivel de conciencia

**88. Aurelio va a ser intervenido de una cirugía de abdomen. Entre las pautas a seguir hay que ponerle un enema de limpieza. Postura:**

a. Fowler
b. Sims izquierdo
c. Morestin
d. Roser

**89. En la higiene de la cara del paciente lo primero que se limpia es:**

a. La boca
b. Las orejas
c. Los ojos
d. Las aletas de la nariz

**90. Hombre de 69 años. Se le practica hemicolectomía derecha por vía laparoscópica asistida. Qué medidas Generales de prevención de infecciones hospitalarias NO tomaremos:**

a. Normas Generales de Actuación . Normas de higiene, instrumentación, medidas de aislamiento
b. Política de Antibióticos, no es necesario elaborar una lista de limitada de antibióticos
c. Medidas específicas de prevención de las infecciones urinarias, quirúrgicas, respiratorias y prevención de las bacteriemias
d. Son correctas A y C

**91. 'Evento adverso' es:**

a. Incidencia imprevista en la que se produce la muerte o una lesión grave
b. No llevar una acción planeada o no aplicar un plan incorrecto
c. Incidente que produce daño al paciente
d. Fallo no intencionado en el proceso de atención

**92. La calidad asistencial de los profesionales de enfermería depende de aspectos:**

a. Técnicos
b. Actitudinales
c. De ambos
d. De ninguno de los dos

**93. Los ancianos pluripatológicos se caracterizan por:**

a. Pacientes hipofrecuentadores
b. Enfermos polimedicados
c. Pérdida de autonomía
d. Son correctas B y C

**94. Grado de la enfermedad de Alzheimer caracterizado por la aparición del fenómeno de perseveración:**

a. 1
b. 2
c. 3
d. 4

**95. Para sondaje nasogástrico:**

a. Sonda de Salem
b. Sonda de Miller-Abbott
c. Sonda de Malecot
d. Todas son correctas

**96. En los pacientes en fase terminal es síntoma de muerte inminente:**

a. Disminución de temperatura corporal
b. Aparición de palidez
c. Aumento de sudoración
d. Todas las anteriores

**97. Una sustancia es teratógena si...**

a. Inhibe el crecimiento y la multiplicación de células
b. Contamina el medio ambiente
c. Destruye selectivamente células en división
d. Induce o aumenta la incidencia de anomalías congénitas en el embrión en desarrollo

**98. Para la extracción venosa, si el estudio a realizar es bioquímico:**

a. No importa si se ha comido
b. Estar en ayunas 6 h
c. Estar en ayunas más de 24 h
d. Estar en ayunas de 10 a 12 h

**99. Los sistemas de goteo estándar proporcionan 1 ml por cada:**

a. 10 gotas
b. 20 gotas
c. 30 gotas
d. 40 gotas

**100. NO es parte del aparato digestivo:**

a. Boca
b. Esófago
c. Laringe
d. Faringe

| | | | |
|---|---|---|---|
| 101 B | 126 B | 151 B | 176 D |
| 102 B | 127 C | 152 D | 177 C |
| 103 D | 128 C | 153 D | 178 A |
| 104 D | 129 A | 154 D | 179 C |
| 105 D | 130 B | 155 A | 180 A |
| 106 B | 131 A | 156 D | 181 B |
| 107 D | 132 B | 157 B | 182 D |
| 108 B | 133 C | 158 D | 183 C |
| 109 C | 134 B | 159 D | 184 A |
| 110 D | 135 B | 160 C | 185 B |
| 111 A | 136 D | 161 B | 186 D |
| 112 C | 137 C | 162 D | 187 B |
| 113 D | 138 A | 163 D | 188 B |
| 114 B | 139 D | 164 C | 189 B |
| 115 D | 140 C | 165 D | 190 D |
| 116 D | 141 B | 166 D | 191 B |
| 117 B | 142 A | 167 D | 192 C |
| 118 C | 143 A | 168 C | 193 B |
| 119 D | 144 A | 169 D | 194 B |
| 120 D | 145 A | 170 B | 195 A |
| 121 D | 146 B | 171 B | 196 D |
| 122 B | 147 D | 172 A | 197 B |
| 123 C | 148 D | 173 C | 198 B |
| 124 A | 149 A | 174 A | 199 B |
| 125 A | 150 B | 175 D | 200 B |

FALLOS:

**101. Enfermedad arterial causada por alteración de la capa íntima de la pared arterial caracterizada por endurecimiento, pérdida de elasticidad y estrechamiento de la luz arterial:**

a. Trombosis venosa
b. Arteriosclerosis
c. Pericarditis
d. Endocarditis

**102. Cuál es la cumbre y quién estudió la pirámide de necesidades:**

a. La relación interpersonal paciente-enfermera de Virginia Henderson
b. La autorrealización de Maslow
c. El amor de Dorothea Orem
d. La asepsia de Fülop Semmelweiss

**103. Qué material se puede depositar en el punto SIGRE:**

a. Medicamentos caducados
b. Envases vacíos de medicamentos
c. Todos los medicamentos que se quieran eliminar junto a su envase y prospecto
d. Todas son correctas

**104. Para abrir la vía aérea de un paciente inconsciente**

a. Lo colocaremos en decúbito lateral
b. Realizaremos la maniobra frente-mentón
c. Colocaremos una cánula de Guedel si disponemos de ella
d. Son correctas B y C

**105. NO es factor que influya o modifique el metabolismo de los fármacos:**

a. Edad
b. Sexo, dieta y factores farmacológicos
c. Factores genéticos y patológicos
d. Factores ambientales

**106. Qué método utilizaremos para esterilizar material de caucho:**

a. Calor seco en estufa Poupinel
b. Óxido de etileno
c. Hipoclorito sódico
d. Ultrasonidos

**107. Una de estas formas farmacéuticas se administra por vía tópica:**

a. Nebulizadores
b. Fármacos intraarticulares
c. Tabletas
d. Gotas oftálmicas

**108. Es FALSO que los fármacos orales sean:**

a. seguros
b. de absorción rápida
c. cómodos
d. económicos

**109. No es un factor extrínseco que pueda provocar una UPP prolongada en el tiempo:**

a. La presión
b. La fricción
c. Disminución de la percepción
d. El tiempo

**110. Describió esta serie de estadios en la evolución de la infancia: impulsivo puro, emocional, sensomotor:**

a. Sigmund Freud
b. Alber Bandura
c. Jean Piaget
d. Henry Wallon

**111. En los sistemas de registro de información sanitaria CMBD es:**

a. Conjunto Mínimo Básico de Datos
b. Documento del conjunto máximo Básico de Datos
c. Documento soporte del conjunto mínimo de datos
d. Ninguna de las respuestas anteriores son correctas

**112. Según la ley 41/2002 básica reguladora de la autonomía del paciente, se otorgará consentimiento por representación...**

a. Cuando el paciente sea discapacitado
b. En pacientes mayores de 90 años
c. Cuando el paciente no sea capaz de tomar decisiones
d. En pacientes menores de edad

**113. Sonda que NO se inserta en la uretra:**

a. Robinson
b. Foley de punta redondeada
c. Foley de tres luces
d. Levin

**114. La OMS define la salud como:**

a. La ausencia de Enfermedad
b. El estado completo de bienestar físico, mental y social, y no solamente la ausencia de afecciones o enfermedades
c. El estado de bienestar físico y mental
d. Ninguna es correcta

**115. Pascual, en situación terminal, se muestra agresivo, exigente, intolerante y enfadado consigo mismo, rebelándose contra todo. Según Kübler-Ross en qué estadio estaría:**

a. Negociación
b. Inseguridad
c. Negación
d. Ira

**116. Dentro de los modelos de enfermería una representante importante del modelo de suplencia o ayuda es:**

a. Florence Nightingale
b. Callista Roy
c. Hildegard Peplau
d. Virginia Henderson

**117. Entre el primer y el tercer año de vida es normal que los niños atraviesen la etapa:**

a. Angustia de Spitz
b. Fase de oposición
c. Fase de la motricidad fina
d. Fase del juego sensoriomotor

**118. Sobre la eritropoyetina, es FALSO:**

a. Es secretada por los riñones

b. Al pasar por la médula ósea roja, estimula la producción de eritrocitos

c. Regula el proceso por el que se produce el equilibrio entre la producción y la destrucción de los leucocitos

d. Es una hormona que circula por la sangre

**119. Previo al traslado a quirófano ha de prepararse la piel del paciente para su operación para:**

a. Esterilizar la zona a tratar

b. Eliminar la tensión del paciente

c. Mejorar la vascularización de la zona que se va a operar

d. Eliminar de la zona operatoria todos los microorganismos que sea posible

**120. Zonas de mayor incidencia de úlceras en los pacientes que habitualmente se encuentran en posición de decúbito prono:**

a. Tobillos, rodillas, costilla y hombros

b. Glúteos, codos, talones y nuca

c. Dedos del pie, codos, costillas y nuca

d. Dedos del pie, rodillas, hombros y mejillas

**121. Son funciones de la piel:**

a. Protección y regulación térmica

b. Recepción y absorción

c. Síntesis y excreción

d. Todas las anteriores

**122. Entre los factores extrínsecos que predisponen a la formación de una úlcera por presión se encuentra:**

a. Hipoproteinemia y déficit de vitaminas

b. Secado defectuoso al realizar el aseo

c. Disminución de la percepción

d. Perdida de función sensitiva

**123. 'Posición anti-shock,' o también:**

a. Sims

b. Fowler

c. Trendelenburg

d. Ninguna es correcta

**124. Entre los mínimos de calidad para las historias clínicas según las recomendaciones de la OMS son:**

a. Identificación clara del paciente y de los profesionales que lo atienden

b. Fiabilidad, concisión y no accesibilidad

c. No Legible y no inteligible para personal cualificado

d. No resistencia al deterioro

**125. Tipos de Prevención:**

a. La Prevención primaria se aplica en el periodo de salud o prepatógeno

b. La Secundaria se aplica en el periodo de convalecencia

c. La Cuaternaria se aplica en el periodo de cronicidad

d. Las tres son correctas

**126. Sobre la historia clínica en Atención Primaria:**

a. Tiene un diseño cerrado

b. Está orientada a la identificación de problemas de salud

c. Los factores sociales y familiares tienen una importancia relativa

d. Está orientada al tratamiento de la enfermedad

**127. Se ha producido un fallecimiento por 'Fiebres Tifoideas'. Como auxiliares debemos saber que los residuos originados se catalogan como:**

a. Residuos sanitarios no específicos del Tipo II

b. Residuos tipificados en normativa singular o de Tipo IV

c. Residuos sanitarios específicos de riesgo de Tipo III

d. Este tipo de residuos no está tipificado

**128. En los métodos químicos por desinfección, 'proyección de partículas muy pequeñas mediante la utilización de aparatos adecuados':**

a. Fumigación          b. Pulverización

c. Aerosoles y Brumas    d. Loción

**129. La ventilación mecánica no invasiva (VMNI) NO está indicada en:**

a. Coma

b. Síndromes de apneas de sueño

c. Insuficiencia respiratoria crónica hipercápnica: EPOC, Asma, fibrosis quística

d. Apoyo para el destete del respirador, tras ser sometido a ventilación mecánica invasiva

**130. Higiene de la boca al enfermo inconsciente: Sería INCORRECTO:**

a. Valorar y limpiar, lengua, encías, dientes y labios

b. Si tiene prótesis dental, limpiar y volver a colocar en la boca

c. Colocarlo en posición de Fowler con la cabeza ladeada, si no hay contraindicación

d. Secar bien los labios y aplicar vaselina

**131. La cánula de Guedel se utiliza para mantener la vía aérea abierta. Seleccionaremos su longitud adecuada midiendo desde...**

a. la comisura de los labios al lóbulo del pabellón auricular

b. la boca al apéndice xifoides

c. la comisura de los labios a la tráquea

d. la apertura bucal al velo del paladar

**132. Sobre el enfermo terminal, es FALSO:**

a. El paciente terminal tiene derecho a morir en paz y con dignidad

b. A medida que la enfermedad avanza, se usan más medidas curativas

c. Los las niños/as entre 5 y 7 años entienden la muerte como un castigo

d. La persona adulta nunca debe verse como una persona aislada

**133. La mayor cantidad de agua de nuestro organismo se encuentra en:**

a. Espacio intersticial

b. Espacio intravascular

c. Espacio intracelular

d. Líquido cefalorraquídeo

**134. Cuando además de las metas u objetivos también se consigue su consecución óptima:**

a. Eficacia                b. Eficiencia

c. Competencia          d. Todas las anteriores

**135. Los cambios posturales en un paciente encamado buscan:**

a. Valorar el estado de la piel

b. Evitar las complicaciones causadas por la inmovilización prolongada

c. Solamente evitar las úlceras por presión

d. Favorecer la higiene de los pacientes

**136. La información del consentimiento informado NO precisa incluir:**

a. Riesgos frecuentes

b. Beneficios que se esperan alcanzar

c. Consecuencias previsibles de la realización del procedimiento

d. Bibliografía del procedimiento

**137. En una tienda de oxígeno manteniendo un flujo de 15 litros por minuto se obtienen concentraciones de oxígeno del:**

a. 30-40%

b. 20-30%

c. 50-60%

d. 40-50%

**138. Tomando como referencia la Guía de la higiene de manos en centros sanitarios del Centers for Disease Control (CDC), la longitud de las uñas NO debe sobrepasar los...**

a. 0,6 cm     b. 0,8 cm     c. 1 cm     d. 1,2 cm

**139. Los periodos del parto son:**

a. Metrorragia y convulsión

b. Amenorrea y edemas

c. Náuseas y vómitos

d. Dilatación, expulsivo y alumbramiento

**140. El enema antihelmético:**

a. Es una solución de bario

b. Lubrica y protege las mucosas

c. Destruye parásitos intestinales

d. Administra nutrientes por vía rectal

**141. 'La regla de los nueve' se utiliza en la clasificación de:**

a. Esguinces              b. Quemaduras

c. Fracturas              d. Congelaciones

**142. Debemos permitir que el paciente participe de sus propios cuidados...**

a. Porque así aumenta su autoestima y autoimagen

b. Porque el/la paciente siempre lo hará mejor que nosotros

c. Porque así nos quita un poco de trabajo

d. Ninguna es correcta

**143. Cambio biológico en el sistema músculo-esquelético asociado al envejecimiento:**

a. Atrofia muscular
b. Disminución en la elasticidad vascular
c. Perdida de piezas dentales y deterioro en la boca
d. Deterioro en los órganos relacionados con los sentidos

**144. Entre las localizaciones frecuentes de las úlceras por presión en posición de decúbito lateral, NO está:**

a. Omoplato
b. Acromion
c. Cóndilo
d. Maléolo

**145. José acude a Urgencias con un dolor en el cuadrante superior del abdomen. Qué estructuras comprende dicho cuadrante:**

a. Epigastrio e hipocondrios
b. Vacíos y epigastrio
c. Fosas ilíacas e hipocondrios
d. Son correctas A y B

**146. Para la realización del Balance Hídrico en un paciente con ostomía se considera una vía de salida:**

a. Gastronomía
b. Ileostomía
c. Yeyunostomía
d. Ninguna es correcta

**147. Pronóstico de vida medio en una enfermedad terminal:**

a. 1 mes
b. 9 meses
c. 3 meses
d. 6 meses

**148. En un paciente con un traumatismo craneal, para mantener la presión intracraneal dentro de los límites normales y una perfusión cerebral correcta, NO se debe:**

a. Mantener la vía permeable
b. Colocar al paciente en camilla con un grado de inclinación de 40°
c. Aplicar medidas de inmovilización cervical
d. Atribuir el bajo nivel de conciencia a etanol o fármacos

**149. Respecto a los grados de eficacia de las medidas de prevención de las infecciones nosocomiales, el empleo de guantes está en la categoría:**

a. Grado I, eficacia probada
b. Grado II, eficacia lógica
c. Grado III, eficacia dudosa
d. Ninguna es correcta

**150. El 'preoperatorio' comprende:**

a. Desde que se decide la intervención hasta el ingreso
b. Desde que se decide la intervención hasta el traslado a quirófano
c. Desde su ingreso hasta el momento de su traslado a la habitación
d. Desde que se decide su intervención hasta su traslado a la habitación

**151. Si observamos el tamaño de las pupilas del paciente, su reactividad, y la relación entre el tamaño de ambas, estamos valorando su estado:**

a. Cardiovascular
b. Neurológico
c. Endocrino
d. Sensorial

**152. Es un desinfectante de alto nivel:**

a. Hipoclorito sódico
b. Derivados mercuriales
c. Amonio cuaternario
d. Ortoftaldehido

**153. Ante un cuadro de urgencia de hemorragia digestiva alta, con pérdida de contenido hemático importante. Signo o síntoma que NO esperamos:**

a. Presencia de palidez cutánea
b. Frialdad en extremidades
c. Hipoxemia
d. Bradicardia

**154. NO forma parte de la nefrona:**

a. Asa de Henle
b. Capsula de Bowman
c. Glomérulo renal
d. Médula renal

**155. El cuidado para la prevención de las úlceras por presión se basa en:**

a. Disminuir o eliminar la presión y la fricción y cuidar tanto la piel como el estado general del paciente
b. Aumentar la fricción y el cuidado de la piel
c. Disminuir o eliminar la presión y fomentar el ambiente húmedo
d. Realizar cambios posturales de forma programada y generalizada

**156. La depresión en el anciano:**

a. Manifiesta más síntomas difusos como alteraciones del sueño, del apetito, pérdida del interés y de energía, problemas de concentración, ralentización psicomotor y alteración del contenido del pensamiento
b. Menor expresividad de tristeza
c. Gran número de quejas somáticas e hipocondría
d. Todas son correctas

**157. Cama para pacientes con lesiones medulares y fracturas de columna:**

a. La electromagnética
b. La de Strylker
c. La traumatológica
d. La articulada

**158. Durante un ataque convulsivo sería INCORRECTO:**

a. Aflojar las ropas
b. Poner en decúbito lateral
c. Administrar diazepam vía intravenosa
d. Instaurar siempre una cánula bucal

**159. Qué muestra NO se conserva en nevera antes de enviar a laboratorio:**

a. LCR
b. Hemocultivos
c. Exudados
d. Las tres

**160. En el cambio de bolsa de ostomía:**

a. El estoma debe limpiarse con una solución antiséptica
b. Se requiere el lavado higiénico de manos, pero no es necesario el uso de guantes
c. La bolsa sucia se debe retirar de arriba abajo
d. El estoma se limpia de forma circular desde afuera hacia dentro

**161. Las predisposiciones de una persona para comportarse de una manera determinada son:**

a. Aptitudes
b. Actitudes
c. Acritudes
d. Son correctas A y B

**162. En la limpieza de boca y dientes cómo se cepillan los dientes:**

a. Se coloca el cabezal del cepillo con la punta de los filamentos en ángulo de 45°
b. Se coloca el cabezal del cepillo con la punta de los filamentos en ángulo de 30°
c. La cara oclusal se limpia colocando el cepillo sobre ella y realizando movimientos en dirección horizontal (de atrás adelante)
d. Son correctas A y C

**163. Es un signo clínico de muerte inmediata:**

a. Dificultad para tragar
b. Dificultad respiratoria
c. Disminución de movimientos circulares
d. Pupilas fijas y dilatadas

**164. Para prevenir la toxoplasmosis en la embarazada, EVITAR:**

a. Las grasas
b. Las proteínas de origen animal
c. Las carnes poco hechas
d. Todas son correctas

**165. Es drenaje por aspiración o activo**

a. Penrose
b. Kher
c. Tejadillo
d. Redón

**166. En qué enfermedad está indicado el aislamiento respiratorio:**

a. Parotiditis
b. Tuberculosis pulmonar
c. Sarampión
d. Las tres son correctas

**167. Ana trabaja en Obstetricia. Qué factores de riesgo la predisponen a padecer una enfermedad nosocomial:**

a. Malnutrición
b. Patologías de base
c. Sondaje urinario
d. Todos son factores de riesgo

**168. Una limitación de la esterilización en plasma gas es:**

a. Es una opción válida para materiales termosensibles
b. No deja residuos tóxicos
c. Se inactiva en presencia de agua
d. El ciclo es corto (54' o 72')

**169. Cuando hay signos de lesión de la epidermis y de la dermis con signos de eritema que no desaparece al cesar la presión, es UPP de Grado:**

a. IV    b. III    c. II    d. I

**170. Estilo de comunicación recomendado en la relación con el pacientes:**

a. Paternalista
b. Asertivo
c. Agresivo
d. Pasivo

**171. Qué es el puerperio:**

a. Periodo entre reglas
b. Primeras semanas después del parto
c. El expulsivo
d. El puerperio es el aborto farmacológico

**172. Líquidos que debemos aportar por vía oral en una persona con deshidratación hipertónica:**

a. Agua normal del grifo o envasada
b. Líquidos hipertónicos
c. Líquidos con una elevada cantidad de electrolitos para reponer la pérdida
d. Suero hiperosmolar

**173. Fiebre que se mantiene por encima de los valores normales a lo largo del día y sufriendo pocas variaciones:**

a. Ondulante
b. Recurrente
c. En meseta o continua
d. En agujas

**174. Masaje cardiaco externo en adultos. Con qué frecuencia debe realizarse. Compresiones mínimas/min:**

a. 100    b. 40    c. 50    d. 60

**175. Algunos de los objetivos de los cuidados preoperatorios son:**

a. Disminuir el grado de ansiedad
b. Revisar la historia médica
c. Prevenir posibles complicaciones
d. Son correctas A y C

**176. Según el Consejo Europeo de Resucitación (ERC), ante una 'Obstrucción de la vía aérea por cuerpo extraño' (OVACE), en paciente inconsciente:**

a. Se aplica la maniobra de Heimlich
b. Se aplican 5 golpes secos entre los omóplatos
c. Se incita a la persona a toser para expulsar el cuerpo extraño
d. Se inicia Reanimación Cardio Pulmonar

**177. «Cualquier suceso imprevisto que ocurra en el trabajo, con o sin daños a personas materiales o maquinaria, pero que suponga un riesgo para las personas»**

a. Enfermedad profesional
b. Riesgo laboral
c. Accidente de trabajo
d. Ergonomía

**178. El periodo intraoperatorio:**

a. Se inicia con la llegada del paciente al quirófano y termina con la salida del mismo a la sala de recuperación postanestésica
b. Es lo que dura la intervención quirúrgica
c. Se inicia con la preparación del paciente para la operación y finaliza con el alta
d. Ninguna es cierta

**179. La extracción de un fragmento de tejido para realizar una biopsia se considera intervención quirúrgica...**

a. Paliativa    b. Reparadora
c. Diagnóstica    d. Constructiva

**180. Diuresis de 24 horas en el adulto (aprox):**

a. 1.000-2.000 ml
b. 1.500-2.500 ml
c. 500-1.500 ml
d. 2.000-3.000 ml

**181. Proceso de degradación general de unas moléculas en otras más pequeñas, en el conjunto de reacciones del organismo:**

a. Metabolismo basal    b. Catabolismo
c. Metabolismo total    d. Anabolismo

**182. Tiempo necesario para medir la temperatura rectal:**

a. 30 seg.
b. 4 min.
c. Menos de 1 min.
d. Ninguna es correcta

**183. NO es función del riñón:**

a. Secretar renina
b. Secretar critropoyetina
c. Secretar eicosanoides
d. Metabolizar la vitamina D

**184. NO es un signo de shock:**

a. Presión arterial alta
b. Taquicardia
c. Pulso débil
d. Alteraciones del estado de consciencia

**185. Usaremos protección ocular:**

a. Lavado de manos
b. Punción de órganos
c. Desinfección de heridas
d. Sutura de heridas

**186. Las cuñas y las botellas de plástico se suelen desinfectar con:**

a. Con agua y detergente
b. Alcohol 70°
c. Solución de clorhexidina
d. Lejía a 1.10

**187. Teoría que tiene como hipótesis que los individuos mayores son proclives a ciertas formas de aislamiento social que implican reducción de contactos sociales**

a. Teoría del contexto social
b. Teoría de la desvinculación o desapego
c. Teoría de la actividad
d. Teoría del ciclo vital

**188. Algor mortis:**

a. Presencia de manchas cutáneas de color violáceo
b. Enfriamiento cadavérico
c. Rigidez corporal a consecuencia de un cambio en el metabolismo del tejido muscular
d. Dilatación de las pupilas

**189. Sobre el trabajo de equipo en el campo sanitario, es FALSO:**

a. El trabajo de equipo implica que todas las personas involucradas estén orientadas hacia una meta común
b. La capacidad de resolver un problema complejo es mayor por parte de un individuo aislado, es más inteligente y se centra en ese problema no diluye la atención
c. Todos los equipos son grupos, pero no todos los grupos son equipo
d. La decisión de trabajar en equipo tiene que ser compartida necesariamente por cada uno de los integrantes del equipo

**190. Sobre la administración de medicamentos, es FALSO:**

a. Para la administración por vía oftálmica de colines, se aplicarán en la parte interna del ojo (saco conjuntival) evitando tocar la córnea
b. Para la administración por vía ótica de gotas, se aplicarán mientras se tira con suavidad de la oreja hacia arriba y atrás para alinear el conducto auditivo
c. Para la administración por vía oftálmica de pomadas, se aplicarán a lo largo de toda la parte interna del ojo (saco conjuntival)
d. Para la administración por vía nasal de gotas, se aplicarán con la cabeza en hiperflexión para facilitar la descongestión nasal

**191. Distingue 'yo', 'ello' y 'super-yo' en la personalidad humana:**

a. La teoría del rasgo
b. El psicoanálisis
c. La teoría psicodinámica
d. La teoría conductista

**192. Es un tipo de sonda uretral:**

a. Levin
b. Salem
c. Foley
d. Foucher

**193. Propósito o razón que da sentido a la existencia del centro residencial:**

a. Los valores
b. La misión
c. La visión
d. Todas las anteriores

**194. Enfriamiento gradual del cuerpo producido por el descenso de la temperatura al cesar la función circulatoria tras la muerte:**

a. Rigor Mortis
b. Algor Mortis
c. Livor Mortis
d. Descomposición

**195. Para prevenir contagios durante la manipulación de muestras biológicas, como sangre y orina, se recomienda:**

a. Lavado de manos, guantes y mascarilla
b. Bata, gorro y mascarilla
c. Gafas, gorro y bata
d. Bata y calzado antideslizante

**196. Qué factores se predisponen a la infección respiratoria:**

a. Traqueotomía
b. Equipos de anestesia
c. Tubos endotraqueales
d. Todas son correctas

**197. Reflejo que se produce en el Recién Nacido al pasar un objeto a lo largo de la planta del pie, donde abre los dedos de los pies en abanico:**

a. De Moro
b. De Babinski
c. De prensión
d. De la marcha

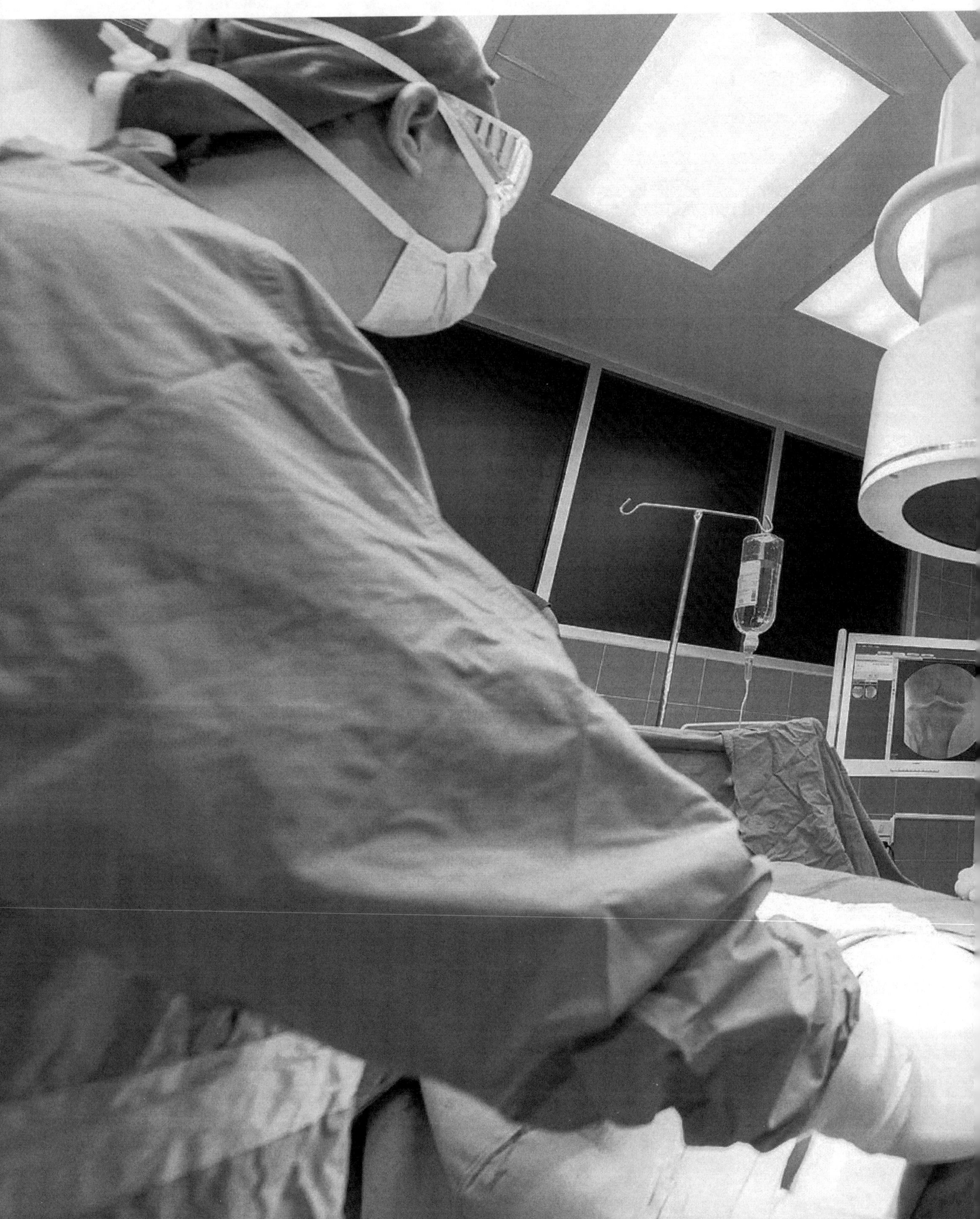

**198. El consumo de grasas debe ser moderado. Se recomienda que el valor calórico total no supere:**

a. 50-60 %
b. 30-35 %
c. 15-20 %
d. 3-10%

**199. Al recoger una muestra de esputo, sería INCORRECTO:**

a. Recogerla a primera hora de la mañana
b. Conservarla a temperatura ambiente
c. Obtener un volumen entre 5 y 10 ml
d. Recoger en un recipiente estéril

**200. Disminución de la temperatura corporal tras la muerte del paciente:**

a. Livor mortis
b. Algor mortis
c. Rigor mortis
d. Ninguna de las tres

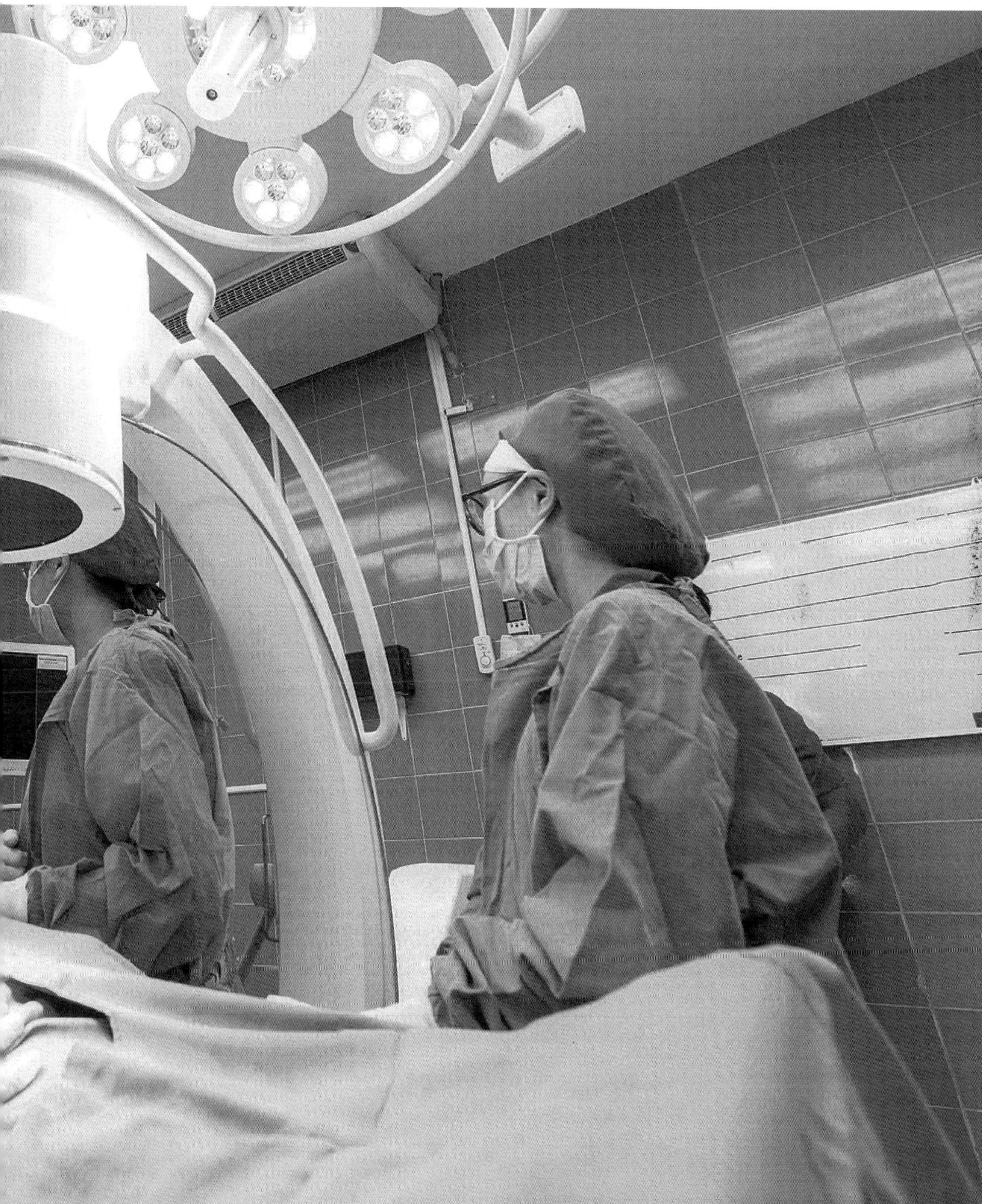

| | | | |
|---|---|---|---|
| 201 A | 226 A | 251 B | 276 D |
| 202 C | 227 C | 252 B | 277 D |
| 203 C | 228 A | 253 C | 278 A |
| 204 B | 229 C | 254 C | 279 B |
| 205 B | 230 C | 255 B | 280 A |
| 206 D | 231 B | 256 D | 281 C |
| 207 D | 232 C | 257 D | 282 D |
| 208 D | 233 A | 258 C | 283 B |
| 209 B | 234 D | 259 C | 284 A |
| 210 D | 235 A | 260 A | 285 A |
| 211 C | 236 A | 261 D | 286 B |
| 212 D | 237 B | 262 B | 287 C |
| 213 B | 238 A | 263 A | 288 A |
| 214 B | 239 C | 264 A | 289 D |
| 215 B | 240 C | 265 A | 290 B |
| 216 B | 241 A | 266 C | 291 B |
| 217 B | 242 D | 267 C | 292 B |
| 218 D | 243 C | 268 C | 293 B |
| 219 B | 244 B | 269 C | 294 A |
| 220 C | 245 A | 270 D | 295 D |
| 221 D | 246 B | 271 C | 296 C |
| 222 B | 247 D | 272 A | 297 D |
| 223 D | 248 C | 273 A | 298 D |
| 224 A | 249 D | 274 C | 299 C |
| 225 D | 250 B | 275 D | 300 D |

FALLOS:

**201. Qué cuidados físicos deben aplicarse en el enfermo terminal:**

a. Higiene, alimentación, eliminación, descanso, sueño, alivio de síntomas y procedimientos asistenciales de rutina
b. Higiene, procedimientos asistenciales de rutina, medicación oral e informar a la familia
c. Higiene, medicación oral e informar al personal de enfermera y a la familia
d. Higiene, medicación oral, informar al personal médico y familia

**202. Organismo cuya misión es el análisis y estudio de las condiciones de seguridad y salud en el trabajo:**

a. OIT Organización Internacional del Trabajo
b. Agencia Europea para la seguridad y la salud en el trabajo
c. INSHT Instituto Nacional Seguridad e Higiene en el Trabajo
d. Mutuas de accidentes de trabajo y enfermedades profesionales

**203. El estreñimiento en ancianos es un problema común debido a diferentes causas. Cuál NO:**

a. Sedentarismo     b. Abuso de laxantes
c. Tránsito intestinal rápido     d. Depresión

**204. Qué mineral forma parte de las hormonas tiroideas:**

a. Hierro   b. Yodo   c. Cloro   d. Cobre

**205. Disminución de la matriz ósea del hueso:**

a. Osteomalacia     b. Osteoporosis
c. Osteomielitis     d. Fibroma

**206. 'Cama de Judet' o también:**

a. Cama corral     b. Cama electrocircular
c. Cama roto-rest     d. Cama ortopédica

**207. Es aminoácido 'no esencial'**

a. Leucina     b. Isoleucina
c. Treonina     d. Ácido glutámico

**208. Es forma farmacéutica líquida:**

a. Hidrogel     b. Ungüento
c. Ovulo     d. Enema

**209. NO se utiliza para drenar orina:**

a. Foley     b. Levin
c. Robinson     d. Pezzer

**210. Donante universal:**

a. AB +     b. AB -     c. O +     d. O -

**211. Sobre los trastornos cualitativos de la memoria o paramnesias, definición de 'Distorsiones':**

a. Confabulación: relato falso que el mismo sujeto llega a creerse, suelen ser relatos que exaltan la figura del que los cuenta
b. Pseudología fantástica: evocación de un recuerdo visual con tal viveza que llega a confundir con una alucinación
c. 'Déjà vu': consiste en interpretar una situación nueva como algo ya ocurrido
d. Imagen eidética: son recuerdos falsos que rellenan huecos vacíos de la memoria

**212. Para retirar los guantes estériles después de su uso:**

a. Retirar el primer guante tocándolo sólo por el interior
b. El segundo guante se retira con la mano enguantada, sin tocar el exterior
c. Una vez retirado el primer guante hay que quitarse el otro con la mano enguantada
d. Retirar el primer guante tocándolo sólo por el exterior

**213. Valoración de quemaduras:**

a. La regla de los 9 se usa para valorar la profundidad
b. En la regla de los 9, cabeza y cuello representan el 9%
c. Para la valoración de la extensión el factor edad no influye
d. En la regla de los 9, la extremidad superior representa el 18%

**214. En el caso de una picadura en el interior de la boca:**

a. Se sacará el aguijón lo antes posible
b. Se hará chupar hielo a la víctima
c. Se utilizaran pinzas para la extracción de aguijones
d. No es necesario llevar a la víctima al centro sanitario

**215. 'Asertividad' es:**

a. Elevar el tono de voz en comunicación, para apoyar lo que se dice
b. Capacidad de defender los propios pensamientos y sentimientos, sin vulnerar los derechos de los demás
c. Negar con la cabeza lo que el otro dice, cuando estamos seguros de que no es verdad
d. Dar siempre la razón al otro, para evitar conflictos

**216. Medidas preventivas para evitar la infección asociada a la actividad sanitaria que deben aplicarse a todos los pacientes independientemente de su estado infeccioso:**

a. Precauciones aéreas
b. Precauciones estándar
c. Precauciones por gotas
d. Precauciones por contacto

**217. Sobre el trastorno depresivo mayor, es FALSO:**

a. Predomina el insomnio matutino y el despertar precoz
b. Hay un empeoramiento de la sintomatología en invierno y verano
c. Es la causa más frecuente de patología psiquiátrica en ancianos, por encima de la demencia
d. Es más frecuente en mujeres

**218. Si un producto químico inhibe el crecimiento de las bacterias es un:**

a. Antiséptico
b. Bactericida
c. Germicida
d. Bacteriostático

**219. Indique la FALSA:**

a. La mascarilla reservorio es la que aporta una mayor concentración de Oxígeno
b. Las mascarillas Venturi solo son un sistema de aporte adulto
c. Las tiendas de Oxígeno pueden ser parciales o completas
d. En las incubadoras además de regular la temperatura, también se puede regular la concentración de Oxígeno y la humedad

**220. Signo o síntoma de un estado de deshidratación:**

a. Aumento de la turgencia de la piel
b. Signo de pliegue negativo
c. Disminución de la diuresis
d. Los tres

**221. La amniorrexis es una técnica...**

a. Para observar el líquido amniótico
b. Para obtener líquido amniótico
c. Una técnica para obtener células fetales
d. Ninguna es correcta

**222. Tercer eslabón de la cadena de supervivencia:**

a. RCP
b. Desfibrilador
c. Soporte Vital Básico
d. Soporte Vital Avanzado

**223. En la etiqueta del indicador biológico utilizada en el proceso de esterilización NO deberá especificarse:**

a. La cantidad de esporas del inoculo
b. El número de lote de fabricación
c. La fecha de caducidad
d. El profesional responsable

**224. Una de las siguientes preguntas NO pertenece al 'test de Cage' para detectar hábito de consumo de alcohol en un paciente:**

a. Cuántas copas de vino toma al día:
b. Le ha molestado alguna vez la gente criticándole su forma de beber:
c. Se ha sentido alguna vez mal o culpable por su forma de beber:
d. Alguna vez ha necesitado beber por la mañana para calmar los nervios o eliminar molestias por haber bebido la noche anterior:

**225. Es un objetivo estratégico de la seguridad del paciente:**

a. Minimizar el riesgo de eventos adversos vinculados a la asistencia sanitaria en todos los niveles asistenciales
b. Aprovechar el impulso de las nuevas tecnologías para disminuir los posibles agujeros de seguridad, minimizando los posibles ríos gos asociados a la atención sanitaria
c. Convertir la seguridad del paciente en uno de los pilares básicos en la atención sanitaria, contribuyendo al mantenimiento de la cultura de seguridad
d. Todos son objetivos estratégicos de la seguridad del paciente

**226. Suprimir los microorganismos patógenos de la habitación del enfermo, ropa, manos, piel, etc.**

a. Desinfección
b. Desinsectación
c. Asepsia
d. Esterilización

**227. Antonio está tumbado en el suelo. Te acercas y compruebas que está inconsciente pero presenta una respiración en 'boqueadas' o 'gasping':**

a. Ponerlo e posición lateral de seguridad y re-evaluar en unos minutos
b. Dejarlo como está y pedir ayuda
c. Considerar que no respira y comenzar las maniobras RCP
d. Realizar la maniobra frente-mentón

**228. Reducción en la respuesta a un fármaco tras su administración repetida:**

a. Tolerancia
b. Estimulante
c. Efecto placebo
d. Depresores o inhibidores

**229. Juan es un paciente que acude a Urgencias y usted como TCAE observa una incapacidad para respirar e incremento en el esfuerzo cuando está en posición horizontal o acostado. Se trata de:**

a. Eupnea
b. Taquipnea
c. Ortopnea
d. Respiración estertorosa

**230. Sobre la rubeola:**

a. En los adultos siempre presenta algún síntoma o signo
b. Si una mujer no ha tenido rubéola, puede vacunarse en cualquier momento
c. Existe el síndrome de rubéola congénita
d. Todas son correctas

**231. Si el efecto del medicamento administrado no es favorable para el organismo se denomina:**

a. Medicamento
b. Tóxico
c. Inocuo
d. Elurente

**232. En el equipo de sujeción Segufix NO hay:**

a. Tobilleras
b. Botones magnéticos
c. Rodilleras
d. Cinturón ancho abdominal

**233. Paciente que va a ser operado de apendicitis. Dice que tiene sed:**

a. Avisar al personal de enfermería, por si se puede aumentar la velocidad del suero
b. Darle un poco de agua
c. Darle un poco de zumo
d. Son correctas B y C

**234. 'Cama abierta' es aquélla:**

a. pendiente de ser asignada a un paciente de nuevo ingreso
b. pendiente de cambio de ropa
c. asignada a un paciente con permiso de fin de semana
d. que corresponde a un paciente ingresado que la ocupa, pero que puede levantarse

**235. Mujer de 84 años, independiente para las ABVD, pero dependiente para una actividad instrumental de la vida diaria y con elevada tendencia a dependencia y a sufrir síndromes geriátricos. De qué grupo sería:**

a. Mayor frágil
b. Geriátrico
c. Mayor sana
d. Mayor enferma

**236. Raúl está ingresado en neumología; acude a realizar una radiografía. Vamos a hacerle la cama en ese momento. Qué tipo de cama es:**

a. Abierta desocupada
b. Cerrada
c. Abierta ocupada
d. Abierta vacía

**237. Posición para la obtención de muestras de líquido cefalorraquídeo:**

a. Decúbito prono
b. Decúbito lateral en posición fetal
c. Posición genupectoral
d. Decúbito supino

**238. 'Isquemia' indica a una modificación del aporte sanguíneo arterial:**

a. Una disminución progresiva y gradual
b. Una disminución repentina
c. Un aumento progresivo y gradual
d. Un aumento repentino

**239. 'Higiene' es:**

a. La actitud de los individuos que optan por un aseo diario evitando la aparición de gérmenes y otros patógenos
b. La limpieza y el aseo de las personas
c. La parte de la medicina que tiene por objeto el estudio de los medios, procedimientos y hábitos para conservar la salud del individuo y evitar las enfermedades
d. La ciencia médica cuyo objeto es mantener al enfermo en un entorno aislado

**240. La hospitalización domiciliaria se desarrolla por personal sanitario:**

a. Del servicio de oncología hospitalaria
b. De Atención Primaria
c. Del ámbito hospitalario
d. Sólo por personal de Enfermería

**241. Los restos anatómicos humanos de escasa entidad, procedentes de actividades sanitarias pertenecen a Residuos sanitarios no peligrosos:**

a. clase II A
b. clase II B
c. clase III
d. clase IV

**242. Necesidad de orinar durante la noche:**

a. Tenesmo vesical
b. Disuria
c. Polaquiuria
d. Nicturia

**243. En una incubadora con la radiación ultravioleta se pretende fundamentalmente:**

a. Mantener un ambiente con bajo nivel de bacterias
b. Mantener una temperatura constante
c. Eliminar la bilirrubina
d. Ninguna es correcta

**244. Vacuna totalmente contraindicada en el embarazo:**

a. Polio
b. Triple vírica
c. Hib
d. Gripe

**245. Puede causar UPP en zona escapular, sacro y talones:**

a. Decúbito supino
b. Decúbito lateral
c. Decúbito prono
d. Sedestación

**246. Al hacer la cama:**

a. La ropa sucia que tenía la cama debe retirarse toda ella de una sola vez
b. Cuando se coloca la encimera, debe remeterse su parte inferior bajo el colchón, pero no las esquinas
c. En una cama ocupada la encimera limpia y la manta deben extenderse situando previamente al paciente en decúbito lateral
d. Todas son correctas

**247. Según el tipo y cantidad de nutrientes las dietas se clasifican en:**

a. Hiperproteica e hipoproteica
b. Laxante
c. Hipoglucémica y astringente
d. Todas son correctas

**248. Según la clasificación de Spaulding, un laringoscopio es material:**

a. crítico
b. no crítico
c. semicrítico
d. Ninguna es correcta

**249. Si como reacción a su enfermedad el paciente se infantiliza y se comporta de manera caprichosa nos encontraríamos ante un caso de:**

a. Represión
b. Sublimación
c. Formación reactiva
d. Regresión

**250. Dónde se administran los colirios:**

a. A lo largo del saco conjuntival
b. Angulo interno del saco conjuntival
c. No importa el lugar de administración
d. Angulo externo del saco conjuntival

**251. Debilidad muscular. Déficit de la marcha y equilibrio. Deterioro cognitivo. Polimedicación. Disminución de la visión. Patologías crónicas y/o agudas. Antecedentes de caídas...**

a. Son signos que generan miedo, ansiedad y dolor en la población anciana
b. Son signos de alarma considerados en la valoración de enfermería que favorecen la aparición de caídas en el anciano
c. Son signos que aparecen después de una caída, en la población anciana
d. Ninguna es correcta

**252. Causa de un shock anafiláctico:**

a. Una hemorragia masiva
b. Una reacción alérgica generalizada
c. Un problema de bombeo del corazón
d. Una infección generalizada

**253. NO es un riesgo que genera el sondaje vesical masculino:**

a. Irritación de la uretra
b. Desgarros y úlceras por presión en el glande, en la zona del meato urinario
c. Aumento de la diuresis diaria
d. Obstrucciones por hematuria

**254. Qué apartado NO incorpora el parte de lesiones por maltrato en el ámbito doméstico:**

a. Estado emocional actual
b. Exploración física (descripción de las lesiones, forma, tamaño, ubicación)
c. Exploración ginecológica
d. Plan de actuación

**255. 'Servicio sociosanitario y de apoyo familiar que ofrece durante el día atención a las necesidades personales básicas, terapéuticas y socioculturales de personas mayores, promoviendo su autonomía y la permanencia en su entorno habitual':**

a. Estancias temporales
b. Centros de Día
c. Sistemas de alojamiento alternativo
d. Minirresidencias

**256. La etiología de la malnutrición en el anciano es compleja y depende de la confluencia de varios factores. Cambios fisiológicos que pueden influir:**

a. Disminución del gusto por pérdida de papilas gustativas y el olfato
b. Ralentización del vaciamiento gástrico que produce saciedad precoz
c. Dependencia en actividades instrumentales
d. Son correctas A y B

**257. Hay un mayor número de caídas con repercusión seria en la salud en:**

a. la infancia
b. la juventud
c. adultos jóvenes
d. adultos ancianos

**258. El Oxido de etileno:**

a. Es un líquido
b. Es un gas con una densidad nueve veces inferior a la del aire
c. Se usa como esterilizador químico
d. Es inocuo

**259. Entre los factores fisiológicos que modifican los planteamientos dietéticos en los ancianos está:**

a. La Minusvalía
b. Los malos hábitos alimenticios
c. Dificultad de la absorción de principios inmediatos
d. Pobreza

**260. En la técnica de medición de la tensión arterial con esfigmomanómetro aneroide y fonendoscopio, la Tensión Arterial Máxima o Sistólica corresponde al ruido de Korotkoff de la Fase:**

a. I
b. II
c. III
d. IV

**261. Es documento de la historia clínica hospitalaria:**

a. Autorización de ingreso
b. Informe de anatomía patológica
c. Aplicación terapéutica de enfermería
d. Las tres son correctas

**262. Presencia de grasa en heces, dando un color amarillento:**

a. Creatorrea
b. Esteatorrea
c. Amilorrea
d. Ninguna es correcta

**263. Los objetivos de los cuidados paliativos son:**

a. Bienestar psicológico, bienestar social, bienestar físico y bienestar espiritual
b. Bienestar nutricional, bienestar social, bienestar físico y bienestar cognitivo
c. Bienestar social, bienestar espiritual, bienestar psicológico y bienestar mental
d. Todas las anteriores

**264. La laringe consta de:**

a. 9 cartílagos, 3 pares y 3 impares
b. 8 cartílagos, 2 pares y 4 impares
c. 6 cartílagos, 2 pares y 2 impares
d. 7 cartílagos, 2 pares y 3 impares

**265. Tipo de Historia Clínica enfocada a la Promoción de la Salud:**

a. Historia Clínica en Atención Primaria
b. Historia Clínica Integrada
c. Historia Clínica Hospitalaria
d. Historia Clínica Informatizada

**266. 'Estetoscopio' o también:**

a. Esfigmomanómetro
b. Otoscopio
c. Fonendoscopio
d. Rinoscopio

**267. Según la clasificación de Spaulding el instrumental quirúrgico es un artículo:**

a. Semicrítico
b. No crítico
c. Crítico
d. Todas son falsas

**268. Sobre el cuidado de las uñas:**

a. Las de las manos se cortan en línea recta y con los bordes lisos
b. Las de las manos se cortan en pico y con el extremo redondeado
c. Las de los pies se cortan en línea recta y con los bordes lisos
d. Las de los pies se cortan en línea curva y con los bordes redondeados

**269. Para la recogida de un Urinocultivo le explicaremos al paciente:**

a. Que coja el frasco y recoja toda la micción
b. Que lave la zona genital y recoja la primera micción de la mañana
c. Lavar zona genital correctamente, desechar la primera parte de la micción y tome la muestra de la mitad del torrente urinario directamente en un frasco estéril o en el tubo de ensayo, desechando la última porción del torrente urinario
d. Que debe recoger una parte de la orina de 24 horas en un frasco estéril

**270. Cuándo los niños, niñas y adolescentes requieran hospitalización NO tendrán derecho a:**

a. Ser atendidos, tanto en la recepción como en el seguimiento, de manera individual
b. Contactar, en momentos de tensión, con sus padres o madres

c. Disponer durante su permanencia en el hospital de recursos de entretenimiento y diversión como juguetes, libros, audiovisuales adecuados a su edad

d. Cumplir las prescripciones y otras medidas sanitarias indicadas por los y las profesionales y aceptadas voluntariamente

**271. Vamos a hacer un estudio sobre la relación entre el número de infecciones y el número de pacientes de riesgo expresado en porcentaje. El estudio hace referencia a:**

a. Incidencia
b. Infección
c. Prevalencia
d. Prevención

**272. El almacenamiento temporal de residuos NO debe superar:**

a. 12 h
b. 1 semana
c. 24 h
d. 72 h

**273. Característico de la pediculosis:**

a. Prurito
b. Dolor
c. Mialgia
d. Fiebre

**274. Forma de pena que aparece tras percibir la pérdida de algo importante con un gran significado para nosotros/as, que incluye con frecuencia impotencia, soledad, desesperanza y tristeza:**

a. Agonía
b. Depresión
c. Duelo
d. Negación

**275. Estrategia 'compensatoria' aplicada a los diferentes aparatos y sistemas del anciano:**

a. Inmunizarse cada año contra la gripe
b. Evitar las relaciones y actividades sexuales
c. Ingerir calcio a partir de productos lácteos
d. Son correctas A y C

**276. Utilidad de la Historia Clínica:**

a. Asistencial
b. Información sanitaria
c. Médico-Legal
d. Todas las anteriores

**277. Parte de la escucha activa denominada 'técnica del espejo':**

a. Mirar a los ojos de nuestro interlocutor
b. Permitir los silencios durante la conversación
c. Asentir o hacer gestos que demuestren nuestro interés
d. Repetir lo dicho por la otra persona añadiendo cómo se siente dicha persona al respecto

**278. El ritmo del latido cardiaco se debe al sistema de conducción intrínseca del corazón. El latido se origina en el:**

a. Nodo sinoauricular (SA)
b. Nodo auriculoventricular (AV)
c. Fascículo auriculoventricular
d. Haz de His

**279. A nivel óseo, los cambios asociados al envejecimiento incluyen:**

a. Atrofia muscular
b. Osteoporosis
c. Motilidad
d. Hipertrofia miocárdica

**280. Cuando al paciente se le da de alta es una 'cama...'**

a. Cerrada
b. Ocupada
c. Diagonal
d. De anestesia

**281. En el proceso de formación de úlceras de decúbito, la isquemia se produce después de:**

a. El enrojecimiento de la piel
b. El dolor
c. La presión prolongada de la zona
d. La ruptura de la piel

**282. NO es una medida preventiva para evitar las úlceras por presión:**

a. Evitar o disminuir la presión
b. Evitar o disminuir la fricción
c. Evitar la humedad
d. Desbridamiento de la herida

**283. Los uréteres son conductos ...**

a. ...de aproximadamente 20 cm
b. ...de aproximadamente 25 cm
c. ...que no tienen capa muscular
d. ...que presentan cuatro estrechamientos

**284. Ante una situación de enfermedad terminal estaría contraindicado:**

a. Colocar SNG ante negativa a comer
b. Colocar sondaje vesical si existe retención
c. Realizar cambios posturales cada 2 horas
d. Administrar enemas en caso de estreñimiento

**285. En la validación del proceso de esterilización las siglas OQ, se corresponde con 'Calidad de...'**

a. Operación
b. Clasificación
c. Proceso
d. Iniciación

**286. Corresponde al TCAE:**

a. Realizar el sondaje vesical
b. Realizar tomas de muestras y eliminaciones que no requieran técnicas complejas
c. Administrar medicación parenteral
d. Realizar las escarificaciones de las úlceras

**287. Disminución anormal de la presión parcial de oxígeno en sangre arterial por debajo de 80 mm Hg:**

a. Hipercapnia
b. Hematosis
c. Hipoxemia
d. Bradipnea

**288 ¿Puede el TCAE realizar una extracción de sangre capilar?**

a. Sí, si lo supervisa la enfermera
b. Nunca
c. Sí, siempre que quiera
d. Ninguna es correcta

**289. Qué tipo de pruebas son más fiables para evaluar la personalidad:**

a. Las de tipo test
b. Las entrevistas
c. Las proyectivas
d. La observación conductual sistemática

**290. Usar bastones en la deambulación:**

a. Sube el punto de gravedad
b. Proporciona apoyo y seguridad
c. Aumenta la artrosis
d. Aumenta el esfuerzo al desplazamiento

**291. NO es función propia del sistema musculoesquelético:**

a. Movimiento
b. Regulación térmica
c. Hematopoyesis
d. Reservorio de sales minerales

**292. Residuos sanitarios del Grupo II:**

a. Vacunas de virus atenuados
b. Ropa enfermo con patología no infecciosa
c. Residuos químicos
d. Medicamentos caducados

**293. Localización más frecuente de las úlceras por presión:**

a. Talones
b. Región sacra
c. Tuberosidad isquiática
d. Caderas

**294. La crioterapia está indicada para:**

a. Disminuir el dolor y bajar la temperatura corporal
b. En las úlceras por presión
c. En lesiones cutáneas
d. En las úlceras vasculares

**295. Una de estas enfermedades NO requiere precauciones entéricas:**

a. Fiebre tifoidea
b. Hepatitis
c. Amebiasis
d. Carbunco

**296. Será necesario realizar el aislamiento respiratorio del enfermo contagioso en caso de que se trate de:**

a. Fiebre de Lassa
b. Neumonía estafilocócica
c. Parotiditis
d. Neumonía estreptocócica

**297. Cuánto tiempo puede permanecer una bolsa de nutrición parenteral en la nevera:**

a. 36 h
b. 48 h
c. 72 h
d. 24 h

**298. Sobre el proceso de lubricación del instrumental en una central de esterilización, es FALSO:**

a. Después de la limpieza y antes de la esterilización es importante lubrificar el instrumental
b. El uso del lubricante es el primer paso del mantenimiento preventivo del instrumental quirúrgico articulado que lo requiera
c. La solución lubricante debe ser soluble en agua y haber sido específicamente elaborada para el proceso de esterilización
d. Se recomienda utilizar aceites minerales

**299. Frecuencia de compresión de tórax recomendada en RCP (/min.):**

a. 60-80
b. 80-100
c. 100-120
d. 120-140

**300. NO se incluye en el círculo de Sinner para realizar una limpieza completa de forma eficiente:**

a. Tiempo de contacto
b. Temperatura
c. Acción mecánica
d. Acción biológica

| | | | |
|---|---|---|---|
| 301 B | 326 A | 351 D | 376 D |
| 302 C | 327 C | 352 C | 377 C |
| 303 D | 328 D | 353 C | 378 C |
| 304 D | 329 C | 354 B | 379 B |
| 305 C | 330 D | 355 C | 380 D |
| 306 D | 331 A | 356 B | 381 B |
| 307 D | 332 B | 357 C | 382 D |
| 308 D | 333 C | 358 A | 383 D |
| 309 C | 334 D | 359 B | 384 A |
| 310 C | 335 C | 360 C | 385 C |
| 311 B | 336 B | 361 C | 386 D |
| 312 A | 337 C | 362 C | 387 A |
| 313 C | 338 A | 363 C | 388 A |
| 314 B | 339 D | 364 A | 389 C |
| 315 B | 340 C | 365 D | 390 B |
| 316 B | 341 D | 366 D | 391 B |
| 317 B | 342 C | 367 B | 392 C |
| 318 B | 343 B | 368 B | 393 C |
| 319 C | 344 B | 369 D | 394 B |
| 320 A | 345 D | 370 D | 395 A |
| 321 B | 346 B | 371 C | 396 C |
| 322 B | 347 B | 372 B | 397 C |
| 323 B | 348 C | 373 B | 398 B |
| 324 A | 349 A | 374 B | 399 A |
| 325 A | 350 D | 375 D | 400 D |

FALLOS:

**301. La escala del Índice de Barthel es una herramienta de valoración:**

a. Clínica
b. Funcional
c. Mental
d. Social

**302. Cuál de los siguientes tipos de fármacos es más probable que se administre por vía sublingual:**

a. Antibióticos
b. Protectores gástricos
c. Antihipertensivos
d. Antidiabéticos orales

**303. Las reacciones psicológicas del enfermo terminal pueden ser:**

a. Ira, negación y depresión
b. Negociación o pacto, ira y aceptación
c. Regresión, interiorización y miedo
d. Negación, depresión, negociación o pacto, ira y aceptación

**304. Si durante la manipulación de residuos sanitarios sufrimos un arañazo en un Centro de Salud:**

a. Apretar la herida para evitar la hemorragia, aplicar lejía pura sin diluir y vigilar evolución
b. Sólo hay que poner la vacuna antitetánica
c. Frotar enérgicamente con agua y jabón
d. Favorecer el ligero sangrado, lavar con agua y jabón, aplicar un antiséptico, comunicar el accidente a la dirección del centro y cumplimentar el parte del mismo

**305. Un medicamento etiquetado con el símbolo de Termolábil:**

a. Es sensible a la luz
b. Es de especial prescripción
c. Hay que guardarlo en frigorífico y/o congelador para mantener la cadena del frío
d. Es dispensado con receta médica

**306. La 'tiamina' es la vitamina:**

a. B2    b. B4    c. B5    d. B1

**307. La escala de valoración de Doreen Norton valora el riesgo de úlceras por presión. Es FALSO que:**

a. Se valoran estado físico y mental, incontinencia, actividad y movilidad
b. Responde al criterio de menor puntuación es igual a mayor sesgo
c. A cada aspecto se le asigna un valor de 1 a 4
d. Se considera riesgo muy alto una puntuación de más de 14

**308. Hay glándulas apocrinas en:**

a. Axilas
b. La aureola mamaria
c. Los parpados
d. Las tres son correctas

**309. Según su función los alimentos pueden ser:**

a. Energéticos o no energéticos
b. Energéticos, plásticos o no energéticos
c. Energéticos, plásticos o reguladores
d. Energéticos, plásticos y calóricos

**310. Sonda que permite el drenaje suprapúbico y renal y que se inserta quirúrgicamente:**

a. Foley
b. Tienam
c. Malecot
d. Salem

**311. NO es una de las etapas del plan de cuidados individualizado:**

a. Valoración
b. Programación de horarios
c. Detección de necesidades
d. Ejecución

**312. A cuántas Kilocalorías equivale 1 gramo de hidratos de carbono:**

a. 4    b. 7    c. 9    d. 3

**313. Orificio artificial de las ostomías:**

a. Agujero ostómico
b. Colostomía
c. Estoma
d. Orificio gástrico

**314. Enfermedad inflamatoria crónica de la piel que se caracteriza por producir lesiones cutáneas en forma de máculas y pápulas, recubiertas por escamas estratificadas:**

a. Herpes simple
b. Psoriasis
c. Sarna
d. Tiña

**315. Lesión de la piel de contenido sólido:**

a. Vesícula
b. Nódulo
c. Ampolla
d. Pústula

**316. Entre las funciones de la incubadora NO se encuentra:**

a. Regular la temperatura
b. Regular la concentración de Dióxido de Carbono
c. Regular la temperatura y la humedad
d. Disminuir el peligro de infecciones

**317. Las flictenas son un signo de las quemaduras de Grado:**

a. Primero
b. Segundo
c. Tercero
d. Cuarto

**318. La escala de Barthel valora:**

a. Actividades instrumentales
b. Actividades de la vida diaria
c. Estados depresivos
d. Estados cognitivos

**319. Rosa está inconsciente en el suelo pero respira con normalidad:**

a. Realizar la maniobra frente-mentón
b. Comenzar las maniobras de RCP
c. Ponerla en posición lateral de seguridad y buscar ayuda
d. Dejarla como está y pedir ayuda

**320. Para esterilizar materiales de goma se utiliza:**

a. Óxido de etileno
b. Autoclave de vapor de agua
c. Flameado
d. Horno de Pasteur

**321. Decimos que un anciano tiene incontinencia urinaria cuando:**

a. Tiene hemorragia digestiva
b. No controla sus micciones
c. No tiene apetito
d. Tiene líquido en cavidad pleural

**322. Como medida no farmacológica en un paciente oncológico, en una crisis de disnea, sobre todo:**

a. Enseñar a la familia a controlar la situación
b. Acompañamiento en todo momento y transmitir tranquilidad y confianza
c. Dar ansiolíticos y poner música
d. Son correctas B y C

**323. Envoltorio para la esterilización de grado médico o quirúrgico:**

a. Muselina
b. Tyvek® Mylar
c. Papel Kraft
d. Papel especial o papel corriente

**324. NO es un eslabón de la cadena epidemiológica:**

a. Ciclo Reproductivo
b. Fuente de infección
c. Reservorio
d. Mecanismo de transmisión

**325. Posición para administrar oxigenoterapia:**

a. Fowler          b. Sims
c. Litotomía       d. Roser

**326. El aporte diario medio de líquidos recomendado en el varón y la mujer adultos es respectivamente de:**

a. 2,5 y 2 litros
b. 2 y 1,5 litros
c. 3 y 2,5 litros
d. 2,5 y 1,5 litros

**327. NO es una vía inmediata o directa de absorción de los medicamentos:**

a. Intraarticular     b. Subcutánea
c. Rectal             d. Intramuscular

**328. La nutrición enteral se puede administrar:**

a. Administración por vía oral
b. Alimentación a través de gastrostomía
c. Alimentación por sonda nasogástrica
d. Las tres son correctas

**329. Como consecuencia del envejecimiento del pelo:**

a. Aumenta el diámetro del tallo
b. Aumenta la producción de melanina por parte de los melanocitos
c. El pelo crece más despacio
d. Pérdida de grasa subcutánea

**330. En el desarrollo de las ulceras por presión qué factor NO es intrínseco:**

a. Actividad
b. Alteración inmunológica
c. Movilidad
d. Humedad

**331. Tras la muerte de un ser querido el familiar no consigue superar la pérdida, aparecen de síntomas graves de agotamiento y malestar. Necesita ayuda farmacológica y psicológica . Qué fase del duelo es:**

a. Patológica
b. Retardada
c. Normal
d. Crónica

**332. Según su nivel de actuación, la mayor efectividad de los desinfectantes químicos se da en el nivel:**

a. DBN
b. DAN
c. DNI
d. Ninguno de los tres

**333. Según el Instituto Nacional de Seguridad e Higiene en el trabajo (INSHT), sería un residuo 'Sanitario no específico' o del 'grupo II':**

a. material de oficina, cocina, jardinería
b. restos anatómicos humanos no infectados
c. yesos, ropa con sangre o excreciones
d. restos de medicamentos y/o vacunas

**334. De los siguientes signos/síntomas cuál NO corresponde a una fractura:**

a. Dolor
b. Deformidad
c. Hematoma
d. Hipotermia

**335. Al realizar la higiene hay que tener en cuenta esto, EXCEPTO:**

a. Mantener la intimidad del paciente
b. Evitar corrientes de aire
c. Mantener la temperatura del agua 30 °C por debajo de la temperatura corporal
d. Descubrir únicamente la zona sobre la que estamos actuando

**336. La disuria se caracteriza por:**

a. Tener deseo de orinar, tras la micción
b. Dificultad para orinar y dolor y escozor al hacerlo
c. Aumento del deseo de orinar
d. Ninguna es correcta

**337. 'Aislamiento común' o también:**

a. De protección
b. De aislamiento estricto
c. De barrera
d. De aislamiento entérico

**338. En qué estadio de las úlceras por presión NO existe afectación de la hipodermis:**

a. I          b. II          c. III          d. IV

**339. El miringotomo es un instrumento que se utiliza en:**

a. Ginecología        b. Odontología
c. Neurología         d. Otorrinolaringología

**340. Posición recomendada en pacientes con problemas respiratorios:**

a. Sims
b. Trendelenburg
c. Fowler
d. Antitrendelenburg

**341. Juan tiene 88 años, vive solo. El proceso de envejecimiento es responsable de una serie de cambios que le predisponen a sufrir caídas:**

a. Disminuciones oculares
b. Trastornos de la sensibilidad propioceptiva
c. Trastornos del aparato locomotor
d. Todas son correctas

**342. Cuidamos a un paciente en situación terminal en fase de depresión. Lo encontramos llorando. Como medidas generales tendrá cuidado con:**

a. Aceptar el llanto y no interrumpirlo, evitando paternalismo
b. Mantener una actitud de escucha activa y fomentar la expresión de sus sentimientos
c. Ambas son correctas
d. Ninguna lo es

**343. El lavado de manos antiséptico requiere un tiempo de enjabonado:**

a. 15-30 seg
b. 30-60 seg
c. 6 min
d. 10-15 seg

**344. La recogida de orina en lactantes y niños pequeños se realizará en:**

a. Bolsas reutilizables de polietileno o similar
b. Bolsas estériles y desechables de polietileno o similar
c. Recipiente graduado de boca ancha
d. Bolsa no estéril y desechable

**345. Actividad diaria que corresponde a un ítem de la escala de Barthel:**

a. Capacidad para ir de compras
b. Responsabilidad para la medicación
c. Cuidar de la casa
d. Deambulación

**346. En el almacén tenemos diferentes tipos de enemas pero necesitamos coger uno 'emoliente', es decir, compuesto por:**

a. 150 ml. de agua
b. 180 ml. de solución de almidón
c. 180 ml. de solución salina
d. 200 ml. de agua y jabón

**347. Capacita a individuos y comunidad para aumentar su control sobre los determinantes de su salud:**

a. Promoción de la sanidad
b. Promoción de la salud
c. Estilos de vida
d. Son correctas A y C

**348. En la vía intraneural el fármaco se administra en:**

a. En las neuronas
b. En el espacio subaracnoideo
c. Directamente en los nervios
d. En el Espacio epidural

**349. La pulsioximetría mide:**

a. Saturación de oxígeno de la hemoglobina
b. La PO2 y PCO2
c. El PH
d. Todas las anteriores

**350. 'Transmisión directa'. Es FALSO:**

a. Se produce el paso de la enfermedad desde la fuente de infección al sujeto sano susceptible
b. Suele producirse por microorganismos con poca resistencia al medio externo
c. Los gérmenes apenas experimentan modificaciones
d. Suele producirse por microorganismos con poca resistencia al medio interno

**351. Cuál de estos cambios ocurre habitualmente en las personas ancianas y modifica la farmacocinética de los medicamentos:**

a. Aumento del volumen plasmático
b. Aumento de la motilidad intestinal
c. El PH gástrico se vuelve más ácido
d. Disminuye las concentraciones de albúmina plasmática

**352. Orden de colocación de las prendas de aislamiento:**

a. Lavado de manos, gorro, calzas, mascarilla, guantes y bata
b. Lavado de manos, calzas, gorro, bata, mascarilla y guantes
c. Lavado de manos, calzas, gorro, mascarilla, bata y guantes
d. Lavado de manos, calzas, gorro, mascarilla, guantes y bata

**353. Lo produce un hongo:**

a. Foliculitis
b. Herpes
c. Tiña del pie
d. Forúnculo

**354. En qué posición colocaremos al paciente tras la extracción de una muestra de LCR:**

a. Decúbito ventral sin almohada
b. Decúbito supino sin almohada
c. Fowler modificada
d. Como el paciente se sienta más cómodo

**355. Entre las ventajas de la lactancia materna NO está:**

a. La leche tiene una temperatura adecuada independientemente del momento de la lactancia
b. Contiene anticuerpos
c. Aumenta la frecuencia de trastornos gastrointestinales
d. Disminuye la tendencia a la sobrealimentación. Preguntas de reserva

**356. La preparación en el preoperatorio mediato NO comprende:**

a. Obtención del consentimiento informado
b. Retirada de objetos de su cuerpo como las prótesis
c. Educación sanitaria
d. Establecimiento de la relación de ayuda entre profesionales, paciente y familia

**357. Elisabeth Kübler-Ross considera como segunda etapa del duelo a la:**

a. Negación
b. Depresión
c. Ira
d. Tristeza

**358. Los receptores nerviosos de la piel que transmiten la sensación de presión son los 'corpúsculos de...**

a. Pacini
b. Meissner
c. Ruffini
d. Krause

**359. Escala que valora las actividades instrumentales de la vida diaria:**

a. Katz
b. Lawton
c. Zarit
d. Apgar

**360. Precauciones cuando realicemos la obtención de un urinocultivo:**

a. No se necesitan precauciones especiales
b. Tiene el mismo procedimiento que cualquier otra muestra, sin ninguna precaución, salvo la de su obtención en quirófano
c. Se extremarán las precauciones y condiciones de asepsia en el equipo y en el procedimiento de recogida y manipulación
d. La obtención de esta muestra sólo la realizará el personal de laboratorio

**361. La toma de sangre en el talón del recién nacido entre el tercer y sexto día sirve para analizar, entre otros:**

a. La hormona del crecimiento
b. Las hormonas sexuales
c. La hormona tiroidea
d. Ninguna es correcta

**362. En la presentación de las enfermedades transmisibles, cuando en la aparición no influyen lugar ni tiempo**

a. Epidemia
b. Endemia
c. Esporádica
d. Eudoepidemia

**363. La cama circoeléctrica está indicada para:**

a. La alineación de extremidades fracturadas
b. Pacientes sometidos a cirugía por exceso de peso
c. Grandes quemados, lesionados medulares o pacientes politraumatizados
d. Pacientes en trabajo de parto

**364. Son 'dependientes graves', según La Ley de Dependencia 39/2006:**

a. Quienes necesitan ayuda 2/3 veces al día
b. Quienes necesitan ayuda 1 vez al día
c. Quienes necesitan ayuda al menos 12 horas al día
d. Quienes necesitan ayuda las 24 h

**365. NO es habitual en un neonato:**

a. Reflejo de moro
b. Posición de esgrimista
c. Reflejo de succión
d. Reflejo de Finkelstein

**366. Existen varios niveles de escucha activa que se pueden emplear dependiendo del entendimiento que se alcanza en cada caso:**

a. Parafrasear
b. Gesticular
c. Reflejar el estado emocional
d. Son correctas A y C

**367. En el lavado de ojos:**

a. Utilizar siempre toalla limpia
b. Lavar desde el ángulo interno al externo
c. Utilizar agua y jabón
d. Limpiar una vez acabado el baño

**368. En los vendajes de las extremidades se debe comenzar:**

a. Desde la parte proximal del miembro
b. Desde la parte distal del miembro
c. Desde el centro de la extremidad
d. Ninguna de las anteriores

**369. Discriminación a los mayores:**

a. Ageísmo
b. Etaísmo cultural
c. Hedonismo
d. Son correctas A y B

**370. A cuál de estas enfermedades se aplica cuarentena:**

a. A ninguna
b. A el sida
c. A la lepra
d. A la fiebre amarilla

**371. Como en Agudos no hay cama, Maxilofacial recibe un ingreso de un enfermo psiquiátrico. Se encargará de su seguimiento:**

a. Unidad de salud comunitaria
b. Unidad de rehabilitación de salud mental
c. Unidad de hospitalización de salud mental
d. Médico del servicio donde está ingresado

**372. La causa más probable de producir un neumotórax tras un traumatismo es:**

a. Fracturas de las vértebras dorsales
b. Fracturas de costillas
c. Fracturas de húmero
d. Lesiones abdominales

**373. Paciente en decúbito supino, con las piernas separadas y flexionadas, doblando las rodillas y apoyando las plantas de los pies en la cama, los brazos descansan a lo largo del cuerpo sobre la región inferior del abdomen. Posición:**

a. Genupectoral o mahometana
b. Litotomía o ginecológica
c. Kraske o Jacknife
d. Trendelenburg

**374. Envejecimiento fisiológico: es FALSO:**

a. Disminución de la altura de los discos intervertebrales
b. Disminución de la grasa corporal
c. Disminución del braceo con la marcha
d. Aumento de la base de sustentación

**375. El material esterilizado se debe guardar:**

a. En lugar seco
b. Fuera del contacto con el aire y polvo
c. En cajones o vitrinas
d. Todas son correctas

**376. Una de estas dietas NO está considerada terapéutica:**

a. Con modificación energética
b. Con modificación de nutrientes
c. Con modificación de textura y consistencia
d. Con modificación de sabor

**377. Indique la FALSA:**

a. En la enfermedad crónica existen períodos de remisión y exacerbación
b. El envejecimiento es un proceso irreversible e inevitable
c. En el proceso del envejecimiento existen períodos de remisión
d. Los problemas del envejecimiento y la enfermedad crónica se influyen mutuamente

**378. A cuántos centímetros de la zona a tratar se debe colocar una lámpara de infrarrojos:**

a. 10        b. 80        c. 60        d. 40

**379. NO es un efecto terapéutico local del calor en rehabilitación:**

a. Aumento del flujo sanguíneo
b. Disminución del umbral del dolor
c. Alivio del espasmo muscular
d. Aumento de la actividad metabólica

**380. Sustancia que provoca un estado de activación acelerando el funcionamiento habitual del cerebro:**

a. Antidepresivo        b. Euforizante
c. Hipnótico        d. Estimulante

**381. En la posición de decúbito prono se localizan úlceras por presión en:**

a. Escápulas, columna vertebral dorsal, sacro, glúteos, talones
b. Pabellón auricular, mejillas, acromion, senos, crestas ilíacas
c. Mejillas, pabellón auricular, costillas, trocánter mayor
d. Escápulas, olécranon, talones, cóndilos, dedos de los pies

**382. El Selene es:**

a. Una historia digital
b. Una estructura que unifica el registro de los cuidados de los ciudadanos
c. Una estructura que unifica todas las actividades que se le han desarrollado a un mismo paciente
d. Todas son correctas

**383. Volumen de líquidos ingeridos por un paciente normal en 24 h.**

a. De 500 a 1.300 cc
b. De 1.300 a 1.500 cc
c. De 1.500 a 2.300 cc
d. De 2.300 a 2.600 cc

**384. En la vida diaria de los ancianos autónomos hay que tener especial cuidado en:**

a. Riesgo de caídas y dieta
b. Capacidad de deambulación y estado mental
c. Estado mental y capacidad para realizar actividades de la vida diaria
d. Capacidad para realizar actividades de la vida diaria

**385. Según la American Heart Association cuántos eslabones componen la 'cadena de supervivencia' (versión 2022) en una PCR:**

a. 3        b. 4        c. 6        d. 7

**386. La posición de Morestin NO está indicada para...**

a. Cirugía diafragmática y la cavidad abdominal superior
b. Cirugía de la cabeza
c. Exploraciones radiológicas
d. Cirugía pélvica, al facilitar la visión del campo operatorio

**387. Problema de salud NO relacionado con el estrés laboral:**

a. Alteraciones renales
b. Dolor de espalda
c. Dolores musculares
d. Dolores de cabeza

**388. El enema evacuante está contraindicado:**

a. Cuando existe obstrucción intestinal
b. Antes y después del parto
c. Para obtener una muestra de heces
d. En caso de estreñimiento

**389. Las precauciones universales se aplican en el cuidado de:**

a. Pacientes aislados
b. Pacientes con infección hemorrágica
c. Todo tipo de pacientes
d. Pacientes infectocontagiosos

**390. El Consentimiento Informado al paciente será, por regla general:**

a. Por escrito
b. Verbal
c. Según el criterio médico, escrito o verbal
d. Nunca podrá ser revocado

**391. 'Exposición que sufre un trabajador a sangre, tejidos o fluidos potencialmente infecciosos a través de una herida percutánea, contacto con mucosa o sobre piel no intacta':**

a. Riesgo microbiológico
b. Accidente de riesgo biológico
c. Circunstancia bacteriológica
d. Incidente biológico

**392. La OMS define 'alcoholismo' como la ingestión diaria de alcohol superior a cuántos gramos:**

a. 20 en la mujer        b. 35 en el hombre
c. 50 en la mujer        d. 75 en la mujer

**393. Tras utilizar un equipo de protección individual (EPI) nos quitaremos sus elementos, empezando por:**

a. la mascarilla, y acabando por la bata
b. el protector ocular, y acabando por los guantes
c. los guantes y acabando por la mascarilla
d. la bata y acabando por el protector ocular

**394. En un paciente que no consigue tragar y se le coloca una sonda nasogástrica, la administración del preparado alimenticio tendrá una temperatura...**

a. De 40ºC o más
b. A temperatura ambiente
c. De 10 a 15ºC
d. Es indiferente

**395. Sobre las balas de Oxigenoterapia, es FALSO:**

a. No necesitan caudalímetro
b. Necesitan manorreductor
c. Su tamaño es variable
d. Se utilizan en los traslados de los pacientes y en lugares donde no hay toma de oxígeno

**396. Es un factor extrínseco de la infección nosocomial:**

a. Neoplasias
b. Desnutrición
c. Traqueotomía
d. Obesidad

**397. Escala que mide los trastornos del comportamiento alimenticio en ancianos:**

a. Lawton
b. Blessed
c. Blandfor
d. Reisberg

**398. Ciencia que trata del estudio de los medicamentos y de su efecto sobre el organismo:**

a. Farmacoterapia
b. Farmacología
c. Farmacocinética
d. Epidemiología

**399. Para la prevención del Mielomeningocele (Espina Bífida) la mujer embarazada debe recibir suplementos de:**

a. Vitamina B9
b. Calcio
c. Hierro
d. Ninguna de las tres

**400. Cuál es el marco territorial de la Atención Primaria:**

a. El área de salud
b. El centro de salud
c. El equipo de atención primaria
d. La zona básica de salud

| | | | |
|---|---|---|---|
| 401 A | 426 B | 451 C | 476 A |
| 402 D | 427 D | 452 B | 477 D |
| 403 C | 428 A | 453 C | 478 D |
| 404 B | 429 D | 454 C | 479 B |
| 405 B | 430 C | 455 B | 480 A |
| 406 A | 431 D | 456 A | 481 C |
| 407 A | 432 C | 457 C | 482 A |
| 408 C | 433 D | 458 D | 483 B |
| 409 B | 434 D | 459 C | 484 C |
| 410 A | 435 C | 460 B | 485 C |
| 411 C | 436 C | 461 D | 486 A |
| 412 A | 437 A | 462 A | 487 A |
| 413 B | 438 C | 463 A | 488 C |
| 414 A | 439 D | 464 A | 489 C |
| 415 A | 440 A | 465 C | 490 B |
| 416 A | 441 D | 466 A | 491 D |
| 417 A | 442 C | 467 C | 492 D |
| 418 C | 443 B | 468 B | 493 B |
| 419 A | 444 D | 469 D | 494 C |
| 420 D | 445 D | 470 B | 495 D |
| 421 A | 446 C | 471 D | 496 B |
| 422 D | 447 C | 472 D | 497 B |
| 423 D | 448 B | 473 B | 498 D |
| 424 A | 449 C | 474 C | 499 A |
| 425 A | 450 C | 475 C | 500 A |

FALLOS:

**401. NO es una complicación derivada de las úlceras por presión:**

a. Criptorquidia
b. Sepsis
c. Desequilibrio electrolítico
d. Gangrena

**402 Es una sonda nasoentérica:**

a. Salem
b. Foley
c. Levin gástrica
d. Nutrisoft

**403. Cuántos estadios de evolución tienen las úlceras por presión:**

a. 3
b. 2
c. 4
d. 6

**404. Es una vía de administración de medicamentos parenteral:**

a. Sublingual
b. Intravascular
c. Tópica rectal
d. Respiratoria o inhalatoria

**405. Asepsia:**

a. Conjunto de técnicas destinadas a la eliminación de los artrópodos
b. Conjunto de técnicas que garantizan la ausencia de materia séptica o microorganismos infecciosos
c. Conjunto de técnicas que utilizan productos químicos y desinfectantes
d. Son correctas A y C

**406. Los factores que modifican el metabolismo de los medicamentos son:**

a. Genéticos
b. Ambientales
c. Derivados de la unión con el excipiente
d. El estar libres de excipientes

**407. Cuando una persona no expresa sus verdaderos sentimientos y opiniones, aceptando los criterios de los demás, hablamos de un estilo de relación–comunicación:**

a. Sumiso
b. Agresivo
c. Asertivo
d. Directo

**408. La gestión de residuos biosanitarios o citotóxicos incluye:**

a. Recogida y eliminación
b. Recogida, transporte y eliminación
c. Recogida, transporte, almacenamiento, valoración y eliminación
d. Ninguna de las anteriores

**409. Los residuos cortantes y punzantes se recogen en contenedores:**

a. Azules y de alta resistencia
b. Amarillos, rígidos y resistentes
c. Negros y homologados
d. Rojos y herméticos

**410. Según el artículo 8 de la Ley 41/2002, el consentimiento informado será, por regla general:**

a. Verbal
b. Por escrito y firmado por el paciente
c. Mediante contrato
d. Por acuerdo entre paciente y sanitario

**411. Aislamiento indicado en pacientes con una enfermedad contagiable vía heces:**

a. Respiratorio o precauciones respiratorias
b. Estricto
c. Entérico o precauciones entéricas
d. Cutaneomucoso o precauciones cutáneas

**412. Es síntoma de demencia:**

a. Deterioro de las funciones intelectuales
b. Aumento de la afectividad
c. Ambas son correctas
d. Ninguna lo es

**413. Un paciente con intoxicación por drogas presenta crisis de pánico, ideas de suicidio, angustia, depresión, alucinaciones visuales, culpabilidad y pérdida de autocontrol. Probablemente ha consumido:**

a. Estimulantes
b. Alucinógenos
c. Cannabis
d. Cocaína

**414. Establecimientos abiertos que prestan servicios asistenciales no residenciales y socioculturales:**

a. Centros de día
b. Hogares protegidos
c. Hospital de día
d. Residencias mixtas

**415. Fuentes de infección provocadas por microorganismos que están habitualmente en el ser humano y que son saprófitos no patógenos y en buenas condiciones de inmunidad:**

a. Infecciones autógenas
b. Hábitat del sujeto enfermo
c. Características del agente causal
d. Ninguna de las respuestas es correcta

**416. Para el aseo de los genitales de una mujer en cama, colocarla en:**

a. Decúbito supino con rodillas flexionadas y separadas
b. Genupectoral con rodillas separadas
c. Decúbito lateral izquierdo
d. Fowler de 45'

**417. Valor energético de los nutrientes que se utiliza en los cálculos dietéticos propuestos por Atwater:**

a. 1 gr de glúcidos = 4 kilocalorías
b. 1 gr de proteínas = 6 kilocalorías
c. 1 gr de grasas = 10 kilocalorías
d. 1 gr de alcohol etílico = 8 kilocalorías

**418. Entre los efectos de la aplicación del frío local:**

a. Aumenta el flujo sanguíneo
b. Aumenta la actividad metabólica
c. El tejido sobrevive a la hipoxia durante más tiempo
d. Todas son correctas

**419. Tras una sesión de diálisis eliminaremos los filtros utilizados como Residuos sanitarios de clase:**

a. No peligrosos clase II A
b. No peligrosos clase II B
c. Peligrosos clase III
d. Peligrosos clase IV

**420. En las unidades de convivencia los cuidadores de atención directa tienen asignadas las siguientes competencias:**

a. Las correspondientes a los cuidados básicos de las personas atendidas
b. Relacionadas con la promoción de la autonomía personal
c. Relacionadas con la calidad de vida de esos residentes
d. Todas son competencias de los cuidadores en atención directa

**421. Parámetro NO representado en la escala de Norton para valorar el riesgo de úlcera por presión:**

a. Edad
b. Estado general
c. Incontinencia
d. Movilidad

**422. Alcohol ideal para desinfectar:**

a. 30°    b. 60°    c. 120°    d. 70°

**423. Posición en la cama para administrar alimentación por sonda nasogástrica:**

a. Decúbito supino
b. Trendelenburg
c. Decúbito lateral derecho
d. Fowler

**424. Se considera pérdida insensible:**

a. Diaforesis
b. Diuresis
c. Halitosis
d. Ninguna es correcta

**425. Capas de la piel, de fuera adentro:**

a. Epidermis, dermis, hipodermis
b. Dermis, epidermis, hipodermis
c. Hipodermis, dermis, epidermis
d. Epidermis, hipodermis, dermis

**426. Sobre la oxigenoterapia**

a. Solamente se puede utilizar en pacientes muy graves
b. El objetivo es satisfacer las necesidades de oxígeno a los tejidos
c. En el humidificador emplearemos cualquier tipo de agua
d. No debe administrarse más de una hora seguida

**427. Son residuos citostáticos:**

a. Los restos de medicamentos anticancerosos no aptos para su uso terapéutico
b. El material sanitario de un solo uso que haya estado en contacto con el fármaco
c. El material de protección del manipulador
d. Todas son correctas

**428. Es prestación de Atención Primaria:**

a. La cirugía menor
b. La cirugía mayor
c. La cirugía plástica
d. La telemedicina

**429. Los cuidados del paciente terminal persiguen:**

a. Su máximo bienestar
b. Evitar sufrimiento
c. Aplicar medidas de alivio
d. Todas son correctas

**430. El baño al paciente encamado lo último que se lava:**

a. Extremidades inferiores
b. Espalda y nalgas
c. Genitales externos
d. Cara, cuello y orejas

**431. Según su composición, las vacunas pueden ser:**

a. Monovalentes
b. Polivalentes
c. Combinadas
d. De los tres tipos

**432. Los eslabones de la cadena de infección son: "Fuente...**

a. periodo de incubación y persona sana
b. periodo de incubación y persona contagiada
c. mecanismo de trasmisión y persona sana o susceptible
d. mecanismo de trasmisión y persona contagiada

**433. Para tomar una muestra por punción suprapúbica es necesario:**

a. Aplicar un trozo de cinta adhesiva
b. Colocar en decúbito prono lavarse las manos y ponerse los guantes
c. Practicarla por la mañana antes de levantarse
d. Enviarla al laboratorio en la misma jeringa de extracción lo más rápido posible

**434. NO es un signo de agonía:**

a. Palidez y sudoración pegajosa
b. Respiración lenta con estertores agónicos
c. Pérdida de sensibilidad
d. La respiración De Biot

**435. Entre los controles de esterilización, el registro de gráficas pertenece al grupo de controles:**

a. Químicos
b. Biológicos
c. Físicos
d. Ninguna es correcta

**436. La metabolización de los fármacos ocurre en:**

a. El estómago
b. Los riñones
c. El hígado
d. Los fármacos no se metabolizan

**437. Según la definición de la OMS y de la Sociedad española de cuidados paliativos, una enfermedad en fase terminal conlleva a la muerte en menos de cuántos meses:**

a. 6    b. 12    c. 8    d. 18

**438. Sobre la uretra:**

a. En la mujer mide aproximadamente 6 cm
b. En el hombre mide aprox. 15 cm
c. Comunica la vejiga con el exterior
d. La del hombre presenta un trayecto en forma de V al salir de la vejiga

**439. Posición de un lactante para la aplicación de un supositorio rectal:**

a. Decúbito prono
b. Posición de Sims
c. Posición lateral izquierdo
d. Ninguna es correcta

**440. La respiración de Cheyne-Stokes:**

a. Suele asociarse con insuficiencia cardiaca, aumento de la presión intracraneal o lesión cerebral
b. Consiste en una respiración rítmica ordinaria interrumpida por largas pausas de apnea
c. También se conoce como eupnea
d. Ninguna de las tres

**441. Según la ley 41/2002 básica reguladora de la autonomía del paciente: Se debe prestar un consentimiento informado por escrito ante...**

a. Intervención quirúrgica
b. Pruebas diagnósticas y terapias invasivas
c. Procesos de riesgo
d. Todas las anteriores

**442. Qué puntos de presión de mayor riesgo de erosión de piel mantiene un paciente que se encuentra en la posición de Fowler:**

a. Parte posterior de la cabeza, escápula y sacro
b. Trocánter mayor, cadera y maléolo
c. Sacro, tuberosidad isquiática y talones
d. Apófisis acromial, rodilla y dedos de los pies

**443. Las técnicas de aplicación de calor se dividen en superficiales y profundas. Cuál de estas corresponde a termoterapia profunda:**

a. Envolturas secas
b. Onda corta
c. Aplicación de 20-25° C de temperatura y 5% humedad
d. Aire seco

**444. Para humidificar la boca de un anciano en estado terminal se usa:**

a. Hielo de zumo de fruta
b. Manzanilla con limón
c. Salivas artificiales a base de metilcelulosa
d. Las tres

**445. El principal vehículo de contaminación exógena de la infección hospitalaria es:**

a. La bata
b. Los guantes
c. Las gotas de Pflügge
d. Las manos

**446. Respetar la libertad y la capacidad de decisión del anciano, como agente moral, es el principio de:**

a. Beneficencia
b. No maleficencia
c. Autonomía
d. Justicia

**447. Para fortalecer los músculos del suelo pélvico se recomienda hacer ejercicios varias veces al día antes, durante y después del embarazo. Son muy útiles los ejercicios de:**

a. Klapp
b. Kussmaul
c. Kegel
d. Ninguna de las tres

**448. Con respecto a las modificaciones ligadas al proceso de envejecimiento, hay una disminución de la estatura de hasta:**

a. Hasta 5 cm
b. De 10-15 cm
c. De 20-25 cm
d. De 25 a 30 cm

**449. Con uno de estos síntomas NO está indicada la oxigenoterapia:**

a. Ortopnea
b. Cianosis
c. Eupnea
d. Disnea

**450. Qué material se suele esterilizar mediante óxido de etileno:**

a. Instrumental metálico
b. Ropa quirúrgica
c. Equipos electrónicos y plásticos termosensibles
d. Material de vidrio

**451. RCP básica en adultos. Secuencia compresión/ventilación recomendada para un solo reanimador:**

a. 15/2
b. 15/1
c. 30/2
d. 10/2

**452. El color del símbolo en los materiales radioactivos indica su:**

a. Grado de peligrosidad
b. Grado de precaución y nivel de vigilancia
c. Grado de atención
d. Ninguna es correcta

**453. El centro respiratorio está en el:**

a. Cerebro
b. Cerebelo
c. Tronco del encéfalo
d. Mediastino

**454. Definió el autocuidado como 'conjunto de acciones intencionadas que realiza la persona para controlar los factores internos o externos, que pueden comprometer su vida y desarrollo posterior':**

a. Virginia Henderson
b. Hildegard Peplau
c. Dorothea Orem
d. Ernestine Wiedenbach

**455. Cuántos años han de transcurrir para poder destruir algunos documentos de la historia Clínica:**

a. 10    b. 5    c. 15    d. 3

**456. Clasificación de Spaulding: El material que entra en contacto con mucosas y piel no intacta es:**

a. Producto sanitario semicrítico
b. Producto sanitario crítico
c. Producto sanitario no crítico
d. Producto biológico

**457. Qué es la enuresis:**

a. Deseo de orinar tras haber miccionado
b. Micciones nocturnas frecuentes
c. Micción involuntaria durante el sueño
d. Imposibilidad de orinar

**458. En el desarrollo de las ulceras por presión NO interviene:**

a. Los cambios posturales
b. La pérdida de función sensitiva y motora
c. El sobrepeso o la delgadez
d. El aumento del colesterol y el ácido úrico

**459. Cuál de las siguientes lesiones epiteliales NO implica cambios en el relieve sino sólo en la coloración:**

a. Vesícula          b. Roncha
c. Mácula           d. Nódulo

**460. Tras el contacto con los pacientes o con un entorno contaminado, los microorganismos pueden sobrevivir en las manos durante:**

a. menos de 1 min.
b. de 2 a 60 min.
c. de 60 a 90 min.
d. de 60 a 120 min.

**461. En una de las siguientes enfermedades infecciosas es necesario realizar aislamiento 'entérico':**

a. Sepsis puerperal      b. Parotiditis
c. Tosferina             d. Fiebre tifoidea

**462. NO es un factor psicosocial que puede ocasionar malnutrición en los ancianos:**

a. Desorientación
b. Depresión
c. Soledad
d. Ingesta excesiva de alcohol

**463. En los cuidados posoperatorios se diferencian dos etapas. A cuál nos referimos cuando el paciente llega a su habitación:**

a. Posoperatorio mediato o continuado
b. Posoperatorio Inmediato
c. A ambas
d. A ninguna de las dos

**464. NO es un elemento de barrera dentro de la rama sanitaria:**

a. El uniforme reglamentario
b. Los guantes
c. Mascarilla y protección facial
d. Bata

**465. NO es signo clínico de la agonía:**

a. Pulso débil           b. Midriasis arreactiva
c. Hipotensión          d. Disnea respiratoria

**466. Dispositivo para administrar concentraciones altas de oxígeno en una persona adulta con problemas respiratorios:**

a. Mascarilla
b. Gafas nasales
c. Sonda nasal
d. Tienda hiperbólica de O2

**467. La sangre del hígado retorna a la circulación general a través de:**

a. Vena porta
b. Arterias hepáticas
c. Venas hepáticas
d. Vena safena

**468. Fowler está indicada para:**

a. Posición de encamado, cambio postural, exploración del tórax y en postoperatorios
b. Pacientes cardíacos y respiratorios, cambios posturales, para comer y beber y para exploración del tórax
c. Posición de encamado, cambio postural, administración de enemas y fisioterapia respiratoria
d. Pacientes inconscientes, administración de medicamentos vía rectal y cambio posturales

**469. Para evitar la broncoaspiración:**

a. Inspeccionaremos la boca del paciente para comprobar que no haya restos de alimentos
b. Mantendremos al residente incorporado durante la ingesta y en horizontal después
c. Mantendremos al paciente en Fowler entre 30 y 60 min tras la ingesta
d. Son correctas A y C

**470. Una de las normas fundamentales de la mecánica corporal es:**

a. Levantar un objeto supone menos esfuerzo que deslizar o empujar
b. Aumentar la estabilidad corporal, ampliando la base de la sustentación y descender el centro de gravedad
c. Al levantar un objeto pesado del suelo hay que doblar la cintura
d. No contraer los músculos abdominales y glúteos

**471. Posiciones para poner la cuña a un paciente que NO colabora:**

a. Decúbito lateral o decúbito prono
b. Decúbito supino o Sims
c. Decúbito supino o Fowler
d. Decúbito supino o decúbito lateral

**472. Las dietas por modificaciones de los lípidos se clasifican en:**

a. Dietas para enfermos diabéticos y para enfermos con anomalías del metabolismo
b. Dieta rica en fibra y dieta pobre en fibra
c. Hipoenergética y Hiperenergética
d. Pobre en grasa y depresora del colesterol

**473. Qué temperatura normal sería la tomada en boca, axila y recto:**

a. 36,5º- 37º- 36º
b. 37º-36,5º-37,5º
c. 37º-37,5º-36,5º
d. 38º-37,5º-36,5º

**474. Un producto es bacteriostático si:**

a. Mata a los microorganismos

b. Aumenta las defensas del organismo

c. Impide que se desarrollen microorganismos

d. Destruye las bacterias coagulando su membrana

**475. NO corresponde al TCAE:**

a. Proporcionar y mantener el bienestar del paciente

b. Participar en proyectos de investigación del equipo

c. Administrar de medicamentos por vía parenteral

d. Participar en programas de educación sanitaria

**476. La higiene genital en la mujer se debe realizar:**

a. De arriba abajo y de dentro hacia fuera

b. De abajo arriba y de dentro hacia fuera

c. De arriba abajo y de fuera hacia dentro

d. Indistintamente

**477. Sobre la inmadurez del hígado. Todos los Recién Nacidos presentan un déficit de los factores de coagulación dependientes de la vitamina:**

a. A       b. D       c. E       d. K

**478. Un desinfectante que elimine la mayoría de bacterias y virus y también algunos hongos, pero no consiga destruir las esporas, es:**

a. de bajo nivel

b. de alto nivel

c. de alto espectro

d. de nivel intermedio

**479. A través del conducto de Wharton desagua la glándula:**

a. Parótida                     b. Submaxilar

c. Pancreática exocrina         d. Bartolino

**480. La circulación pulmonar termina a través de las venas pulmonares en:**

a. La aurícula izquierda

b. El pulmón derecho

c. El pulmón izquierdo

d. La aurícula derecha

**481. Caracteriza el período prodrómico de una enfermedad transmisible:**

a. La aparición de síntomas y signos que definen la enfermedad

b. Paciente asintomático, pero acompañado de alteraciones en los datos analíticos

c. La aparición de signos inespecíficos de carácter general

d. La aparición de gran número de personas infectadas

**482. Técnica para determinar las características físico-químicas de la orina en pacientes que colaboran:**

a. Recogida simple de orina

b. Recogida de la orina de 24 horas

c. Recogida de orina por sondaje vesical

d. Recogida de orina para urocultivo

**483. Humanizar la atención sanitaria consiste en:**

a. Reducir e identificar a la persona enferma exclusivamente con su enfermedad

b. Considerar a la persona con sus preferencias, sus expectativas, su historia a la que debemos restituir su dimensión personal y relacional

c. En la atención sanitaria importa lo que se hace

d. En la atención sanitaria, importa lo que se hace y no la forma en que se hace

**484. Tras cepillar con dentífrico la prótesis dental de una persona no colaboradora, se enjuagará con agua:**

a. Estéril

b. Caliente

c. Tibia o fría

d. Bicarbonatada

**485. Sobre la sujeción e inmovilización mecánica del anciano es FALSO:**

a. Consiste en el empleo de sistemas de inmovilización mecánicos para el tórax, las muñecas, los tobillos, etc. .

b. Debe estar siempre prescrita por un facultativo médico

c. Se aplicará con total discrecionalidad y las mínimas garantías de seguridad

d. Su puesta en marcha va a ocasionar una limitación parcial y/o total de la movilidad del individuo

**486. Mecanismo por el que el organismo pierde calor:**

a. Evaporación del sudor

b. Disminución de la circulación sanguínea bajo la piel

c. Aumento de la frecuencia cardíaca

d. Son correctas A y C

**487. Lesión que provoca la pérdida de la continuidad de la piel provocada por el golpe de un objeto romo:**

a. Contusa                b. Punzante

c. Incisa                 d. Macerante

**488. El cuidado del ombligo se hará:**

a. 2 veces al día

b. Cada 48 h

c. Diariamente después del baño y cada vez que se moje o cambie el pañal

d. Cada 24 h

**489. El paciente NO tiene derecho a:**

a. Ser atendido con el máximo respeto

b. Recibir la información que precise sobre su estado de salud

c. Cuidar las instalaciones y colaborar en el cumplimiento de las normas sanitarias

d. Renunciar al diagnóstico tratamiento o procedimiento siempre que no afecte a la salud pública

**490. Enema utilizado para poder realizar un estudio radiológico completo del intestino:**

a. Cassen                 b. Opaco

c. De retención          d. Medicamentoso

**491. Movilización pasiva es la que:**

a. Es realizada por el paciente

b. Es una movilización activa contra resistencia externa

c. Realiza el paciente contra su voluntad

d. Son las realizadas por el personal sanitario sobre el paciente

**492. Ayudamos a la enfermera en el sondaje vesical. De las siguientes acciones. Qué NO debemos realizar antes de empezar con el sondaje:**

a. Proporcionar intimidad al paciente

b. Lavado de manos

c. Realizar la higiene genital

d. Colocarse guantes estériles

**493. La tranquilidad, la luz y el calor son elementos del modelo de:**

a. Virginia Henderson

b. Florence Nightingale

c. Sor Callista Roy

d. Dorothea Orem

**494. Qué escala de valoración geriátrica corresponde a una valoración físico-funcional:**

a. Set-test de Isaacs

b. OARS

c. Escala de Tinetti

d. Escala de Goldberg

**495. El antiséptico de elección para el lavado quirúrgico de manos a nivel hospitalario es:**

a. El alcohol

b. El jabón líquido neutro

c. Los compuestos clorados

d. El jabón con povidona yodada

**496. Testigos necesarios para otorgar el documento de voluntades anticipadas:**

a. 0       b. 3       c. 5       d. 2

**497. Qué aplicaciones terapéuticas relajan las paredes de los bronquios y mejoran la función respiratoria:**

a. Antitusígeno           b. Broncodilatadores

c. Expectorantes          d. Mucolíticos

**498. En la higiene bucal del paciente en qué situación NO se recomienda la limpieza:**

a. Paciente consciente

b. Paciente con dentadura postiza

c. Paciente entubado

d. En tos tres casos se recomienda

**499. Dieta para pacientes con hipertensión arterial:**

a. hiposódica             b. blanda

c. absoluta               d. hídrica

**500. Son escalas de valoración funcional del anciano, EXCEPTO una:**

a. Mini Examen Cognoscitivo (MEC)

b. Escala de Barthel

c. Índice de Katz

d. Escala de Lawton

# 500

| | | | |
|---|---|---|---|
| 501 **D** | 526 **A** | 551 **B** | 576 **B** |
| 502 **D** | 527 **B** | 552 **C** | 577 **C** |
| 503 **A** | 528 **C** | 553 **B** | 578 **C** |
| 504 **B** | 529 **D** | 554 **A** | 579 **C** |
| 505 **C** | 530 **C** | 555 **D** | 580 **C** |
| 506 **A** | 531 **D** | 556 **C** | 581 **D** |
| 507 **A** | 532 **C** | 557 **A** | 582 **B** |
| 508 **A** | 533 **C** | 558 **A** | 583 **D** |
| 509 **C** | 534 **B** | 559 **B** | 584 **A** |
| 510 **D** | 535 **C** | 560 **C** | 585 **B** |
| 511 **B** | 536 **C** | 561 **A** | 586 **B** |
| 512 **D** | 537 **D** | 562 **C** | 587 **C** |
| 513 **A** | 538 **C** | 563 **C** | 588 **A** |
| 514 **C** | 539 **D** | 564 **A** | 589 **C** |
| 515 **B** | 540 **D** | 565 **C** | 590 **B** |
| 516 **D** | 541 **D** | 566 **A** | 591 **D** |
| 517 **D** | 542 **D** | 567 **C** | 592 **B** |
| 518 **B** | 543 **B** | 568 **C** | 593 **D** |
| 519 **D** | 544 **D** | 569 **B** | 594 **C** |
| 520 **C** | 545 **A** | 570 **B** | 595 **B** |
| 521 **C** | 546 **B** | 571 **C** | 596 **C** |
| 522 **B** | 547 **D** | 572 **D** | 597 **A** |
| 523 **D** | 548 **C** | 573 **A** | 598 **C** |
| 524 **B** | 549 **A** | 574 **C** | 599 **A** |
| 525 **C** | 550 **A** | 575 **D** | 600 **D** |

FALLOS:

**501. Vías de alimentación parenteral:**

a. Vía central a través de una vía periférica
b. Vía central directa
c. Vía periférica
d. Todas son correctas

**502. Etapa en la que se da un aumento de las limitaciones de todo tipo:**

a. Tercera edad
b. Tercera y cuarta etapas
c. Cuarta edad y última senectud
d. Última senectud

**503. Ante el paciente en fase terminal los principios de la bioética son:**

a. No maleficencia, beneficencia y autonomía
b. Beneficencia y autonomía
c. No maleficencia, beneficencia
d. No maleficencia y autonomía

**504. Sobre el maltrato a personas mayores, NO corresponde al perfil del cuidador responsable del maltrato:**

a. Mantiene pobres contactos sociales
b. Acepta las ayudas médicas y sociales que se le ofrecen
c. En las entrevistas suele ser hostil, irritable y suspicaz
d. Depende del anciano económicamente y la vivienda suele ser de la víctima

**505. El enema carminativo o 'lavativa de Harris':**

a. Es una solución de bario
b. Administra nutrientes por vía rectal
c. Favorece la expulsión de gases y alivia la distensión abdominal
d. Está compuesto por aceite de parafina

**506. NO es lesión primaria líquida de la piel:**

a. Pápula
b. Vesícula
c. Ampolla
d. Pústula

**507. Qué factores fisiológicos modifican la acción de los fármacos:**

a. Edad, peso, sexo y temperatura
b. Raza, edad y peso
c. Altura, peso y edad
d. Peso y edad

**508. Rango de aporte de oxígeno de la mascarilla Ventimask:**

a. 24-50 %
b. 21-35 %
c. 21-80 %
d. 30-70 %

**509. Proceso que sufre un medicamento tras entrar en el organismo:**

a. Liberación y metabolización
b. No sufre ninguna transformación
c. Liberación, absorción, distribución, metabolización y excreción o eliminación
d. Ninguna de las tres

**510. Posición para el lavado de pelo en un paciente encamado:**

a. Genupectoral o mahometana
b. Posición de Sims
c. Posición de Fowler
d. Posición de Roser o Proetz

**511. Para disminuir la presión en pacientes encamados los cambios posturales suelen realizarse cada:**

a. Media hora
b. 2 a 3 horas
c. 6 horas
d. 8 horas

**512. La crioterapia está indicada en:**

a. Todos los estados postraumáticos, por su efecto de moderación del metabolismo que se opone a la aparición de hipoxia
b. En neurología, porque contribuye a la disminución de la espasticidad y de la hipertonía muscular, permitiendo una relajación
c. En la pérdida del cabello en los tratamientos con quimioterapia
d. Todas las anteriores

**513. Longitud habitual de una cama hospitalaria:**

a. 190-200 cm y 90-105 de ancho
b. 190-200 cm y 105-120 de ancho
c. 210-220 cm y 90-105 de ancho
d. 210-220 cm y 105-120 de ancho

**514. Nutrientes que actúan como sustancias reguladoras o coenzimas en procesos metabólicos:**

a. Lípidos
b. Prótidos
c. Vitaminas
d. Hidratos de carbono

**515. La función sensitiva de la piel:**

a. Protege al organismo de traumatismos
b. Comunica al individuo con el exterior
c. Regula la temperatura del cuerpo
d. Elimina sustancias de desecho

**516. Sobre las dietas terapéuticas:**

a. La hiposódica está indicada en pacientes diabéticos
b. La líquida incluye alimentos como purés, cremas y papillas
c. La reducción de alimentos del grupo de carnes, pescados y huevos está indicado en la dieta hiperprotéica
d. Las frutas, verduras y hortalizas están incluidos en la dieta laxante

**517. Según la clasificación de Spaulding, los instrumentos hospitalarios de atención directa a pacientes se clasifican en:**

a. De alto, de medio, y de bajo riesgo
b. Fungibles o reutilizables
c. Todas las respuestas son falsas
d. Críticos, semicríticos y no críticos

**518. A Miguel, alcohólico, se le presentan alteraciones físicas y psíquicas al dejar de beber. Qué sufre:**

a. Delirium tremens
b. Síndrome de abstinencia
c. Dependencia de alcohol
d. Un abuso de alcohol

**519. 'Eficiencia' es la...**

a. Cantidad de mejoría del estado de salud de una población con una práctica determinada
b. Relación entre las necesidades de una población y la atención recibida
c. Satisfacción del paciente ante una situación
d. Consecución de un nivel de calidad determinado al menor coste posible

**520. Terapias basadas en que las alteraciones emocionales están en conexión con las formas de pensamiento y atribuciones erróneas o irracionales:**

a. Sistémicas
b. Conductistas
c. Cognitivas
d. psicodinámicas

**521. Tiene somier metálico formado por 2 ó 3 segmentos móviles y adaptables. Es una cama:**

a. Metálica de somier rígido
b. Traumatológica
c. Articulada
d. Electrocircular

**522. Vitamina afectada si aparece raquitismo en los niños y osteomalacia en los adultos:**

a. B6 o tiamina
b. D o calciferol
c. E o tocoferol
d. Ninguna de las tres

**523. A diferencia de la articulada, la cama libro...**

a. Presenta un marco denominado Balkan
b. Presenta un dispositivo para el volteo
c. Utiliza un flujo continuo de aire
d. Permite la angulación lateral

**524. NO se incluyen dentro de las técnicas de soporte vital básico**

a. Restablecer la circulación
b. Inmovilizar a la victiman
c. Restablecer la respiración
d. Aplicar técnicas de RCP

**525. Nos ordenan administrar un fármaco vía rectal. Colocaremos al paciente en decúbito:**

a. supino
b. prono
c. lateral izquierdo
d. lateral derecho

**526. En síncopes y lipotimias, en el drenaje de secreciones bronquiales y en cirugías del suelo pélvico son indicaciones de la posición de:**

a. Trendelenburg
b. Antitrendelenburg
c. Litotomía
d. Roser

**527. Para evitar riesgo de inflamación del óxido de etileno, diluirlo con:**

a. Cloroformo
b. Dióxido de carbono
c. Cloruro potásico
d. Nitrato de plata

**528. NO cntran en la categoría de 'Biorrcsiduo' los residuos...**

a. ...alimenticios y de cocina procedentes de hogares
b. ...alimenticios y de cocina, procedentes de servicios de restauración colectiva y establecimientos de venta al por menor
c. ...provenientes de aceites minerales o sintéticos industriales o de lubricación, que hayan dejado de ser aptos para su empleo originalmente previsto
d. ...biodegradables de jardines y parques

**529. El equipo de una residencia de ancianos ha elaborado carteles en los que han participado familias y residentes, como collages de fotos. El equipo pretende:**

a. Recordar a quien le atiende quienes son esas personas y evitar su invisibilidad
b. Respetar la privacidad de los usuarios
c. Respetar la autonomía de cada residente
d. Las tres son correctas

**530. El diente están compuesto por 4 tipos de tejidos. El más blando es:**

a. El esmalte
b. El cemento
c. La pulpa
d. La dentina

**531. Es responsable de preparar todo lo necesario para una exploración:**

a. Enfermero/a
b. Celador/a
c. Médico/a
d. Auxiliar de enfermería

**532. Método de administración de la nutrición parenteral:**

a. Boca
b. Jeringa
c. Bomba de perfusión volumétrica
d. Sistema de goteo

**533. Dónde situarías el punto de presión en la maniobra de Heimlich:**

a. En la laringe
b. En el medio de los omóplatos
c. Entre el ombligo y el apéndice xifoides
d. Sobre el esternón

**534. Estado de contracción del corazón:**

a. Infarto de miocardio
b. Sístole
c. Diástole
d. Pericarditis

**535. Sustancia responsable de la acción terapéutica en el fármaco:**

a. Coadyuvante
b. Excipiente
c. Principio activo
d. Agente principal

**536. Higiene bucal en pacientes inconscientes. Qué NO haremos:**

a. Valorar la posibilidad de aspirar secreciones faríngeas antes de realizar el procedimiento
b. Enrollar una gasa alrededor de una torunda
c. Aclarar la boca con agua y antiséptico (jeringa de 20 cc) y aspirar
d. Secar los labios

**537. El termómetro timpánico está contraindicado:**

a. En presencia de otitis
b. En presencia de cerumen
c. Cuando existen tubos de timpanostomía
d. Ninguna es correcta

**538. Jocó, dc 83 años, ingresa en Medicina Interna procedente de Cuidados Intensivos, donde estuvo veinte días. Para movilizarlo, el TCAE:**

a. No tendrá en cuenta su nivel de consciencia
b. No intentará que el/la paciente colabore
c. Empleará los músculos de los muslos y de las piernas, evitando los de la espalda
d. Lo hará siempre con dos celadores/as o con dos TCAE

**539. Un mecanismo indirecto para transmitir una enfermedad es:**

a. Fómites
b. Alimentos y agua
c. Artrópodos y suelo
d. Los tres

**540. En el proceso de Atención en Enfermería la 'ejecución' o actuación misma sigue inmediatamente a:**

a. La evaluación
b. La recogida de datos
c. La identificación de las necesidades del paciente
d. Ninguna de las tres

**541. En la fase crítica de la congelación la temperatura corporal se encuentra por debajo de:**

a. 35°
b. 33°
c. 30°
d. 21°

**542. Es un objetivo de los cuidados paliativos:**

a. El tratamiento del dolor
b. El cuidado físico
c. La curación de la enfermedad
d. Son correctas A y B

**543. Característica que NO forma parte de una unidad de convivencia:**

a. Son espacios en los que viven un grupo de personas mayores en situación de dependencia, formando una comunidad
b. El personal encargado de su atención no forma parte de la comunidad
c. Se utilizan instrumentos, como la historia de vida, para la atención personalizada
d. Se asegura que la participación del residente en su atención sea efectiva

**544. La Auxiliar tiene que realizar el aseo de un paciente encamado:**

a. Se realizará preferiblemente entre dos personas
b. Se aprovechará el momento del aseo para masajear la piel y favorecer la circulación
c. Se aplicarán cremas hidratantes en aquella zonas donde haya descarnación
d. Todas son correctas

**545. NO afecta a la frecuencia respiratoria de una persona adulta:**

a. La alimentación
b. La edad
c. El ejercicio físico
d. La altitud geográfica

**546. Cuando una víctima ha sufrido una aparente pérdida de conocimiento y responde a los estímulos:**

a. Ventilar 10 veces y pedir ayuda
b. Poner en posición de seguridad y pedir ayuda
c. Abrir vía aérea
d. Comprobar si respira

**547. Las vitaminas se clasifican en:**

a. Liposolubles
b. Hidrosolubles
c. Grasas
d. Son correctas A y B

**548. Frecuencia de presentación de un suceso demográfico en una población concreta y en un determinado periodo de tiempo:**

a. Proporción    b. Razón
c. Tasa          d. Cohorte

**549. Cuando un fármaco produce el efecto primario pretendido se da el:**

a. Efecto terapéutico
b. Efecto secundario
c. Efecto impredecible
d. Efecto lateral

**550. En un lactante de 3 meses con quemaduras qué superficie de las siguientes supone un mayor porcentaje de quemadura:**

a. La cabeza
b. El tronco anterior
c. Una extremidad superior
d. Una extremidad inferior

**551. Es intervención paliativa de la enfermedad:**

a. Extirpar un tumor que se expande a tejidos adyacentes
b. Proporcionar un medicamento para evitar el dolor ocasionado por la enfermedad
c. Reconstruir un pecho para mejorar estética
d. Realizar el recambio de una válvula cardiaca

**552. Equipo que regula el flujo en litros por minuto de Oxígeno:**

a. Humidificador
b. Manómetro
c. Caudalímetro
d. Sistema de aporte de Oxígeno

**553. Mecanismos que se emplean para conseguir una relación terapéutica entre el personal sanitario y los pacientes:**

a. Sobregeneralización
b. Identificación y Neutralidad
c. Persuasión directa
d. Monopolizar la intervención

**554. Con respecto a la movilización del paciente una conjunción es:**

a. Una forma de trasladar al paciente, que se describe con la posición del camillero y garantiza la comodidad y seguridad del paciente
b. Movilización interna con resistencia
c. Una forma de mantener la intimidad del paciente
d. Una forma de trasladar al paciente a pie

**555. Ante una hemorragia nasal:**

a. Aplicar un medicamento hemostásico a la víctima en las fosas nasales
b. Inclinar la cabeza de la víctima hacia delante y dejarle que vaya sangrando hasta que pare la hemorragia
c. Echar la cabeza de la víctima hacia atrás colocando algodones en las fosas nasales
d. Sentar a la víctima con la cabeza dirigida hacia delante y comprimir las fosas nasales con los dedos

**556. Sobre la higiene del paciente adulto encamado, es FALSO:**

a. Aporta bienestar y confort al paciente a la vez que fomenta la comunicación con él
b. Previene las úlceras por presión al dejarlo bien seco e hidratado a la vez que le hacemos cambios posturales
c. Es importante sólo de cara a los familiares
d. Estimula la circulación sanguínea

**557. Separación permanente de las superficies óseas de una articulación que cursa con: deformidad aparente, dolor agudo, inflamación e inmovilidad de la articulación:**

a. Luxación      b. Esguince
c. Fractura      d. Contusión

**558. Según Elisabeth Kübler-Ross cuál es la tercera fase del duelo:**

a. Fase de negociación o pacto
b. Fase de ira o enfado
c. Fase de negación
d. Fase de aceptación y paz

**559. El placebo es un preparado farmacéutico que se emplea para:**

a. El dolor
b. Complacer al paciente
c. Bajar la temperatura
d. Subir el ánimo

**560. La carencia de la vitamina K provoca:**

a. Irritabilidad   b. Convulsiones
c. Hemorragias     d. Dermatitis

**561. Obtener una puntuación de 60 con el índice de Barthel es:**

a. Dependencia leve
b. Dependencia severa
c. Autonomía
d. Dependencia total

**562. La diferencia que existe entre el uso de las balas de oxígeno y las tomas de la pared en la administración de Oxigenoterapia es el uso de:**

a. Humidificador
b. Caudalímetro
c. Manorreductor
d. Ninguna, se usan todos

**563. Ante un enfermo en situación terminal, 'Tratamientos fútiles' son los que:**

a. Son imprescindibles para él
b. Tienen la posibilidad de curarle
c. No le ofrecen ningún beneficio
d. Son experimentales y deben autorizarse mediante consentimiento informado por parte del enfermo y/o familia

**564. En la hoja de interconsulta:**

a. Se solicita la opinión de otro especialista
b. Se solicitan las pruebas de radiodiagnóstico necesarias
c. Se solicita la opinión del médico de Atención Primaria
d. Se solicita el consentimiento del paciente

**565. Alguien que padece Parkinson y ya muestra marcha parkinsoniana:**

a. Eleva los pies, dobla excesivamente la rodilla
b. Disminuye progresivamente la velocidad de la marcha desde su inicio
c. Disminuye la longitud del paso
d. Retrasa el centro de gravedad respecto del cuerpo en vertical

**566. Cuál de estas patologías osteoarticulares que pueden aparecer en el anciano corresponde a una degeneración de la articulación:**

a. Artrosis            b. Osteoporosis
c. Artritis Reumatoide d. Gota

**567. Qué sonda NO es nasogástrica:**

a. Levin         b. Salem
c. Miller-Abbott d. Sengstaken-Blakemore

**568. En la reanimación cardiopulmonar (RCP) básica en un lactante de 10 meses, comenzaremos con...**

a. 2 ventilaciones y 30 compresiones
b. 30 compresiones y 2 ventilaciones
c. 5 ventilaciones y 30 compresiones
d. 30 compresiones y 5 ventilaciones

**569. 'Hematuria' es:**

a. Infección bacteriana e inflamación de la pelvis renal
b. Presencia de hematíes en orina
c. Dolor al orinar
d. Inflamación de la vejiga

**570. Síntoma que NO aparece en la clínica tradicional del shock:**

a. Hipotensión   b. Poliuria
c. Taquicardia   d. Taquipnea

**571. NO hablamos de 'movilización del enfermo' cuando:**

a. Realizamos movimientos programados
b. Lo sentamos en el borde de la cama
c. Le pasamos de la cama a la silla de ruedas y de la cama a la camilla o viceversa
d. Le movemos hacia el cabecero de la cama

**572. Una puntuación en la escala de Norton de 28 indicaría:**

a. No riesgo
b. Riesgo Alto
c. Riesgo Bajo
d. Esa puntuación nunca se producirá al aplicar la escala de Norton

**573. Higiene diaria del ojo sano en una persona dependiente:**

a. Se deberá limpiar del ángulo interno hacia el ángulo externo del ojo
b. Se deberá limpiar con una gasa jabonosa para cada ojo para evitar infecciones cruzadas en personas con proceso infeccioso
c. Se deberá limpiar del ángulo externo hacia el ángulo interno del ojo
d. Se podrá limpiar con la misma gasa jabonosa ambos ojos cuando la persona no tenga procesos ni infecciosos ni inflamatorios visibles

## 574. Es parada cardiaca 'presenciada':

a. Cese de la actividad cardiaca
b. Ausencia de pulso
c. Cuando la Parada Cardíaca es vista, oída, o se produce en una persona monitorizada
d. Ausencia de respiración

## 575. La toxoplasmosis es una enfermedad producida por:

a. Los helmintos
b. Un virus
c. Es una micosis
d. Esta producida por un protozoo

## 576. En relación al trabajo en equipo:

a. El trabajo en equipo garantiza la amistad entre todos los componentes del mismo
b. El trabajo en equipo incrementa la participación y el compromiso
c. Todas las tareas que se hacen en el entorno sanitario requieren del trabajo en equipo
d. Grupo de trabajo es lo mismo que trabajo en equipo

## 577. El nitrógeno líquido es un medio de aplicación de crioterapia. A qué medio corresponde:

a. Medio líquido
b. Medio sólido
c. Medio gaseoso
d. Ninguna de las tres

## 578. Los tubos de drenaje y aspiración se insertan en heridas quirúrgicas para:

a. Ser suturados a través de la línea de incisión
b. Limpiar la herida siguiendo los pasos del protocolo establecido para ese fin
c. Permitir la salida del líquido scrosanguinolento en exceso y promover la cicatrización de los tejidos subyacentes

## 579. Posición para administrar un enema de limpieza:

a. Trendelenburg
b. Genupectoral
c. Sims
d. Fowler

## 580. Aumento de dióxido de carbono en sangre:

a. Hipoxemia
b. Hipocapnia
c. Hipercapnia
d. Cianosis

## 581. Una dieta pobre en residuos es también una dieta:

a. Laxante
b. Hipocalórica
c. Sin gluten
d. Astringente

## 582. Alimentación en la mujer gestante. Cada sustancia nutritiva tiene, entre otras, una misión fundamental que desarrollar en el organismo

a. Los hidratos de carbono y grasas tienen una función plástica, ya que se emplean en la formación y reparación de tejidos
b. Las vitaminas y minerales intervienen regulando procesos metabólicos
c. Las proteínas desempeñan una función energética. Son nuestro combustible
d. El agua proporciona las sustancias necesarias para regular la formación de estructuras

## 583. Enrojecimiento de la piel con aumento de la temperatura local:

a. La ampolla
b. La púrpura
c. El nódulo
d. El eritema

## 584. 'Balance energético' es la relación:

a. entre ingreso y gasto de energía
b. entre el peso y la dieta
c. entre los líquidos ingeridos y expulsados
d. Ninguna de las tres

## 585. Está contraindicada la administración de un enema de limpieza...

a. Antes de una exploración radiológica
b. Si hay obstrucción intestinal
c. Si hay impactación fecal
d. Antes y despúes del parto

## 586. Para qué está indicada la maniobra frente mentón en una víctima:

a. Para evitar fracturas cráneo encefálicas
b. Para abrir la vía aérea
c. Para evaluar el estado de consciencia
d. Para mejorar su confortabilidad

## 587. En el lavado de manos por fricción se utiliza:

a. Jabón antiséptico de povidona yodada al 7'5%
b. Jabón líquido de Ph neutro base alcohólica clorhexidina
c. Base alcohólica
d. Clorhexidina

## 588. Según la regla de Wallace qué porcentaje de superficie corporal supone la extremidad inferior izquierda:

a. 18%
b. 9%
c. 36%
d. 1%

## 589. Cuidados de la piel de un recién nacido expuesto a fototerapia por hiperbilirrubinemia. NO debemos:

a. Realizar higiene diaria, extremando las medidas higiénicas
b. Vigilar la posible aparición de erupciones cutáneas
c. Aplicar cremas hidratantes y/o aceites en la piel y los labios
d. Cambiar con frecuencia el pañal

## 590. Aparato para medir la actividad eléctrica del músculo:

a. Electrocardiógrafo
b. Electromiógrafo
c. Electroencefalógrafo
d. No existe

## 591. El 'Signo de Bouchut' slrve para confirmar:

a. Lesión medular
b. Tumor maligno
c. Lesión cerebral
d. Muerte

## 592. El marco territorial de la atención primaria es:

a. El área de salud
b. La zona básica de salud
c. El centro de salud
d. Ninguna de las tres

## 593. 'Disemia':

a. Facilidad en la comunicación no verbal
b. Distancia entre dos personas que están interactuando
c. Facilidad para utilizar un lenguaje adecuado a cada situación
d. Dificultad para interpretar las señales emocionales del paciente

## 594. Antonio, paciente de 48 años ingresado en la planta de digestivo, ingresa en turno de tarde para cirugía al día siguiente. Debemos saber que en la practica clínica, 'asepsia' es:

a. Ausencia de microorganismos acto-infecciosos
b. Utilizar agentes químicos
c. Utilizar de material estéril
d. Utilizar desinfectantes

## 595. De las siguientes sustancias que pueden aparecer en la orina, NO es indicativa de una alteración:

a. Sangre
b. Urea
c. Albúmina
d. Glucosa

## 596. En un registro cardiotocográfico qué variables se evalúan:

a. Frecuencia cardiaca materna y fetal
b. Frecuencia cardiaca fetal y Ph materno
c. Actividad uterina (contracciones) y frecuencia cardiaca fetal
d. Actividad uterina (contracciones) y frecuencia cardiaca materna

## 597. Algunos de los factores extrínsecos que favorecen la aparición de úlceras por presión son:

a. Fricción y humedad
b. Deficiencia nutricional
c. Déficit de oxígeno
d. Pérdida de función sensitiva o motora

## 598. El 'Transporte terciario' se realiza:

a. Desde el lugar donde se produce la necesidad de asistencia hasta el hospital o centro de atención de referencia del paciente
b. Desde un centro sanitario a otro para que lo realicen una prueba diagnóstica o para que permanezca en ese centro
c. Desde un servicio a otro dentro del mismo hospital para que le realicen una prueba o le cambien de unidad
d. Utilizando medios especiales de transporte como un helicóptero

## 599. Higiene genital femenina de una paciente encamada:

a. De arriba hacia abajo y de dentro afuera
b. De abajo hacia arriba y de fuera adentro
c. De arriba hacia abajo y de fuera adentro
d. De abajo hacia arriba y de dentro afuera

## 600. Descubrió el condicionamiento clásico en el aprendizaje:

a. Freud
b. Skinner
c. Maslow
d. Paulov

| | | | |
|---|---|---|---|
| 601 **D** | 626 **B** | 651 **D** | 676 **C** |
| 602 **D** | 627 **D** | 652 **C** | 677 **B** |
| 603 **C** | 628 **D** | 653 **A** | 678 **B** |
| 604 **D** | 629 **A** | 654 **B** | 679 **D** |
| 605 **A** | 630 **D** | 655 **A** | 680 **B** |
| 606 **B** | 631 **D** | 656 **A** | 681 **A** |
| 607 **D** | 632 **B** | 657 **B** | 682 **D** |
| 608 **D** | 633 **C** | 658 **A** | 683 **B** |
| 609 **D** | 634 **C** | 659 **B** | 684 **B** |
| 610 **D** | 635 **C** | 660 **B** | 685 **C** |
| 611 **D** | 636 **B** | 661 **B** | 686 **A** |
| 612 **C** | 637 **D** | 662 **D** | 687 **B** |
| 613 **A** | 638 **B** | 663 **A** | 688 **D** |
| 614 **B** | 639 **C** | 664 **C** | 689 **D** |
| 615 **A** | 640 **C** | 665 **C** | 690 **C** |
| 616 **C** | 641 **B** | 666 **D** | 691 **A** |
| 617 **C** | 642 **C** | 667 **D** | 692 **B** |
| 618 **A** | 643 **B** | 668 **B** | 693 **B** |
| 619 **B** | 644 **B** | 669 **C** | 694 **C** |
| 620 **B** | 645 **A** | 670 **C** | 695 **A** |
| 621 **B** | 646 **C** | 671 **B** | 696 **A** |
| 622 **D** | 647 **C** | 672 **D** | 697 **B** |
| 623 **D** | 648 **B** | 673 **B** | 698 **D** |
| 624 **A** | 649 **D** | 674 **D** | 699 **D** |
| 625 **B** | 650 **D** | 675 **A** | 700 **D** |

FALLOS:

## 601. NO es fundamental en las maniobras de soporte vital básico:

a. Abrir vía respiratoria
b. Restablecer la circulación sanguínea
c. Restablecer la respiración
d. Restablecer la respuesta neurológica

## 602. Modificación del estilo de vida que ha demostrado tener impacto en la reducción de la tensión arterial en el anciano:

a. Tomar alimentos con un contenido reducido de grasa saturada
b. Consumo dieta rica en frutas, y verdura
c. Actividad aeróbica regular como caminar al aire libre (al menos 30 minutos/día, la mayoría de días de la semana)
d. Todas las anteriores

## 603. En el aseo del paciente encamado lo último que debe lavarse es:

a. Piernas y pies
b. Cara y cuello
c. Región genital
d. Espalda y nalgas

## 604. Pablo ha llegado hace unas horas a la sala de reanimación tras una intervención quirúrgica. Se muestra inquieto, con pulso rápido e irregular, pálido, ansioso y además hace repetidos intentos de incorporarse:

a. Son signos normales durante la recuperación de la anestesia
b. Es una intolerancia a alguna medicación
c. Es una hemorragia o shock
d. Es una obstrucción respiratoria

## 605. Plazo máximo de caducidad del material esterilizado y envasado en 'triple barrera':

a. 3 meses
b. 6 meses
c. 10 meses
d. Un año

## 606. NO es una vía corriente de eliminación de un fármaco:

a. Bilis
b. Secreción pancreática
c. Leche materna
d. Aire espirado

## 607. Tiempo mínimo de lavado higiénico de manos

a. 2 minutos
b. 30 segundos
c. 10 segundos
d. 15 segundos

## 608. El carro de parada debe contener:

a. Monitor desfibrilador
b. Laringoscopio
c. Pinzas de Magill
d. Todas son correctas

## 609. Usaremos la sonda de Sengstaken-Blakemore:

a. Al administrar un enema de retención
b. Al administrar alimentación enteral
c. Para eliminación de gases
d. En el sangrado de varices esofágicas o gástricas

## 610. Tiempo de inmersión del material para esterilizar con glutaraldehido:

a. De 7- 9 horas
b. 10 minutos
c. 5 horas
d. 10 horas

## 611. Toma de temperatura en el oído:

a. Se necesita un termómetro timpánico
b. Una temperatura de 37,5 °C es normal
c. Es conveniente tirar un poco de la oreja para enderezar el canal auditivo
d. Todas son correctas

## 612. Qué sonda presenta punta acodada y se recomienda en el sondaje de pacientes con prostatitis:

a. Malecot
b. Pezzer
c. Tiemann
d. Nelaton

## 613. La sonda Silastic:

a. Es una sonda de Foley de larga duración (silicona)
b. Es una sonda acodada
c. Se fija mediante un hilo a la pierna
d. Son correctas A y B

## 614. No es lesión de las uñas:

a. Onicólisis
b. Hipertricosis
c. Onicomicosis
d. Paroniquia o panadizo

## 615. 'Pulso braquial' o también:

a. Humeral
b. Yugular
c. Radial
d. Poplíteo

## 616. La técnica de la doble bolsa se utiliza para:

a. Control de esterilización
b. Desinfectar el material del paciente
c. Retirar objetos o desperdicios de una habitación de aislamiento
d. Todas son correctas

## 617. Mediante el test de Bowie-Dick podemos comprobar:

a. ...que el glutaraldehído se encontraba en concentraciones adecuadas
b. ... Que la Estufa Poupinel ha alcanzado la temperatura de 180 °C
c. ... El grado de penetración de vapor en el interior del paquete
d. ... La concentración de óxido de etileno

## 618. En un niño de seis meses el pulso central se debe tomar:

a. En la arteria braquial
b. En la arteria carótida
c. En la planta de los pies
d. En las muñecas

## 619. «La incidencia de UPPs en pacientes hospitalizados es indicador de accidente asistencial, no de enfermedad»:

a. Falso
b. Verdadero
c. Sólo las úlceras por presión en región sacra
d. Sólo las úlceras por presión en los talones

**620. Paciente con frecuencia respiratoria entre 20-24 por minuto:**

a. Apnea
b. Taquipnea
c. Bradipnea
d. Hipopnea

**621. Es un tipo de cama hospitalaria:**

a. Cama de tracción
b. Cama electrocircular o de Striker
c. Cama plisada
d. Cama elástica

**622. El óxido de etileno:**

a. Es un gas inflamable
b. Puede producir intoxicación aguda (tóxicos)
c. Existen sospechas de que puede ser cancerígeno, teratógeno y provocar abortos
d. Los tres

**623. Posición para administrar enema:**

a. DLD
b. Sims o semiprona
c. Recuperación o lateral de seguridad
d. Son correctas B y C

**624. Se considera un drenaje simple o pasivo al drenaje tipo:**

a. Penrose
b. Redón
c. Pleur - Evac
d. Abramson

**625. Zona del quirófano que admite cualquier indumentaria:**

a. Limpia
b. Intercambio
c. Estéril
d. Ingreso

**626. Anciano de 76 años con pluripatología y problemática social relacionada con su estado de salud:**

a. Persona mayor enferma
b. Anciano geriátrico
c. Anciano frágil
d. Anciano de alto riesgo

**627. Estudio de la evolución de un fármaco en el organismo:**

a. Liberación
b. Biotransformación
c. Farmacodinámica
d. Farmacocinética

**628. NO es una prestación de Atención Primaria:**

a. La atención a la salud bucodental
b. La atención de urgencia
c. La atención a la mujer
d. La atención de cuidados intensivos

**629. Es una vitamina liposoluble:**

a. Vitamina E
h. Ácido Fólico
c. Vitamina B5
d. Ninguna de las tres

**630. Sonda que llega hasta el intestino delgado:**

a. Nasogástrica
b. Rectal
c. De gastrostomía
d. Postpilórica

**631. Tendremos en cuenta en la relación con los familiares del paciente:**

a. Reforzar los puntos fuertes de la familia
b. Evitar tópicos y consejos vagos
c. Mantener a la familia informada sobre los cuidados que recibe el/la paciente, horarios de información médica, etc. .
d. Todas son correctas

**632. 'Óbito' es sinónimo de:**

a. Urgencia
b. Muerte
c. Dolor
d. Acontecimiento

**633. Cuál NO es actividad instrumental de la vida diaria:**

a. Preparar la comida
b. Ir de compras
c. Deambulación
d. Responsabilidad sobre la medicación

**634. Las escalas de Norton o de Braden sirven para:**

a. Valorar las actividades de la vida diaria
b. Valorar el grado de actividad del paciente
c. Valorar el riesgo de UPP
d. Ninguna de las respuestas es correcta

**635. El instrumental destinado a traccionar los tejidos es:**

a. De corte
b. De hemostasia
c. De disección
d. De talla o campo

**636. Los residuos citotóxicos son:**

a. Líquidos radiográficos
b. Medicamentos citotóxicos y todo el material que haya estado en contacto con ellos
c. Residuos químicos específicos
d. Los que emiten radiaciones ionizantes

**637. Los cuidados paliativos al paciente terminal se realizan en:**

a. Unidades de cuidados paliativos Hospitalarias
b. Centros de salud
c. Domicilio pacientes
d. En cualquiera de los anteriores

**638. Una de estas enfermedades mentales es una neurosis:**

a. Esquizofrenia
b. Trastorno de conversión
c. Trastorno bipolar
d. Demencia

**639. Residuos de tipo III o grupo III:**

a. Residuos patológicos
b. Residuos sólidos o clínicos
c. Residuos sanitarios específicos
d. Residuos de riesgo, patológicos e infecciosos

**640. La mancha mongólica del recién nacido:**

a. Indica retraso mental
b. Es un punteado blanco y minúsculo en la cara
c. Es una zona azulada en la zona sacra
d. Ninguna es correcta

**641. En exploraciones rectales, en cirugía de la zona rectal y en la cura de fístulas rectales son indicaciones de la posición de:**

a. Trendelenburg
b. Genupectoral
c. Litotomía
d. Roser

**642. Para una irrigación vesical continua usaremos generalmente sonda:**

a. Pezzer
b. Robinson
c. Foley de tres luces
d. Tienam

**643. Usted trabaja en el servicio de Medicina Interna. En el lavado de un paciente encamado observa que la piel se agrieta a nivel de la epidermis y la dermis. En qué estadío o grado encuadramos esta UPP:**

a. Primer grado o estadío
b. Segundo grado o estadío
c. Tercer grado o estadío
d. Cuarto grado o estadío

**644. El corazón se localiza por delante de la columna vertebral entre las vértebras...**

a. 6ª y 8ª dorsales
b. 5ª y 7ª dorsales
c. 8ª y 10ª dorsales
d. 3ª y 5ª dorsales

**645. Para sondaje vesical masculino:**

a. Decúbito supino
b. Decúbito lateral
c. Preguntar al paciente cómo estará más cómodo
d. No importa la posición

**646. Mínima cantidad de energía que necesita el organismo para mantener la vida en condiciones de ayuno, relajación, reposo y temperatura externa apropiada:**

a. Catabolismo
b. Balance energético
c. Metabolismo basal
d. Ciclo de Krebs

**647. El corte de uñas en los pacientes con problemas circulatorios se realiza:**

a. Con tijera bien rectas
b. Con cortaúñas
c. No se cortan, se liman
d. Con tijeras ligeramente curvas

**648. Ante una víctima con quemaduras graves que tiene la ropa adherida qué NO debe hacerse:**

a. Enfriar la zona afectada inmediatamente con abundante agua corriente
b. Quitarle la ropa
c. Retirar anillos, relojes y pulseras
d. Cubrir la zona quemada con apósitos estériles

**649. En el apoyo al cuidador principal de un paciente en fase terminal cuál de las siguientes intervenciones de cuidados sería INCORRECTA:**

a. Observar si hay indicios de estrés
b. Apoyar al cuidador a establecer límites y a cuidar de sí mismo
c. Realizar afirmaciones positivas sobre los esfuerzos del cuidador
d. Insistirle que debe asumir su responsabilidad

**650. Es un signo clínico de muerte inmediata:**

a. Dificultad para tragar
b. Dificultad respiratoria
c. Disminución de movimientos circulares
d. Pupilas fijas y dilatadas

**651. Los citostáticos son muchos y de naturaleza muy variada, por lo que el margen de estabilidad y seguridad es estrecho. Los factores externos que afectan a la estabilidad de los citostáticos son:**

a. Tipo de diluyente empleado
b. Condiciones de la luz
c. Temperatura
d. Todas son correctas

**652. En la nutrición parenteral central el catéter se introduce por la vena:**

a. Femoral
b. Basílica
c. Subclavia o yugular
d. Pulmonar

**653. La refrigeración de alimentos:**

a. Retrasa el crecimiento bacteriano
b. Conserva permanentemente los alimentos
c. Sólo se utiliza en verano
d. Es un método químico de conservación

**654. Cuál de estas patologías asociadas al sistema músculo-esquelético pertenecen al proceso de cambios del envejecimiento:**

a. Atrofia
b. Artritis reumatoide
c. Tromboflebitis
d. Anosmia

**655. NO es objetivo específico de una residencia geriátrica:**

a. Prevenir el incremento de la independencia
b. Desarrollar programas de animación sociocultural
c. Reducción de mortalidad
d. Preservar la higiene del centro

**656. De las siguientes localizaciones de UPP, NO son úlceras yatrogénicas:**

a. Talón, debido a apoyo prolongado
b. Boca, debido al uso inadecuado y continuo de tubos endotraqueales
c. Nariz, debido a las sondas nasogástricas o mascarillas de oxígeno
d. Meato urinario, debido a las sondas vesicales

**657. Andrés es un paciente psiquiátrico que esta en estado de agresividad. El médico indica realizar una contención mecánica. Número óptimo de personas necesarias:**

a. 3      b. 5      c. 2      d. 7

**658. La cánula nasal se utiliza para administrar oxígeno a través de:**

a. Los dos orificios nasales
b. Boca y nariz
c. Un orificio nasal
d. Todas las anteriores son falsas

**659. Debemos esterilizar material en el Horno Pasteur a 180° C. Cuántos minutos necesita:**

a. 15      b. 30      c. 60      d. 120

**660. En qué grupo o tipo incluiremos restos anatómicos humanos, como por ejemplo un dedo amputado:**

a. IV
b. III
c. En ambos
d. En otro

**661. La sonda Robinson y Pezzer es:**

a. nasogástrica
b. vesical
c. rectal
d. Ninguna es cierta

**662. En el procedimiento de los cuidados postmortem, en primer lugar:**

a. Se retiran las pertenencias del fallecido
b. Se realiza la higiene del cuerpo
c. Se realizan los taponamientos de los orificios
d. Se pone la bata, gorro, mascarilla y guantes la persona encargada de realizarlos

**663. Frecuencia de respiraciones normal en el adulto, por minuto:**

a. 12 a 18
b. 20 a 40
c. 60 a 80
d. 7 a 9

**664. Qué es lo último que se realiza en el aseo del paciente:**

a. Afeitado en el caso de los hombres
b. La cabeza
c. La zona genital
d. Los pies

**665. Cuando como consecuencia de un traumatismo directo la lesión que provoca produce múltiples fragmentos y esquirlas óseas estamos ante un tipo de fractura:**

a. Espiroidea      b. Transversal
c. Conminuta      d. Longitudinal

**666. Describió las etapas del duelo:**

a. Helen Katz
b. Virginia Henderson
c. Marjory Gordon
d. Kübler-Ross

**667. El calor húmedo se aplica localmente en forma de:**

a. Inmersión en el agua caliente
b. Bolsa de agua caliente
c. Fomentos y compresas húmedas y calientes
d. Son correctas A y C

**668. Presión que "consiste en la medida de la presión media de la aurícula derecha, por medio de una columna de agua que fluye desde una presión superior a una presión inferior, hasta que las fuerzas se igualan"**

a. Arterial sistólica
b. Venosa central
c. Arterial diastólica
d. Ninguna de las tres

**669. Para la higiene del cordón umbilical del recién nacido:**

a. Solución de Povidona Yodada
b. Alcohol de 90 grados
c. Agua con jabón y secar bien después
d. Cualquiera de las tres

**670. Posición recomendada para enemas y exámenes rectales:**

a. Genupectoral
b. Kraske o navaja
c. Sims
d. Trendelenburg

**671. Fases del proceso de gestión de incidentes sin daño al paciente:**

a. Detección / clasificación / análisis y gestión / implantación y mejoras
b. Detección / notificación / clasificación / análisis y gestión / implantación y mejoras / feedback
c. Notificación / análisis y gestión / implantación y mejoras / reprobación
d. Detección / notificación / identificación declarante / clasificación / análisis y gestión / implantación y mejoras / feedback

**672. En la posición semi-Fowler qué elevación en grados tiene la cama respecto a los pies:**

a. 90      b. 60      c. 50      d. 30

**673. Se considera vía tópica a la vía:**

a. Sublingual
b. Vaginal
c. Rectal
d. Todas son correctas

**674. El ejercicio físico como terapia en los pacientes psiquiátricos es:**

a. Una forma de abrirles el apetito
b. Se realiza a demanda
c. Evita que tomen mucha medicación
d. Ninguna de las anteriores es correcta

**675. 'Posición de Sims' o también:**

a. de Semiprono
b. ginecológica
c. mahometana
d. de Kraske

**676. Ante sospecha de una hemorragia interna en primeros auxilios EVITAREMOS:**

a. Administrar algo por vía oral
b. Presionar directamente sobre la hemorragia
c. Evitaremos las dos cosas
d. Se pueden realizar ambas

**677. La escala de Katz mide:**

a. El grado de dolor de un enfermo crónico terminal
b. El índice de dependencia para llevar a cabo ABVD
c. El grado de demencia de un paciente
d. La afectación del pie diabético

**678. Es un cartílago par de la laringe:**

a. Epiglotis
b. Aritenoides
c. Cricoides
d. Tiroides

**679. A qué tipo de reservorio corresponden las condiciones ambientales de humedad, temperatura (leptospirosis)**

a. Reservorio animal
b. Reservorio humano enfermo
c. Reservorio humano portador
d. Reservorio telúrico

**680. Niveles en los que está organizado el Sistema Nacional de Salud:**

a. Atención Primaria y Atención Secundaria
b. Atención Primaria y Atención Especializada
c. Atención Elemental y Complementaria
d. Nivel Básico de Salud y Nivel de Atención Secundaria

**681. Ignacio es auxiliar de enfermería y esta preparando el material para su esterilización en óxido de Etileno. Qué tipo de esterilización es:**

a. Con vapores químicos
b. Calor húmedo
c. Radiaciones ionizantes
d. Calor seco

**682. Durante el embarazo se debe suplementar ácido fólico porque:**

a. Su déficit puede provocar anemia en la gestante
b. Es importante para el cierre del canal neuronal fetal
c. Participa en la eritropoyesis
d. Todas las anteriores

**683. La válvula mitral está:**

a. Entre la aurícula y el ventrículo derecho
b. Entre la aurícula y el ventrículo izquierdo
c. En la salida del ventrículo izquierdo
d. En la salida del ventrículo derecho

**684. Administración intravenosa de nutrientes:**

a. Nutrición enteral
b. Nutrición parenteral
c. Nutrición forzada
d. Las tres

**685. Incapacidad para respirar en posición horizontal:**

a. Apnea
b. Hiperpnea
c. Ortopnea
d. De Küssmaul

**686 Falta de extensión o dilatación por colapso parcial del pulmón:**

a. Atelactasia
b. Neumonía
c. Bronquitis
d. Enfisema

**687. En la zona de empaquetado de material estéril los TCAE NO deben:**

a. Poner las fechas de envasado e identificación de los paquetes
b. Lubricar y clasificar el material a esterilizar
c. Colocar los controles físicos o biológicos necesarios
d. Preparar los paquetes de material para su esterilización

**688. Es un principio fundamental de la bioética:**

a. El de no maleficencia/beneficencia
b. El de autonomía
c. El de justicia
d. Los tres lo son

**689. Características de las lesiones por violencia de género:**

a. Lesiones por defensa
b. Lesiones en genitales
c. Hematomas o contusiones
d. Todas son lesiones típicas

**690. En 1947 la OMS definió 'Salud':**

a. Incompleto bienestar físico, mental y social y no sólo como ausencia de enfermedad
b. Completo bienestar físico, mental y social sin ninguna enfermedad
c. Completo bienestar físico, mental y social no sólo como ausencia de enfermedad
d. Ninguna de las anteriores

**691. NO se valoran en la escala de Norton:**

a. Fricción y roce
b. Estado mental y movilidad
c. Movilidad e incontinencia
d. Estado físico general y actividad

**692. Aumento de la profundidad respiratoria:**

a. Apnea
b. Hiperpnea
c. Hipoxia
d. Hipercapnia

**693. Según la ley 41/2002, sobre el alta de un paciente en el hospital:**

a. Sólo existe el alta voluntaria
b. Podrá disponerse el alta forzosa de acuerdo con la ley
c. El paciente siempre debe aceptar el alta
d. Si un paciente no acepta el alta no se puede hacer nada al efecto

**694. Entramos en la habitación de un paciente con carcinoma broncogénico que está tosiendo con un pañuelo delante de la boca manchado de sangre pura. Se trata de:**

a. Hemorragia digestiva
b. Melena
c. Hemoptisis
d. Hemorragia nasal

**695. En relación a las úlceras por presión (UPP):**

a. La localización de UPP en crestas ilíacas se produce en decúbito lateral y decúbito prono
b. El único factor de riesgo en la aparición de UPP es la inmovilidad
c. A partir de 13 puntos en la escala de Norton supone un riesgo 'Muy Alto'
d. La valoración de una UPP se lleva a cabo observando únicamente la localización, el número de lesiones y el estadio de esas lesiones

**696. Mácula de color rojo producida por un aumento en la formación de vasos Sanguíneos de la dermis:**

a. Angioma
b. Pústula
c. Escara
d. Nódulo

**697. Los cuidados post mortem:**

a. Se realizan en cuanto fallece el paciente
b. Se realizan antes de que aparezca el rigor mortis
c. En ellos pueden prestar ayuda los familiares
d. El cadáver siempre se trasladará con amortajamiento

**698. Uso de los registros de actividades de Atención Primaria y Hospitalaria:**

a. Registro de morbilidad
b. Evaluación de la actividad
c. Investigación
d. Las tres con correctas

**699. Los fármacos que se administran a través del conducto auditivo en forma de gotas son 'Vía...**

a. Intradérmica
b. Inhalatoria
c. Oftálmica
d. Ótica

**700. Cuál de estos dispositivos mecánicos que disminuyen la presión de un paciente encamado sustituye a los cambios posturales:**

a. Colchón alternante
b. Cama fluidificada
c. Cama bariátrica
d. Ninguno

| | | | |
|---|---|---|---|
| 701 B | 726 B | 751 B | 776 C |
| 702 B | 727 D | 752 A | 777 C |
| 703 D | 728 A | 753 B | 778 C |
| 704 D | 729 C | 754 B | 779 B |
| 705 D | 730 C | 755 C | 780 C |
| 706 D | 731 B | 756 B | 781 C |
| 707 D | 732 C | 757 B | 782 C |
| 708 D | 733 C | 758 D | 783 D |
| 709 C | 734 B | 759 C | 784 C |
| 710 D | 735 C | 760 A | 785 A |
| 711 A | 736 C | 761 A | 786 B |
| 712 C | 737 D | 762 D | 787 D |
| 713 C | 738 B | 763 C | 788 B |
| 714 B | 739 C | 764 B | 789 B |
| 715 B | 740 C | 765 D | 790 B |
| 716 D | 741 C | 766 C | 791 C |
| 717 A | 742 C | 767 D | 792 B |
| 718 C | 743 D | 768 B | 793 C |
| 719 C | 744 A | 769 C | 794 D |
| 720 A | 745 A | 770 B | 795 D |
| 721 A | 746 C | 771 D | 796 D |
| 722 D | 747 B | 772 C | 797 C |
| 723 A | 748 D | 773 D | 798 A |
| 724 D | 749 A | 774 C | 799 B |
| 725 D | 750 D | 775 C | 800 A |

FALLOS:

## 701. Tipo de respirador utilizado en ventiloterapia que sólo controla la presión de insuflación:

a. Respirador por ciclo de tiempo
b. Respirador manométrico
c. Respirador cronometrado
d. Respirador volumétrico

## 702. En un enfermo de Alzheimer: incapacidad de reconocer personas, objetos o situaciones:

a. Afasia
b. Agnosia
c. Apraxia
d. Amnesia

## 703. Se esterilizarían en hornos Pasteur o de Poupinelle:

a. Material de goma
b. Material de acero inoxidable
c. Soluciones acuosas
d. Material de aluminio, porcelana o vidrio

## 704. Actuación dirigida a prolongar la vida biológica de un paciente con enfermedades irreversibles o terminales, con medios tecnológicos desproporcionados o beneficio nulo:

a. Encarnizamiento terapéutico
b. Obstinación terapéutica
c. Maltrato
d. Son correctas A y B

## 705. Las tareas de enfermería comenzaron a definirse:

a. En el siglo XX
b. A finales del XVII
c. A mediados del XVIII
d. En el siglo XIX

## 706. Normas de actuación en la higiene del paciente:

a. Mantener la temperatura ambiente adecuada (entre 22°C y 24°C)
b. Comprobar la temperatura del agua que, salvo indicación contraria. Estará entre los 38°C y los 40°C
c. Evitar las corrientes de aire
d. Todas son correctas

## 707. Un paciente con hemiplejia está encamado por cuadro febril. Hay que movilizarlo. Dónde nos colocamos:

a. En el lado opuesto hacia el que lo queramos volver
b. En el lado que no conserva la movilidad
c. En el lado hacia el que lo queramos volver
d. En el lado que conserva la movilidad

## 708. Hemorragia nasal:

a. Rinorrea
b. Hemoptisis
c. Otorragia
d. Epistaxis

## 709. En el plan de cuidados de un paciente con esquizofrenia, NO es uno de los objetivos de enfermería:

a. Asegurar un medio ambiente de seguridad para el enfermo
b. Orientar al enfermo a la realidad
c. Evaluar las manifestaciones somáticas y tratarlas
d. Ayudarle a superar su conducta regresiva

## 710. Al instilar gotas debemos evitar tocar con el aplicador la piel y/o mucosas. Si tratamos de evitar 'tocar el trago', estamos en:

a. Ojo
b. Boca
c. Nariz
d. Oreja

## 711. Medida a tomar en una habitación donde se establecen precauciones de transmisión aérea respiratoria:

a. Presión negativa
b. Uso de guantes para entrar en la habitación
c. Uso de mascarilla quirúrgica para entrar en la habitación
d. Las tres

## 712. Radiografía obtenida del útero y las trompas de Falopio después de inyectar una sustancia radiopaca:

a. Histeroscopia
b. Insuflación tubárica
c. Histerosalpingografía
d. Ecografía ginecológica

## 713. Escala que valora la consistencia de las materias fecales:

a. Barthel
b. Blessed
c. Bristol
d. Braderi

## 714. Para prevenir las hemorragias en el recién nacido se le administra por vía intramuscular Vitamina...

a. D
b. K
c. A
d. C

## 715. Sobre la respiración, es FALSO:

a. La respiración abdominal es aquella en que intervienen el diafragma y los músculos respiratorios
b. Cheyne Stokes no es un tipo de respiración
c. El término eupnea hace referencia a una frecuencia respiratoria normal
d. De Bouchut es un tipo de respiración característica de la bronconeumonía infantil

## 716. NO es un agente estresante para la familia de un enfermo crónico:

a. Duración de la enfermedad
b. Cargas económicas, emocionales y sociales crecientes
c. Hospitalizaciones prolongadas
d. Utilización de recursos sociales

## 717. Los centros sanitarios están obligados a conservar la documentación clínica durante un mínimo de:

a. 5 años
b. 1 año
c. 18 meses
d. 10 años

## 718. La alimentación complementaria en el niño suele iniciarse pasados cuántos meses:

a. 2
b. 4
c. 6
d. 8

## 719. Cuántos metros mide el intestino delgado (aprox.):

a. 10
b. 8
c. 6
d. 4

**720. En el plan de cambios posturales del paciente encamado la posición se mantendrá:**

a. Durante 2 ó 3 horas como máximo
b. Se realizaran cambios posturales coincidiendo con la toma de constantes por turno
c. Estarán a criterio del paciente
d. Todas son correctas

**721. Recurso destinado al enfermo mental crónico para ayudar a recuperar el máximo grado de autonomía personal y social:**

a. Centro de rehabilitación psicosocial
b. Centro de rehabilitación laboral
c. Centro de día de soporte social
d. Unidad hospitalaria de tratamiento y rehabilitación

**722. La caducidad del material esterilizado depende de:**

a. Del tipo de esterilización
b. Del tipo de material esterilizado
c. Todas son correctas
d. Está relacionado con las condiciones del envasado y almacenamiento

**723. Puntuación de 5 en Norton:**

a. Riesgo muy alto
b. Riesgo alto
c. Riesgo medio
d. Riesgo mínimo

**724. La habitación del paciente debe:**

a. Tener luz directa del sol, a ser posible
b. Ser tranquila y sin ruidos
c. Ser de fácil ventilación
d. Todas son correctas

**725. Para movilizar a un paciente encamado tendremos en cuenta:**

a. El estado del paciente
b. Si la patología del paciente lo permite
c. Si el paciente está en condiciones de colaborar
d. Las tres cosas

**726. Una piel que presente un color amarillo-verdoso se puede corresponder con un estado:**

a. Cianótico
b. Ictérico
c. Anémico
d. Congestivo

**727. Sobre el aseo del paciente:**

a. La ducha tiene un efecto relajante
b. El baño tiene un efecto estimulante
c. Para realizar el aseo del paciente encamado hay que desnudarlo completamente
d. En caso de fiebre del paciente adulto, el baño debe ser tibio o frío, con el fin de bajar la temperatura corporal

**728. Nombre del fármaco que recoge la acción del producto químico:**

a. Nombre genérico
b. Nombre químico
c. Marca registrada
d. Medicamento

**729. De conformidad con la legislación básica sanitaria se permite la utilización de la información contenida en la Historia clínica con fines:**

a. Asistenciales, de Investigación y docencia
b. Asistenciales y de salud pública
c. De salud pública, epidemiológicos, investigación y docencia
d. Epidemiológicos y de salud pública

**730. Se debe cambiar el colector de un drenaje de vacío tipo redón:**

a. Cuando el contenido del drenaje sea hemático o purulento
b. Cuando exista burbujeo en su interior
c. Cuando haya perdido el vacío
d. Cuando el paciente pueda deambular

**731. Valores normales de presión parcial de CO2, en mmHg:**

a. 25-35
b. 35-45
c. 45-55
d. 55-65

**732. Para explorar el aparato respiratorio se utiliza:**

a. Tensiómetro
b. Prueba de Weber
c. Espirometría simple
d. Ph-metría

**733. NO es objetivo de un sondaje gástrico:**

a. Realizar la descompresión gástrica post operatoria
b. Administrar medicación
c. Mantenimiento preventivo o recuperación de la permeabilidad del catéter
d. Obtención de muestras para examen

**734. En los locales de trabajo donde exista riesgo por electricidad estática la humedad relativa será:**

a. 30 a 70%
b. 50 a 70 %
c. 30 a 60 %
d. 50 a 60 %

**735. La fecha de caducidad de la esterilidad, en condiciones óptimas de almacenamiento, está relacionada principalmente con el tipo de paquete o envoltorio empleado. Su caducidad mínima será:**

a. Papel crepado o tejido sin tejer, 2 meses
b. Equipos textiles, 6 meses
c. Polipropileno, 12 meses
d. Papel o bolsa mixto doble, 9 meses

**736. Pionera mundial en la atención a pacientes en fase terminal:**

a. Lorraine Sherr
b. E. Kübler-Ross
c. Cicely Saunders
d. Patricia Kelley

**737. Para favorecer el buen funcionamiento de los equipos de trabajo se debe tener en cuenta:**

a. Estructura física del edificio, recursos materiales y recursos humanos
b. Jerarquía en el mando y la organización del trabajo
c. Liderazgo, Las relaciones personales y las retribuciones económicas
d. Dimensión social, dimensión técnica y estructura organizativa

**738. El material óptico y eléctrico se puede esterilizar mediante:**

a. Autoclave
b. Óxido de etileno
c. Ebullición
d. Ultrasonido

**739. Hemoptisis es:**

a. Sangre procedente del aparato digestivo
b. Sangre en orina
c. Presencia de sangre durante la tos
d. Sangre en heces

**740. Tipo de fármaco que actúa sobre el aparato digestivo:**

a. Antihipertensivo
b. Mucolítico
c. Antiemético
d. Antifúngico

**741. Posee un somier metálico formado por dos o tres segmentos móviles y adaptables a las necesidades del paciente. Es la cama:**

a. Metálica de somier rígido
b. Traumatológica
c. Articulada
d. Electrocircular

**742. Ante qué tipo de contusión nos encontramos cuando se forma un hematoma importante que se acumula en el tejido celular subcutáneo**

a. Simple
b. Primer grado
c. Segundo grado
d. Tercer grado

**743. Fluido biológico que deben considerarse como de riesgo:**

a. Semen
b. Eritrocitos
c. Líquido cefalorraquídeo
d. Todas correctas

**744. Para la administración de gotas óticas a un niño menor de 2 años tiramos del pabellón auditivo:**

a. Hacia abajo
b. Hacia arriba
c. Hacia atrás
d. Hacia arriba y atrás

**745. Los agentes biológicos del grupo de riesgo I (GR-1):**

a. Habitualmente no están asociados con enfermedades en el hombre
b. Están asociados con enfermedades raramente serias
c. Están asociados con enfermedades graves o mortales
d. Las intervenciones preventivas o terapéuticas no son eficaces

**746. Toma de muestra para urocultivo:**

a. Desechar la primera micción matinal
b. Recoger en frasco graduado
c. Recoger con absoluta asepsia
d. En pacientes portadores de sonda vesical, la muestra se recogerá directamente de la sonda vesical

**747. Para evitar la obstrucción de la sonda nasogástrica procuraremos:**

a. Insuflar aire a presión a través de la sonda
b. Lavar el interior de la sonda con agua antes y después de administrar alimentos
c. Retirar la sonda dos centímetros después de cada administración de alimentos
d. Sondar al paciente cada vez que se proceda a alimentarlo

**748. Con la muestra de sangre del talón del neonato se detecta:**

a. La fenilcetonuria
b. El hipotiroidismo
c. Las hemoglobinopatías
d. Todas son correctas

**749. La muerte puede establecerse en los pacientes a partir de:**

a. Parada cardiorespiratoria y midriasis
b. Parada cardiaca
c. Electromiograma plano
d. Enfriamiento del cuerpo

**750. Formas farmacéuticas sólidas, destinadas generalmente a la vía oral, caracterizadas por presentar una cubierta constituida fundamentalmente por gelatina hidratada:**

a. Tabletas
b. Grageas
c. Pastillas
d. Cápsulas

**751. Quinto elemento por orden de abundancia en el organismo:**

a. Fósforo
b. Calcio
c. Hierro
d. Magnesio

**752. En qué etapa del Proceso de Atención de Enfermería (PAE) el/la Técnico de Cuidados de Enfermería participará de forma más activa:**

a. Ejecución
b. Valoración
c. Diagnóstico
d. En las tres

**753. Según Kübler–Ross: etapa del duelo en que el paciente va aceptando la idea de muerte y está dispuesto a cualquier cosa para salvar esta situación:**

a. Aceptación
b. Negociación o pacto
c. Depresión
d. Ira

**754. Trama de tejido esponjoso que se encuentra en los huesos planos:**

a. Endostio
b. Diploe
c. Médula ósea
d. Periostio

**755. Sobre la Oxigenoterapia, es FALSO:**

a. Consiste en la administración de O2 gaseoso
b. Esta indicado en todas las enfermedades que provocan dificultad respiratoria
c. Es un método traumático para el paciente
d. Se pretende elevar la concentración de oxígeno en sangre y en los tejidos

**756. No es una capa de la piel:**

a. Dermis
b. Queratodermis
c. Hipodermis
d. Epidermis

**757. Cuando se aplica radiación infrarroja en la cara, los ojos deben protegerse por el peligro de:**

a. Glaucoma
b. Cataratas
c. Lesión del nervio óptico
d. Todas son correctas

**758. Cuál de las tres NO es una de las prácticas seguras recomendadas por la OMS (2007):**

a. higiene de manos
b. transición asistencial
c. conciliación de la medicación
d. Las tres lo son

**759. En el hospital debe estar siempre disponible un laringoscopio...**

a. En un carro de curas
b. En un carro para colocar vías venosas centrales
c. En un carro de parada
d. En una caja de instrumental quirúrgico para intervenciones de otorrinolaringología

**760. Indique la FALSA:**

a. El ácido fólico es liposoluble
b. La vitamina K se necesita para la síntesis de los factores de coagulación
c. El retinol es una vitamina liposoluble
d. El ácido ascórbico se encuentra en vegetales verdes, frutas y tubérculos

**761. En el protocolo de punción lumbar, colocar al paciente en:**

a. Decúbito lateral izquierdo o derecho
b. Posición Fowler
c. Posición de Sims
d. Posición Ginecológica

**762. Algunos de los signos de la muerte cierta son:**

a. Frialdad, apnea, ausencia de pulso
b. Electrocardiograma y electroencefalograma plano
c. Inmovilidad, midriasis y arreflexia
d. Todas son correctas

**763. Según Piaget el estadio de las operaciones concretas en el niño comprende:**

a. 0 a 2 años
b. 2 a 7 años
c. 7 a 11 años
d. 11 a 16 años

**764. NO son mujeres con especial vulnerabilidad:**

a. Embarazadas
b. Drogadictas
c. Inmigrantes
d. En exclusión social

**765. 'Capacidad para solidarizarse y comprender los pensamientos y emociones de la persona':**

a. Comunicación proxémica
b. Asertividad
c. Respeto
d. Empatía

**766. Un collarín cervical tipo Philadelphia es considerado un modelo:**

a. Blando
b. Semirrígido
c. Rígido
d. Maleable

**767. Los controles biológicos:**

a. Indican que un paquete ha sido sometido a un proceso determinado de esterilización
b. Son dispositivos que contienen reactivos químicos
c. Son dispositivos que contienen dispositivos biológicos
d. Son dispositivos inoculados con esporas altamente resistentes al tipo de esterilización

**768. 'Nutrición enteral' es:**

a. Aporte alimenticio por boca
b. Aporte alimenticio a través de una sonda que llega hasta el estómago
c. Aporte alimenticio por vía parenteral
d. Ninguna es correcta

**769. Signos y síntomas que se manifiestan ante la falta de droga después de un consumo reiterado:**

a. Síndrome de dependencia física
b. Tolerancia
c. Síndrome de abstinencia
d. Intoxicación aguda

**770. Según la clasificación de la Hipertensión Arterial (HTA) de la Sociedad Europea de Hipertensión y Cardiología, se considera HTA Grado 1 a qué valores en mm Hg de Presión Arterial Sistólica y Diastólica:**

a. PAS (130 – 139) y/o PAD (85 – 89)
b. PAS (140 – 159) y/o PAD (90 – 99)
c. PAS (160 – 179) y/o PAD (100 – 109)
d. PAS (≥ 180) y/o PAD (≥ 110)

**771. En un paciente con colostomía sigmoidea que presenta pérdida de la integridad cutánea en zona periestomal utilizaremos preferentemente un sistema colector:**

a. Único, ya que es más flexible
b. Abierto, para poder vaciar el líquido fecal y cambiar la bolsa lo menos posible
c. En este tipo de colostomías nunca se usan métodos colectores, sólo sistemas continentes
d. Múltiples, ya que el disco permanece adherido más tiempo

**772. Aporta 9 kilocalorías por gramo:**

a. Glúcidos
b. Proteínas
c. Lípidos
d. Vitaminas hidrosolubles

**773. Ha de haber al menos un área de salud por provincia, pero pueden ser más si cada una atiende:**

a. De 5.000 a 10.000 hab.
b. De 25.000 a 50.000 hab.
c. De 100.000 a 150.000 hab.
d. De 200.000 a 250.000 hab.

**774. Ángel, con problemas respiratorios, está en estudio. El neumólogo solicita, entre otras, gasometría arterial. Tras la extracción se debe:**

a. Conservar muestra a Temperatura ambiente
b. Esperar y remitir todas las muestras juntas
c. Remitir inmediatamente al laboratorio
d. Proteger la muestra de la luz

**775. NO se considera síndrome geriá-trico:**

a. Incontinencia urinaria
b. Desnutrición
c. Neumonía
d. Deprivación sensorial

**776. NO es un enema de retención:**

a. Enema moliente
b. Enema Opaco
c. Enema vacuante
d. Enema Antihelmíntico

**777. La cápsula de Bowman forma parte del:**

a. Túbulo contorneado proximal
b. Túbulo contorneado distal
c. Glomérulo
d. Asa de Henle

**778. En la atención de enfermos mentales es importante:**

a. No tener en cuenta los cambios repentinos de personalidad
b. Mantener el principio de autoridad
c. No discutir con el enfermo ni tratar de corregir sus rarezas
d. Conseguir la automedicación del paciente sin vigilancia

**779. Indique la FALSA**

a. El derrame pleural es el acúmulo anormal de líquido en el espacio pleural
b. Un Hemotórax es un derrame purulento
c. La presencia de aire o gas en la cavidad pleural es un Neumotórax
d. Un Neumotórax espontáneo es una urgencia torácica

**780. Pérdida de tejido cutáneo por necrosis del tejido circundante:**

a. Vesícula
b. Escama
c. Úlcera
d. Costra

**781. Método de esterilización a bajas temperaturas indicado para esterilizar material termosensible:**

a. Horno de Pasteur
b. Ebullición
c. Óxido de etileno
d. Autoclave

**782. Una cama cerrada:**

a. Es aquella cama que espera a la persona recién operada y estará cerrada hasta su salida del despertar
b. Es aquella que corresponde a la persona enferma que la ocupa, que puede levantarse y por ello está cerrada. La puede hacer un solo TCAE
c. Permanece vacía hasta la admisión de una persona enferma. La puede hacer un solo TCAE
d. Permanece vacía hasta que la persona enferma se encuentre muy cansada y se acueste

**783. Los residuos que se pueden eliminar mediante incineración son los del grupo:**

a. I          b. V          c. IV          d. III

**784. Sobre la Presión Venosa Central (PVC):**

a. Mide la presión en la aurícula izquierda
b. Para su medición el paciente debe estar en Fowler
c. Se necesita un catéter conectado a un manómetro de agua
d. Todas son correctas

**785. El Hospital de Día de Salud Mental es un dispositivo asistencial de Salud Mental de hospitalización:**

a. ...parcial
b. ...domiciliaria
c. ...total
d. ...integrado en la unidad de salud mental comunitaria

**786. En la administración de fármacos por vía oral el auxiliar de enfermería realiza una función:**

a. Técnica
b. Relacional
c. Técnica y relacional
d. Ninguna de ellas

**787. A través del conducto de Stenon drena la glándula:**

a. Bartolino
b. Sublingual
c. Submaxilar
d. Parótida

**788. Una persona que deambule y acude a rehabilitación por tener la pierna derecha afectada por una hemiplejia, al subir escaleras qué pierna deberá colocar primero en el escalón superior:**

a. Derecha
b. Izquierda
c. Indistintamente
d. Afectada

**789. 'Comunicación' es:**

a. Recordar para uno mismo situaciones vividas en el pasado
b. Intercambio de información, ideas y emociones, entre dos o más personas
c. Escribir en un diario privado impresiones de la vida cotidiana
d. Consultar cosas en Internet

**790. Proceso de formación de UPP:**

a. Escara, eritema, vesícula y úlcera
b. Eritema, vesícula, escara y úlcera
c. Vesícula, eritema, úlcera y escara
d. Eritema, escara, vesícula y úlcera

**791. En posición de litotomía es FALSO:**

a. La paciente se halla acostada boca arriba
b. Las rodillas y caderas de la paciente está flexionadas
c. Los muslos de la paciente están en aducción
d. Se llama también posición ginecológica

**792. Enema utilizado para realizar estudios radiológicos:**

a. Medicamentoso
b. Opaco
c. Oleoso
d. Carminativo

**793. Después de un traumatismo craneal las pupilas pueden ser 'anisocóricas', es decir:**

a. No se contraen al incidir un foco luminoso sobre ellas
b. Pupilas muy dilatadas
c. Una pupila más grande que la otra
d. Ninguna es correcta

**794. Los ancianos con gran riesgo de sufrir un delirium son:**

a. Ancianos con demencia
b. Ancianos polimedicados
c. Ancianos con déficits sensoriales severos
d. Todas las anteriores

**795. Maniobra de Credé del recién nacido:**

a. Poner al niño en vertical para que eructe
b. Tomar la huella plantar
c. Punción en el talón para análisis
d. Ninguna es correcta

**796. La alimentación del recién nacido se iniciará:**

a. A las tres horas de su nacimiento
b. A las cuatro horas de su nacimiento
c. A las seis horas de su nacimiento
d. Justo después de su nacimiento, en la sala de partos

**797. Silvia come tierra de forma compulsiva. Su médico le dice que tiene un trastorno de Pica. Cómo se llama este trastorno en relación con la sustancia ingerida:**

a. Tricofagia
b. Coprofagia
c. Geofagia
d. Geomelofagia

**798. La regla de Wallace se usa para:**

a. Determinar el porcentaje de superficie corporal quemada
b. Clasificar las congelaciones
c. Calcular la profundidad de las heridas inciso punzantes
d. Clasificar las hemorragias

**799. Destrucción de todo tipo de microorganismos patógenos y saprofitos incluyendo las esporas:**

a. Desinfección
b. Esterilización
c. Desinsectación
d. Antisepsia

**800. El cérvix es una parte de:**

a. El útero
b. La vagina
c. Las trompas de Falopio
d. Los labios menores

| | | | |
|---|---|---|---|
| 801 **D** | 826 **A** | 851 **B** | 876 **C** |
| 802 **D** | 827 **A** | 852 **B** | 877 **D** |
| 803 **C** | 828 **C** | 853 **D** | 878 **C** |
| 804 **C** | 829 **A** | 854 **A** | 879 **C** |
| 805 **C** | 830 **A** | 855 **C** | 880 **A** |
| 806 **D** | 831 **B** | 856 **D** | 881 **C** |
| 807 **A** | 832 **A** | 857 **C** | 882 **D** |
| 808 **C** | 833 **B** | 858 **D** | 883 **D** |
| 809 **B** | 834 **D** | 859 **C** | 884 **C** |
| 810 **D** | 835 **D** | 860 **D** | 885 **D** |
| 811 **B** | 836 **A** | 861 **D** | 886 **A** |
| 812 **C** | 837 **B** | 862 **D** | 887 **D** |
| 813 **A** | 838 **D** | 863 **B** | 888 **D** |
| 814 **D** | 839 **C** | 864 **D** | 889 **C** |
| 815 **C** | 840 **C** | 865 **A** | 890 **C** |
| 816 **D** | 841 **D** | 866 **C** | 891 **C** |
| 817 **B** | 842 **B** | 867 **C** | 892 **A** |
| 818 **C** | 843 **C** | 868 **D** | 893 **C** |
| 819 **D** | 844 **C** | 869 **D** | 894 **C** |
| 820 **D** | 845 **C** | 870 **C** | 895 **A** |
| 821 **D** | 846 **D** | 871 **B** | 896 **A** |
| 822 **D** | 847 **C** | 872 **D** | 897 **A** |
| 823 **B** | 848 **C** | 873 **B** | 898 **C** |
| 824 **B** | 849 **A** | 874 **C** | 899 **C** |
| 825 **D** | 850 **D** | 875 **D** | 900 **A** |

FALLOS:

**801. Los factores de riesgo que favorecen las caídas en el anciano pueden ser:**

a. Osteoarticulares y mentales
b. Neurológicos y cardiovasculares
c. Osteoarticulares, neurológicos y cardiovasculares
d. Fisiológicos y / o patológicos

**802. Posición para administrar medicación por vía vaginal:**

a. Fowler
b. Proetz
c. Trendelenburg
d. Litotomía

**803. La prevención secundaria va encaminada a:**

a. Eliminar los factores de riesgo que pueden producir enfermedad
b. Curar las enfermedades intentando evitar la muerte o las secuelas
c. Detectar precozmente las enfermedades
d. Intentar que el paciente tenga una vida lo más autónoma posible

**804. En la atención del anciano además de la edad cronológica también tendremos en cuenta:**

a. Edad social
b. Edad social y edad biológica
c. Edad social, biológica y psicológica
d. Edad social, edad biológica, edad psicológica y edad geriátrica

**805. En la muestra por punción suprapúbica si la persona lleva una sonda de cateterización vesical permanente es necesario:**

a. Tomar la muestra directamente de la bolsa de diuresis
b. Pinzar la sonda con unas pinzas de Kocher durante 10-20 minutos
c. Pinzar la sonda con una pinza de Kocher durante 30-60 minutos
d. Puncionar la sonda por la parte del conducto de entrada de aire para el 'balón'

**806. Un adulto con una quemadura que le afecte todo el tronco, según la regla de Wallace, tendría una superficie quemada de:**

a. 9%
b. 18%
c. 27%
d. 36%

**807. Instrumental que ocluye de forma provisional los vasos sanguíneos:**

a. De hemostasia
b. De disección
c. De aprehensión
d. De exposición

**808. Las relaciones del equipo sanitario son de varios tipos. Atendiendo a su composición pueden ser:**

a. Interdisciplinarios
b. Intradisciplinarios
c. De ambos tipos
d. De ninguno de los dos

**809. El estómago está en:**

a. El hipocondrio derecho
b. El hipocondrio izquierdo
c. La región infradiafragmática derecha
d. La región Supradiafragmática

**810. Si estudiamos a la persona como un ser integral, teniendo en cuenta el medio ambiente, la situación socioeconómica y familiar donde vive, hablamos de:**

a. Gerontología biológica
b. Valoración mental
c. Geriatría social
d. Gerontología social

**811. El cuestionario de examen cognitivo de Pfeiffer se utiliza para:**

a. Detectar estados de depresión o ansiedad
b. Valorar la capacidad de realizar funciones intelectuales
c. Valorar la movilidad
d. Evaluar la función afectiva

**812. En qué caso estaría contraindicado aplicar un enema evacuante o de limpieza a un paciente:**

a. Estreñimiento
b. Antes de una intervención quirúrgica
c. Obstrucción intestinal reciente o cuando haya sufrido un traumatismo abdominal
d. Después de una intervención quirúrgica

**813. Para que se desarrollen y propaguen las enfermedades trasmisibles es necesaria la existencia de una cadena epidemiológica:**

a. Siempre
b. Nunca
c. Raras veces
d. Sólo durante el ingreso hospitalario

**814. Antes de una intervención quirúrgica el TCAE debe comprobar:**

a. el buen funcionamiento del material y aparatos
b. la correcta esterilización del instrumental y material
c. la iluminación y ventilación
d. Las tres cosas

**815. Referente a la historia de vida: 'Mapa que establece las relaciones sociales/afectivas del individuo o de la familia y que recoge la cantidad y calidad de esas relaciones':**

a. Cronograma
b. Genograma
c. Sociograma
d. Ecograma

**816. Un niño de 1 año y medio con 110 pulsaciones/minuto se considera:**

a. Bradicardia
b. Taquicardia
c. Fibrilación
d. Normal

**817. Técnica de modificación de la conducta consistente en asociar refuerzos positivos a conductas deseables:**

a. Terapia racional emotiva
b. Condicionamiento operante
c. Inteligencia emocional
d. Formación reactiva

**818. Cuando la información sanitaria generada se documenta después de la atención recibida en atención primaria, especializada o socio-sanitaria, hablamos de:**

a. Documentación clínica
b. Historias clínicas
c. Documentación sanitaria
d. Ninguna de las anteriores

**819. Cuál de los siguientes procedimientos NO se considera preventivo para la aparición de UPP:**

a. Eliminación o disminución de la presión
b. Eliminación de la fricción
c. Vigilancia del estado nutricional
d. Estimular la curación de la herida

**820. Al paciente con ácido úrico alto se le recomendará una dieta:**

a. Pobre en tiramina y dopamina
b. Rica en tiramina y dopamina
c. Rica en purinas
d. Pobre en purinas

**821. En qué dispositivo geriátrico, de carácter sanitario, están las unidades de convalecencia:**

a. Nivel primario de atención
b. Nivel secundario de atención
c. Nivel terciario de atención
d. Son correctas B y C

**822. Ante un paciente agonizante:**

a. Procurar que se sienta acompañado
b. Atenderle en todas sus necesidades básicas
c. Hacer que se sienta ayudado
d. Todas son correctas

**823. La documentación NO clínica es un tipo de documentación:**

a. No sanitaria
b. Sanitaria
c. Clínica
d. Todas las anteriores son falsas

**824. Qué artículo del Capítulo III de la Ley 41/2002 básica reguladora de la autonomía del paciente establece que: Toda persona tiene derecho a que se respete el carácter confidencial de los datos referentes a su salud, ya que nadie pueda acceder a ellos sin previa autorización amparada por la ley:**

a. 11        b. 7        c. 15        d. 5

**825. El traslado de un paciente en silla de ruedas exige saber que:**

a. Se empuja por detrás
b. El TCAE debe entrar en el ascensor antes que la silla
c. El TCAE debe salir del ascensor después de la silla
d. Son correctas A y B

**826. Para el vaciado de la bolsa de diuresis hay que tener en cuenta:**

a. Debe ser una técnica aséptica
b. No es necesario que sea técnica aséptica
c. Sólo hay que realizar el vaciado cuando esté llena
d. No es preciso cambiarse los guantes

**827. Mario es un recién nacido al que tenemos que realizar su baño diario. Indique la técnica INCORRECTA:**

a. Frotar la piel suavemente para disolver la vérmix caseosa
b. Usar un jabón neutro
c. Mantener una temperatura ambiente entre los 23-25 °C
d. Secar la piel mediante una ligera presión

**828. Un antibiograma es:**

a. Un hemocultivo para gérmenes aerobios
b. Un estudio parasitológico
c. Prueba para detectar los antibióticos a los que el germen detectado es sensible
d. Ninguna es correcta

**829. Fernando sale de quirófano conectado al aparataje que mantiene sus constantes vitales para pasar a la sala de reanimación. Dónde se coloca el profesional encargado de trasladar al paciente:**

a. A los pies de la cama, empujándola
b. En la cabecera de la cama, empujándola
c. En la cabecera de la cama, tirando de ella
d. En cualquiera de los dos

**830. En la limpieza de material:**

a. Cualquier instrumental que sea nuevo debe limpiarse antes de la primera esterilización
b. Se deben utilizar esponjas o cepillos de metal para la limpieza del material
c. No se deben limpiar y desinfectar los instrumentos nada más usarse
d. No se deben abrir o desmontar los instrumentos

**831. Mayor de 65 años que presenta una patología, ya sea aguda o crónica, que no suele ser invalidante sin patología mental o social asociada:**

a. Paciente geriátrico
b. Anciano enfermo
c. Anciano sano
d. Anciano convaleciente

**832. Autoclave de vapor:**

a. Es la primera alternativa a tener en cuenta en la esterilización
b. Se presenta como gas o líquido incoloro
c. Es una forma de destruir la carga microbiana por combustión
d. Ninguna es correcta

**833. El óxido de Etileno es un método de esterilización...**

a. Físico
b. Químico
c. De Flameado
d. De calor sin presión

**834. La Estufa Poupinel es un sistema de esterilización...**

a. ...por calor húmedo
b. ...químico
c. ...por rayos gamma
d. ...por calor seco

**835. En los trastornos de la personalidad el paciente sufre:**

a. Alucinaciones
b. Delirios
c. Fuga de ideas
d. Baja tolerancia a estrés y a frustraciones

**836. La salud comunitaria trabaja básicamente:**

a. En valorar las necesidades sanitarias de su comunidad
b. En la promoción de la salud
c. En la vigilancia de la salud pública
d. En el desarrollo de políticas en materia de salud pública

**837. Las vacunas con agentes vivos o atenuados son residuos sanitarios peligrosos de Clase...**

a. II        b. III        c. IV        d. V

**838. NO se considera variación o trastorno de la micción:**

a. Polaquiuria        b. Disuria
c. Nicturia        d. Hematuria

**839. Usar frío como terapia:**

a. Braquiterapia        b. Curiterapia
c. Crioterapía        d. Ninguna es correcta

**840. Los citotóxicos son residuos...**

a. asimilables a urbanos
b. sanitarios inespecíficos
c. tóxicos para las células
d. radiactivos

**841. La cinta autoadhesiva con control de esterilización es un control...**

a. Físico        b. Biológico
c. Radioactivo        d. Químico

**842. Para qué están indicados los baños de oxígeno:**

a. Lesiones musculares
b. Estrés y fatiga
c. Afecciones dermatológicas
d. Afecciones reumáticas

**843. El páncreas es una glándula:**

a. Endocrina        b. Exocrina
c. Mixta        d. Lisosomial

**844. El test de Bowie-Dick está relacionado con:**

a. El flameado        b. El Horno de Pasteur
c. El autoclave        d. La incineración

**845. Cuántas veces consecutivas repetiremos la maniobra de Heimlich ante un atragantamiento:**

a. 3        b. 4        c. 5        d. 6

**846. Una de las características del frío sobre el organismo es:**

a. Su efecto antihemorrágico
b. Su efecto anestésico
c. Su efecto astringente
d. Todas son correctas

**847. Factores extrínsecos más determinantes en las úlceras por presión:**

a. Presión, humedad y tiempo
b. Humedad, fricción o roce
c. Presión, fricción, humedad y tiempo
d. Humedad, fricción y tiempo

**848. En las úlceras por presión la escara aparece en el estadio:**

a. I    b. II    c. III    d. IV

**849. Endurecimiento del cuerpo que se produce después de la muerte:**

a. Rigor-mortis
b. Algor-mortis
c. Livor-mortis
d. Mortis-causa

**850. La esterilización consiste en:**

a. Destrucción de cualquier forma de vida, no incluida las esporas
b. Eliminación de materia orgánica
c. Destrucción de microorganismos patógenos
d. Destrucción de toda forma de vida, incluida las esporas

**851. Para medir el aclaramiento de creatinina se debe recoger:**

a. Orina con técnica estéril y de medio chorro
b. Orina de 24 horas
c. Sangre venosa
d. Contenido gástrico

**852. En el proceso quirúrgico el TCAE se encarga de:**

a. Recogida, limpieza y clasificación
b. Recogida, limpieza, clasificación, reposición, desinfección y esterilización del material
c. Recogida, limpieza, clasificación y reposición
d. Atender las peticiones del personal sanitario

**853. Presión que ejerce la contracción del ventrículo izquierdo sobre las paredes de las arterias:**

a. Asistólica
b. Diastólica
c. Interventricular
d. Sistólica

**854. Un paciente con edema perimaleolar debe permanecer en posición:**

a. Trendelenburg
b. Morestin
c. Fowler
d. Roser

**855. Formas de vida más resistentes en la esterilización:**

a. Los virus
b. Los hongos
c. Las esporas
d. Las bacterias

**856. Si el rasurado en un hombre comprende desde debajo de los pezones hasta por debajo del pubis y desde una línea axilar anterior hasta la otra, va a ser intervenido de:**

a. Mama
b. Tórax
c. Riñón
d. Abdomen

**857. NO es finalidad general de la higiene y el aseo del paciente:**

a. Estimular la circulación sanguínea
b. Eliminar las células descamadas y la suciedad
c. Estimular la acumulación de secreciones
d. Mejorar el confort y el bienestar del paciente

**858. En la limpieza de material no desechable que se utilice en una técnica de oxigenoterapia, es FALSO:**

a. Debe hacerse lo antes posible para evitar que las manchas biológicas se sequen y adhieran al mismo
b. El instrumental debe desmontarse para hacer bien su limpieza
c. Debe practicarse un cuidadoso cepillado de juntas y ranuras
d. Debe sumergirse en solución antiséptica con agua fría

**859. Entre las funciones del almacén NO está:**

a. Revisar periódicamente los artículos
b. Solicitar las mercancías necesarias
c. Retirar los productos de precio elevado
d. Registrar las entradas y salidas de todos los materiales

**860. La vasodilatación y vasoconstricción de los capilares cutáneos forman parte de la función de la piel de:**

a. Protección
b. Secreción
c. Sensitiva
d. Termorregulación

**861. 'Servicio de Salud Mental del Área' es:**

a. Centro de Atención Primaria
b. Centro de Salud Mental
c. Hospital de agudos
d. Todas son correctas

**862. Ante una persona que presenta una herida grave abdominal:**

a. Darle de beber
b. Darle de comer
c. Colocar en su sitio las vísceras abdominales
d. Cubrir la herida con algo húmedo y grande

**863. Cuando se anota en la hoja de observaciones de Juan, paciente ingresado en Urología 'presenta febrícula'. Qué cifras de temperatura indican esa situación:**

a. 36-37°C
b. 37,1-37,9°C
c. 38-39°C
d. 38,5-39°C

**864. Controla la respiración:**

a. Bulbo raquídeo
b. Encéfalo
c. Protuberancia cerebral
d. Son correctas A y C

**865. La quemadura de 2º grado daña:**

a. La dermis
b. La epidermis
c. Las capas más profundas
d. Afecta a todos los tejidos

**866. Andrea se ha torcido un tobillo. Sería INCORRECTO:**

a. Colocar compresas frías
b. Reposo y elevación del miembro lesionado
c. Intentar reducir la torcedura
d. Efectuar un vendaje de presión

**867. 'Muestra biológica' es:**

a. Una prueba radiológica de diagnóstico por imagen
b. Una muestra radioactiva con peligro de contaminación
c. El material proveniente de tejidos o fluidos del paciente destinados a su análisis en el laboratorio
d. El resultado del estudio de la historia clínica del paciente

**868. En posición de decúbito prono es más frecuente localizar UPP en:**

a. Tuberosidad isquiática
b. Zona poplítea
c. Maléolos
d. Crestas iliacas

**869. Cuál de estas glándulas drena en el conducto de Stenon:**

a. Glándula sublingual
b. Glándula submaxilar
c. Glándula Bartolini
d. Glándula Parótida

**870. Fiebre alta:**

a. 37,5-38°C
b. 38,5-39,5°C
c. 39,5-40,5°C
d. Más de 40,5°C

**871. Si tiene problemas respiratorios lo colocaremos en posición de:**

a. Sims izquierdo    b. Fowler
c. Roser    d. Decúbito lateral

**872. Qué método de barrera se requiere en el área estéril del bloque quirúrgico sin que haya previsto realizar intervención en ese momento:**

a. Calzas
b. Gorro y calzas
c. Mascarilla y calzas
d. Mascarilla, gorro y calzas

**873. Vía de administración de medicamentos más rápida:**

a. Oral
b. Sublingual
c. Respiratoria
d. Rectal

**874. Se considera un factor interno en la aparición de úlceras por presión:**

a. Humedad
b. Fricción
c. Obesidad
d. Presión

**875. Las maniobras de Leopold:**

a. Son técnicas de palpación abdominal
b. Son de gran utilidad en las últimas semanas de gestación
c. Son útiles para detectar la posición fetal
d. Todas son correctas

**876. 'Úlcera por presión' es:**

a. Lesión de origen no isquémico que afecta a tejido óseo y dérmico; que tiene relación con la presión y fricción entre planos duros
b. Lesión de origen nosocomial, con pérdida de tejido cutáneo
c. Lesión de origen isquémico localizada en la piel y tejidos subyacentes, con pérdida de sustancia cutánea y producida por presión prolongada o fricción entre dos planos duros
d. Cualquier lesión producida en la piel con rotura tisular

**877. Juan es un paciente ingresado con escasa movilidad. Usted debe saber que las zonas de mayor incidencia de úlceras cuando se encuentra en decúbito prono son:**

a. Tobillos, rodillas, costillas y hombros
b. Dedos del pie, codos, costillas y nuca
c. Glúteos, codos, talones y nuca
d. Dedos del pie, rodillas, hombros y mejillas

**878. Volumen normal de diuresis 24 h:**

a. 3 litros
b. Entre 2 y 3 litros
c. Entre 1 y 1,5 litros
d. Más de 3 litros

**879. NO causa la pérdida de la condición de personal estatutario fijo**

a. La renuncia
b. La pérdida de la nacionalidad tomada en consideración para el nombramiento
c. La incapacidad permanente parcial
d. Sanción disciplinaria firme por separación del servicio

**880. En relación con las úlceras por presión la dieta debe ser rica en:**

a. Proteínas
b. Hidratos de carbono
c. Isoflabonas
d. Grasas monoinsaturadas

**881. Entre los factores intrínsecos que favorecen la aparición de las úlceras por presión NO se encuentra:**

a. Edad
b. Incontinencia
c. Presión continuada
d. Obesidad

**882. Qué elementos son imprescindibles para conseguir una buena comunicación con el enfermo terminal y su familia:**

a. Saber escuchar
b. Respeto a los juicios confidencias y creencias del paciente y familiares
c. Ninguna es correcta
d. Son correctas A y B

**883. La dieta hiperproteica está indicada en caso de:**

a. Anemias
b. Quemaduras
c. Úlceras por presión
d. Las tres son correctas

**884. Ciencia que estudia el envejecimiento en todos sus aspectos:**

a. Geriatría
b. Medicina del anciano
c. Gerontología
d. Ninguna de las tres

**885. El enema medicamentoso antihelmíntico está indicado para:**

a. Aumentar la actividad intestinal
b. Ablandar las heces
c. Destruir bacterias
d. Eliminar parásitos intestinales

**886. Sonda vesical rígida:**

a. Robinson
b. de Pezzer
c. de Malecot
d. de Foley

**887. Tipos de transmisión directa: si NO existe contacto directo y se trasmite por gotitas de Flügge es:**

a. Por contacto
b. Transmisión intrapartum
c. Trasplacentaria de la madre a su hijo
d. Transmisión aérea

**888. NO es un eslabón de la cadena epidemiológica:**

a. Fuente de infección
b. Mecanismo de transmisión
c. Sujeto susceptible
d. Ciclo reproductivo

**889. La hematopoyesis es función de:**

a. Las articulaciones
b. Los músculos
c. Los huesos
d. El esqueleto apendicular

**890. Cama de levitación mecanizada con un colchón que tiene un flujo continuo de aire entre sus bolitas o esferas:**

a. Cama electrocircular o circoeléctrica
b. Cama Roto Rest®
c. Cama de esferas fluidificada Clinitron®
d. Cama de sedestación Gatch

**891. Los datos de carácter personal:**

a. No serán almacenados de forma que permitan el ejercicio del derecho de acceso
b. No pueden ser cancelados
c. Serán exactos
d. Su tratamiento, por cuestiones de eficiencia, no requerirá el consentimiento del afectado

**892. NO pertenece a las necesidades fisiológicas básicas:**

a. Independencia
b. Respirar
c. Dormir
d. Comer

**893. Utilizaremos el EPI cuando:**

a. Nos lo requiera el paciente
b. Deseemos aislar al paciente
c. Cuando exista posibilidad de transferencia de sangre o fluidos corporales hacia el personal
d. Ninguna de las anteriores

**894. El auxiliar de enfermería sospecha que el paciente puede estar sufriendo hipoglucemia si presencia:**

a. Polidipsia
b. Disnea y tos
c. Palidez, sudoración y obnubilación
d. Dolor abdominal

**895. Principio que obliga 'hacer el bien' a un enfermo, ayudándole y respetando sus derechos y dignidad:**

a. No-maleficencia/beneficencia
b. Justicia
c. Derecho participativo
d. Autonomía

**896. Para realizar la higiene del cabello en un paciente encamado hay que colocarlo en:**

a. Roser
b. Morestin
c. Sims
d. Fowler

**897. Paciente con lipotimia. Posición:**

a. Trendelenburg
b. Prono o ventral
c. Rosé
d. Fowler

**898. Arteria más usada para tomar pulso**

a. Humeral
b. Braquial
c. Radial
d. Femoral

**899. En Terapia Ocupacional, técnica que consiste en hacer que una persona piense, hable sobre su propia vida pasada y comparta recuerdos:**

a. Técnica de entrenamiento motor
b. Técnica de orientación a la realidad
c. Reminiscencia
d. Categorización

**900. El 'triángulo de Balkan' NO se usa con pacientes que sufren:**

a. Luxación de hombro
b. Fracturas en miembros inferiores
c. Parálisis de las extremidades inferiores
d. Fractura de cadera

| | | | |
|---|---|---|---|
| 901 C | 926 A | 951 C | 976 D |
| 902 B | 927 D | 952 A | 977 C |
| 903 C | 928 D | 953 B | 978 B |
| 904 B | 929 D | 954 C | 979 B |
| 905 B | 930 B | 955 C | 980 C |
| 906 B | 931 D | 956 C | 981 A |
| 907 B | 932 B | 957 C | 982 D |
| 908 C | 933 C | 958 D | 983 C |
| 909 D | 934 A | 959 A | 984 D |
| 910 D | 935 D | 960 B | 985 B |
| 911 A | 936 A | 961 B | 986 D |
| 912 A | 937 A | 962 A | 987 D |
| 913 D | 938 D | 963 C | 988 B |
| 914 B | 939 D | 964 D | 989 D |
| 915 D | 940 D | 965 A | 990 B |
| 916 C | 941 B | 966 A | 991 C |
| 917 A | 942 B | 967 A | 992 B |
| 918 C | 943 B | 968 B | 993 B |
| 919 C | 944 D | 969 B | 994 A |
| 920 C | 945 C | 970 B | 995 B |
| 921 B | 946 A | 971 A | 996 A |
| 922 D | 947 C | 972 B | 997 B |
| 923 B | 948 A | 973 B | 998 C |
| 924 C | 949 C | 974 D | 999 A |
| 925 C | 950 D | 975 C | 1000 A |

FALLOS:

**901. Qué drenaje tiene tres luces:**

a. Saratoga
b. Jackson
c. Abramson
d. Redón

**902. La Sra. García nos comenta que está muy incómoda. No ha podido descansar esta noche. Cuando tiene ganas de orinar aunque vacíe la vejiga sigue teniendo ganas de orinar:**

a. Nicturia
b. Tenesmo vesical
c. Incontinencia
d. Retención urinaria

**903. NO es una de las variables antropométricas:**

a. Estatura
b. Perímetro braquial
c. Edad
d. Pliegues cutáneos

**904. Elena está en un restaurante y sufre un atragantamiento. Parece una obstrucción parcial. Se lleva las manos a la garganta. Tras darle 5 golpes interescapulares que no resultan efectivos, qué harías:**

a. Pedir ayuda
b. Maniobra de Heimlich
c. Masaje cardiaco
d. Comenzar RCP

**905. Vía de administración más útil en pediatría:**

a. Vía sublingual
b. Vía rectal
c. Vía parenteral
d. Vía tópica

**906. El secreto profesional es:**

a. Un derecho propio y exclusivo de los profesionales sanitarios
b. La obligación de no revelar lo conocido por razón de la profesión
c. La obligación de revelar a los familiares y/o tutor lo conocido por razón de la profesión
d. Las tres son correctas

**907. Conjunto de signos y síntomas que caracterizan y definen a una enfermedad o entidad nosológica:**

a. Signos
b. Síndrome
c. Síntomas
d. Enfermedad constitucional

**908. Lugar donde los microorganismos viven, se desarrollan y se multiplican:**

a. Vector
b. Fuente susceptible
c. Reservorio
d. Infestación

**909. La intubación endotraqueal las exploraciones faríngeas e intervenciones como el bocio son indicaciones de la posición de:**

a. Trendelenburg
b. Genupectoral
c. Litotomía
d. Roser

**910. Antes de ponerle un enema colocar al paciente en decúbito:**

a. supino
b. prono
c. lateral
d. lateral izquierdo, con la pierna flexionada

**911. Se puede romper el secreto profesional cuando:**

a. Declaramos en un juicio
b. Lo solicite un familiar del paciente
c. La Dirección del Centro lo considere necesario
d. Lo solicite la Policía o la Guardia Civil

**912. En la higiene del paciente cómo se cortan las uñas:**

a. En línea recta en los pies y con corte curvo en las manos
b. Con corte curvo en los pies y línea recta en las manos
c. El mismo corte en pies y manos
d. Todas son correctas

**913. No es síntoma de depresión:**

a. Anhedoni
b. Agitación psicomotora
c. Alucinaciones
d. Apraxia

**914. Pedro está ingresado, encamado y con sonda nasogástrica. Para administrarle alimentación necesitarás:**

a. Gasa estéril
b. Jeringa de émbolo
c. Una cánula
d. Mascarilla de alto flujo

**915. Detendremos la RCP cuando...**

a. Su duración exceda los 15 minutos
b. La víctima recupere su respiración normal
c. El socorrista esté exhausto
d. Son correctas B y C

**916. Si se produce una pérdida del grosor de la piel, implicando daño o necrosis del tejido subcutáneo que puede extenderse hacia dentro, estamos hablando de una úlcera por presión de Grado...**

a. 1
b. 2
c. 3
d. 4

**917. Según Virginia Henderson las necesidades básicas son:**

a. 14
b. 15
c. 20
d. 9

**918. Alimentos que facilitan los procesos metabólicos del organismo al aportar gran cantidad de vitaminas y de elementos minerales:**

a. Plásticos
b. Energéticos
c. Reguladores
d. Eliminadores

**919. Los pictogramas o símbolos describen una situación y nos informan del comportamiento a seguir ante ellos. Las de color amarillo o amarillo anaranjado y el color de contraste negro corresponden a señales de:**

a. Prohibición
b. Obligación
c. Advertencia
d. Auxilio o salvamento

**920. Posición más utilizada en ginecología y obstetricia:**

a. Trendelenburg
b. Fowler
c. Litotomía
d. Litotricia

**921. Material sensible a la humedad:**

a. Hidrosensible    b. Higroscópico
c. Estéril    d. Termolábil

**922. Tenemos que lavar el cabello a una anciana encamada. Posición:**

a. Trendelenburg    b. Sims
c. Litotomía    d. Proetz

**923. En la recogida de muestras de heces para estudio de parásitos:**

a. Se recogen tres muestras diferentes de la misma deposición
b. Se recogen durante tres días
c. Se conservan en estufa hasta su envío
d. Todas son correctas

**924. Al transportar una muestra infecciosa al centro de análisis, dónde ve el transportista la etiqueta indicativa de 'material infeccioso':**

a. En el contenedor secundario
b. En el contenedor primario
c. En el contenedor terciario
d. No se pone en ninguno de ellos

**925. Úlcera por presión que afecta epidermis, dermis y tejido subcutáneo:**

a. Grado I    b. Grado II
c. Grado III    d. Grado IV

**926. Análisis psicológico basado en interpretar el inconsciente:**

a. Psicoanálisis    b. Psicoterapia
c. Psicofarmacología    d. Psicodinamia

**927. En el cuidado al paciente es práctica segura de evidencia demostrada:**

a. Higiene de manos
b. Identificación inequívoca del paciente
c. La prevención de las infecciones
d. Todas son prácticas seguras

**928. 'Mecanismos de trasmisión':**

a. Son los que utiliza el germen para ponerse en contacto con el huésped
b. Pueden ser únicos o variados
c. Los que utiliza el germen para no ponerse en contacto con el huésped
d. Son correctas A y B

**929. Para la extracción de sangre se aconseja el método:**

a. Simple    b. Intermitente
c. Indirecto    d. Directo

**930. Sangrado por la boca procedente del aparato respiratorio:**

a. Epistaxis    b. Hemoptisis
c. Hematemesis    d. Hematuria

**931. Estructura fundamental del sistema sanitario, responsable de la gestión de los centros del servicio de salud de la Comunidad Autónoma, en su demarcación territorial:**

a. Centro de Salud
b. Región
c. Consejo de Salud
d. Área de Salud

**932. Josefa, de 65 años, acude a la consulta de cirugía. Presenta falta de apetito, dispepsia, cansancio, sensación de ardor en el esófago al agacharse, dolor de estómago y heces muy oscuras desde hace un mes. El médico nos dice que la prepararemos para una exploración física abdominal. Qué NO haremos:**

a. Explicarle que va a ser examinada
b. Proporcionar luz suficiente a la sala de exploraciones, abriendo las cortinas y la ventana, y colocando una luz auxiliar si no fuese suficiente
c. Ayudar a la enferma a desvestirse
d. Instalarla sobre la camilla de exploraciones y cubrirla con una o dos sábanas, dejando sólo descubierta la zona a explorar

**933. En la práctica asistencial la aparición de UPP se debe a:**

a. Factores extrínsecos
b. Factores intrínsecos
c. Son correctas A y B
d. Otros factores etiológicos

**934. Aborto eugenésico es el provocado por:**

a. Patología fetal
b. Violación de la madre
c. Madres menores de edad
d. Patología materna

**935. No es una finalidad general de la higiene y el aseo del paciente:**

a. Conservar la integridad de la piel
b. Estimular la circulación sanguínea
c. Eliminar las células escamadas y la suciedad
d. Aumentar la temperatura corporal en casos de hipertermia

**936. Sobre las normas de preparación y administración de los medicamentos, si la enfermera nos delega que administremos una medicación vía oral, sería INCORRECTO:**

a. Administrar el medicamento sin consultar la gráfica del paciente
b. Identificar al paciente y colocarlo en la posición adecuada en función del tipo de medicamento
c. Preguntar al paciente si padece alguna alergia medicamentosa
d. Anotar en el registro el procedimiento realizado

**937. Cuántos aspectos de la comunicación humana recoge Watzlawick:**

a. 5    b. 10    c. 6    d. 8

**938. El óvulo fecundado anida en el endometrio en forma de:**

a. Cigoto
b. Folículo de Graaf
c. Mórula
d. Blástula

**939. Antes de administrar un preparado por sonda nasogástrica a un anciano el TCAE deberá valorar lo siguiente, EXCEPTO:**

a. La posición del paciente
b. La correcta ubicación de la sonda
c. La identificación del paciente
d. La medicación del paciente

**940. Con qué sistema de aporte de Oxígeno se consigue el mayor número de concentraciones diferentes:**

a. Gafas nasales
b. Mascarilla reservorio
c. Ninguno, todos los sistemas de aporte dan la misma concentración
d. Mascarilla Venturi

**941. Entre las acciones que la enfermería debe tener en cuenta en el anciano depresivo NO está:**

a. Estimularle a mantener una adecuada higiene personal
b. Pedirle que levante el ánimo
c. Evitar que se autolesione o suicide
d. Orientarle hacia la realidad

**942. No es un característica de una quemadura de tercer grado:**

a. Presenta escara seca de la piel
b. Una alta sensibilidad
c. Dejan siempre cicatriz
d. Destrucción total de las terminaciones nerviosas

**943. El aparato digestivo está formado por un conjunto de órganos cuya función es la digestión y absorción de nutrientes:**

a. Estómago, intestino grueso, intestino delgado y recto
b. Boca, faringe, esófago, estómago, intestino
c. Estómago, intestino delgado y recto
d. Estómago, intestino grueso y recto

**944. Paciente terminal que actúa mostrando arrepentimiento sobre sus errores, establece pactos según sus creencias religiosas, consigo mismo o de otra índole. Está en la fase de:**

a. Hostilidad
b. Aceptación
c. Rechazo o no aceptación
d. Negociación

**945. Posición de Sims o también:**

a. Morestin
b. Invertida
c. Semiprona
d. Ninguna de las tres

**946. Qué tipo de valoración es considerada por la OMS como la mejor forma de medir la salud de los mayores, ya que función y enfermedad van a estar relacionadas:**

a. Valoración funcional
b. Valoración clínica
c. Valoración crítica
d. Valoración por aparatos y sistemas

**947. Cuando la persona que enferma intenta aceptar su situación recurriendo a la lógica hablamos de qué mecanismo de defensa:**

a. Negación
b. Represión
c. Racionalización
d. Regresión

**948. Es causa de la deshumanización de la asistencia sanitaria:**

a. La Tecnología, la superespecialización y la complejidad del sistema
b. Criterios no mercantilistas
c. Equidad
d. La comunicación verbal

**949. Las siglas PQ, se corresponde con 'Calidad de...**

a. Operación
b. Clasificación
c. Proceso
d. Iniciación

**950. Cuáles son los mecanismos que alteran la integridad de la piel:**

a. Presión
b. Fricción
c. Pinzamiento vascular
d. Las tres son correctas

**951. NO es función del TCAE de psiquiatría:**

a. Cuidado a personas, familiares y comunidad con problemas de salud mental
b. Fomentar el cuidado personal y la salud, higiene, alimentación y ejercicio físico
c. Realizar intervenciones psicoterapéuticas individuales o en grupo
d. Enseñanza de aspectos de la salud mental a otros trabajadores

**952. De los planos corporales para el estudio anatómico, el plano mediosagital se divide en:**

a. Medial o interno y lateral o externo
b. Ventral o anterior y dorsal o posterior
c. Craneal o superior y caudal o inferior
d. Medio-transversal y medio-frontal

**953. El consentimiento informado es:**

a. Un documento que el cirujano entrega al paciente
b. Una autorización escrita que firma el paciente y que faculta al cirujano para operarle en los términos establecidos en la fase de información
c. El informe que emite el equipo médico tras la operación
d. El documento que se le entrega al paciente en el momento del alta

**954. Un desinfectante que no ejerce acción letal pero inhibe el crecimiento de las bacterias es:**

a. Bactericida
b. Fungicida
c. Bacteriostático
d. Viricida

**955. El pulso 'apical' se toma en la...**

a. arteria carótida
b. arteria radial
c. punta o ápice del corazón
d. arteria circunfleja

**956. A la hora de colocarse la mascarilla, indicar la FALSA:**

a. Debe adaptarse perfectamente a la fisonomía de la cara y nariz, evitando la presencia de huecos que permitan que el aire exhalado se escape
b. Si el personal sanitario lleva barba, la mascarilla debe cubrirla completamente
c. La mascarilla hay que colocarla después de realizar el lavado quirúrgico de las manos y atarla adecuadamente
d. Una mascarilla sólo sirve para una intervención

**957. El informe Lalonde (Canadá 1974) puso de manifiesto el gran desequilibrio que se producía entre la enorme inversión de dinero público y la escasa influencia en la salud de:**

a. los factores medioambientales
b. los hábitos de salud y estilos de vida
c. la asistencia sanitaria
d. Las tres cosas

**958. Sistema de aporte de Oxígeno que requiere el menor flujo:**

a. Tienda de oxígeno
b. Mascarilla Ventimask
c. Mascarilla reservorio o sin reciclado
d. Gafas nasales

**959. El profesional que, con incumplimiento de su obligación de sigilo o reserva, divulgue los secretos de otra persona será castigado con:**

a. Pena de prisión de 1 a 4 años, multa de 12 a 24 meses e inhabilitación especial para dicha profesión por tiempo de 2 a 6 años
b. Pena de 2 años de prisión y multa de 500.000 €
c. Es una falta sancionada exclusivamente por vía disciplinaria
d. Es una falta sancionada exclusivamente por vía civil

**960. Cama más indicada para los pacientes politraumatizados:**

a. Ortopédica
b. Electrocircular
c. De levitación
d. Roto-test

**961. Las constantes vitales:**

a. Se llaman constantes porque son datos que no varían
b. Varían en una misma persona, dependiendo de algunos factores
c. Se registran siempre una vez al día
d. Se refiere, exclusivamente, a la tensión arterial y temperatura

**962. Teorías de la personalidad que ponen el acento en el funcionamiento inconsciente, en las motivaciones inconscientes y en el choque entre la vida instintiva, la realidad y las limitaciones sociales:**

a. Psicoanalíticas
b. Humanísticas
c. Del aprendizaje
d. Del rasgo

**963. Todas son tipos de pinzas de hemostasia, EXCEPTO las de...**

a. Kelly
b. Crile
c. Mayo
d. Pean

**964. Cuando el paciente no colabora para hacer un cambio postural, indique la FALSA:**

a. Se coloca un TCAE al lado derecho de la cama y otro al lado izquierdo
b. Los pies del TCAE deben estar separados y las rodillas ligeramente flexionadas
c. Hay que retirar la almohada del paciente
d. Se le dice que haga fuerzas con sus pies y brazos intentando incorporarse

**965. Percepciones sensoriales que la persona considera como reales y que no corresponden a ningún estímulo físico externo:**

a. Alucinaciones
b. Delirios
c. Pareidolias
d. Somatoagnosias

**966. La leche materna contiene:**

a. Hormonas, anticuerpos, vitaminas, enzimas y agua
b. Hormonas, vitaminas y agua
c. Anticuerpos, vitaminas y agua
d. Enzimas, vitaminas y agua

**967. Un bebé presenta flacidez. Qué puntuación Apgar obtendría:**

a. 0
b. 2
c. 1

**968. En que parte del riñón se localizan las pirámides de Malpighi:**

a. En la corteza
b. En la médula
c. En la pelvis renal
d. En los cálices renales

**969. El sistema 'Spaulding' clasifica:**

a. Enfermedades
b. Instrumentación
c. Riesgos quirúrgicos
d. Medicamentos

**970. Medicina que estudia la influencia entre lo orgánico y lo psíquico:**

a. Psicología
b. Psicosomática
c. Psicosocial
d. Psicoterapéutica

**971. En el lavado de manos quirúrgico:**

a. El tiempo de lavado es de 5 minutos
b. Secar con toalla de papel
c. Los codos altos y las manos bajas
d. Cerrar el grifo con la toalla de papel

**972. Entre las características del modelo de atención integral centrada en la persona NO está:**

a. Situar su foco en las capacidades y habilidades de la persona
b. Confiar en equipos estándares interdisciplinarios
c. Compartir decisiones con usuarios, amigos, familia, profesionales
d. Responden a las necesidades basándose en responsabilidades compartidas y compromiso personal

**973. Aire en la cavidad pleural:**

a. Pleuritis
b. Neumotórax
c. Asma
d. Ninguna es correcta

**974. NO es un objetivo principal de los cuidados paliativos según la OMS:**

a. Procurar alivio del dolor y otros síntomas del paciente
b. Dar apoyo psicológico, social y espiritual al paciente
c. Considerar la muerte como algo normal
d. Priorizar el cuidado principalmente sobre el paciente y no sobre su familia

**975. Los protozoos son:**

a. Hongos
b. Virus
c. Parásitos
d. Bacterias

**976. La muerte del paciente ¿descarga al TCAE de la obligación contraída por el secreto profesional?**

a. Sí, desde la fecha del fallecimiento
b. Sí, desde la fecha del fallecimiento, si han pasado más de cinco años
c. Sí, desde la fecha del fallecimiento, si han pasado más de diez años
d. No

**977. Edelmiro no puede dejar de comer tierra. Su médico le ha dicho que tiene un trastorno de Pica. Qué nombre recibe dicho trastorno en relación con la sustancia ingerida:**

a. Tricofagia
b. Coprofagia
c. Geofagia
d. Geomelofagia

**978. Aurora, con vómitos desde hace un largo periodo, tiene nutrición parenteral. ¿Puede la enfermera usar el catéter dc nutrientes para administrarle medicación?**

a. Siempre
b. No debe
c. A criterio de la enfermera
d. Sólo a pacientes diabéticos

**979. José, de 89 años, vive con su hija, que trabaja a turnos. Tiene un bajo poder adquisitivo. Padece hipertensión aguda, es insulino dependiente y sufre sordera que lo aísla socialmente. Principales indicadores de malnutrición en el anciano:**

a. Alcoholismo, síndrome de mala absorción, osteoporosis y bajo peso
b. Pérdida de peso de más de 5 kg, ingesta alimentaria inadecuada, bajo peso/sobrepeso, osteoporosis y cambio de estado
c. Alcoholismo, deterioro cognitivo, síndrome de mala absorción
d. Deshidratación, pérdida de más de 7 kg, deterioro cognitivo y cambios en el hábito intestinal

**980. En qué casos el uso de guantes sustituye al lavado de manos:**

a. Cuando no se dispone de un lavabo cerca
b. Sólo en el caso del lavado antiséptico
c. Nunca
d. En el aseo de los pacientes

**981. Indique la FALSA:**

a. Una luxación tiene menor importancia clínica que un esguince
b. Una fractura esta producida por un traumatismo físico
c. Una herida contusa es aquella que esta producida por objetos romos
d. En la gravedad de las quemaduras influye la edad del paciente

**982. Principal medida para evitar la transmisión de infecciones por contacto directo:**

a. Uso de guantes
b. Ponerse una bata
c. El aislamiento
d. El lavado de manos

**983. Enfermo que llega a consulta para una exploración. Será recibido por:**

a. La secretaria/o
b. El médico/a
c. Auxiliar de enfermería
d. El Enfermero/a

**984. Depresión del esternón en un adulto con el masaje cardiaco:**

a. 2 cm     b. 3 cm     c. 7 cm     d. 5 cm

**985. En la alimentación a una persona dependiente observamos que sufre una deglución dolorosa. Presenta:**

a. Afagia
b. Odinofagia
c. Disfagia
d. Dolofagia

**986. Sobre los sistemas generales de administración de oxígeno:**

a. El humidificador va unido al manorreductor
b. El caudalímetro mide la presión a la que se administra oxígeno desde la bombona
c. El manorreductor reduce la presión de oxígeno que se le administra al enfermo
d. Las bombonas o balas son recipientes cilíndricos, de capacidad variable que almacenan gas a mayor presión que la atmosférica

**987. Extracción de sangre para cultivo:**

a. Hematológica y bioquímica
b. Inmunobiológico
c. Bioquímico y microbiológico
d. Hemocultivo

**988. La manta de hipotermia se usa para la aplicación de:**

a. Calor seco
b. Frío seco
c. Calor húmedo
d. Frío húmedo

**989. Instrumentos que NO se pueden usar en la movilización de pacientes**

a. Discos giratorios
b. Trapecio de barra
c. Tabla de transferencia
d. Ninguna es correcta

**990. Maniobra en caso de atragantamiento en un adulto consciente:**

a. Frente-mentón
b. Heimlich
c. Wallace
d. Tracción mandibular

**991. La eupnea es respiración:**

a. Irregular
b. Ruidosa
c. Normal
d. Suave

**992. NO es función del TCAE:**

a. Colocar y ordenar la lencería de planta
b. Aplicar tratamientos vía parenteral
c. Hacer las camas de los pacientes
d. Realizar el aseo a algunos pacientes

**993. Cuál es el más frecuente:**

a. La esquizofrenia
b. La depresión
c. La paranoia
d. El trastorno bipolar

**994. Rotación o giro del antebrazo que coloca la palma de la mano hacia atrás o abajo y dorso hacia arriba:**

a. Pronación
b. Supinación
c. Flexión
d. Son correctas A y C

**995. En mecanismos de transmisión de enfermedades, NO es un fómite:**

a. Vajillas y cubiertos
b. Agua y alimentos
c. Material quirúrgico
d. Juguetes y ropa

**996. Pasos del procedimiento de limpieza manual por inmersión con fricción:**

a. Preparación, lavado, aclarado y secado
b. Aclarado, lavado, secado
c. Preparación, secado, lavado
d. Lavado, secado, aclarado

**997. En salud laboral, 'EPI' es:**

a. Un tipo de enfermedad inmunoadquirida laboral
b. Material o equipo de protección para garantizar la salud del trabajador, de uso particular
c. Técnica de esterilización por inyección de vapor
d. Educación para la investigación

**998. Durante el embarazo, NO:**

a. Realizar de cuatro a cinco comidas al día
b. Aumentar el consumo de frutas y hortalizas
c. Tomar leche cruda y quesos frescos curados
d. Comer pescado tres o cuatro veces a la semana

**999. En la valoración de riesgos de úlcera por presión de Doreen Norton se considera riesgo muy alto:**

a. 5 a 11
b. 12 a 14
c. Mayor de 14
d. Mayor de 20

**1000. NO es factor de riesgo extrínsecos de la infección hospitalaria:**

a. Enfermedades de base
b. Antibioterapia
c. Técnicas de diagnóstico y tratamiento invasivo
d. Tratamientos inmunodepresores

| | | | |
|---|---|---|---|
| 1001 C | 1026 A | 1051 C | 1076 B |
| 1002 B | 1027 C | 1052 C | 1077 B |
| 1003 C | 1028 B | 1053 C | 1078 C |
| 1004 C | 1029 D | 1054 D | 1079 B |
| 1005 D | 1030 C | 1055 C | 1080 A |
| 1006 B | 1031 A | 1056 B | 1081 C |
| 1007 A | 1032 C | 1057 A | 1082 C |
| 1008 C | 1033 C | 1058 A | 1083 C |
| 1009 C | 1034 A | 1059 C | 1084 A |
| 1010 B | 1035 B | 1060 B | 1085 A |
| 1011 B | 1036 C | 1061 A | 1086 C |
| 1012 C | 1037 B | 1062 B | 1087 B |
| 1013 B | 1038 D | 1063 B | 1088 C |
| 1014 D | 1039 C | 1064 D | 1089 A |
| 1015 C | 1040 C | 1065 C | 1090 D |
| 1016 D | 1041 C | 1066 A | 1091 A |
| 1017 C | 1042 B | 1067 B | 1092 D |
| 1018 C | 1043 B | 1068 C | 1093 D |
| 1019 A | 1044 C | 1069 A | 1094 C |
| 1020 C | 1045 A | 1070 C | 1095 B |
| 1021 D | 1046 B | 1071 B | 1096 C |
| 1022 C | 1047 C | 1072 A | 1097 D |
| 1023 A | 1048 A | 1073 D | 1098 D |
| 1024 B | 1049 B | 1074 B | 1099 A |
| 1025 D | 1050 D | 1075 C | 1100 C |

FALLOS:

**1001. Ante una úlcera por decúbito infectada por 'clostridium difficile' qué tipo de aislamiento aplicaremos:**

a. De transmisión por gotas
b. De transmisión aérea
c. De transmisión por contacto
d. De transmisión inversa

**1002. 'Balance hídrico positivo' es:**

a. Equilibrio entre las entradas y las salidas
b. El que tiene más entradas que salidas
c. El que tiene más salidas que entradas
d. El que hidrata adecuadamente al paciente

**1003. Orden de las etapas del PAE**

a. Ejecución, diagnóstico de enfermería, planificación, evaluación y valoración
b. Valoración, ejecución, planificación, diagnóstico de enfermería y evaluación
c. Valoración, diagnóstico de enfermería, planificación, ejecución y evaluación
d. Valoración, planificación, diagnóstico de enfermería, ejecución y evaluación

**1004. Tensión arterial cuando ésta se mantiene entre los valores medios considerados normales para cada grupo de edad:**

a. Hipotensión
b. Hipertensión
c. Normotensión
d. Frecuente

**1005. Sonda vesical flexible de punta redondeada o acodada con dos o tres luces en su interior:**

a. Robinson
b. Pezzer
c. Malecot
d. Foley

**1006. Ana acude a su centro de salud. Su médico le recomienda, entre otras cosas, autoexplorarse las mamas. Es un tipo de prevención:**

a. Cuaternaria
b. Secundaria
c. Terciaria
d. Primaria

**1007. En la lucha contra la drogadicción la medida más efectiva es la prevención. Una de las siguientes es 'prevención secundaria':**

a. Campañas para que los padres detecten posibles drogodependencias de sus hijos
b. Rehabilitación y reinserción de toxicómanos
c. Control policial en la distribución de drogas
d. Campañas publicitarias para que los jóvenes no consuman

**1008. Qué es la respiración de Biot:**

a. Aumento de la frecuencia de 20-24 rpm
b. Respiración profunda y lenta
c. Respiración con ritmo y frecuencia irregulares
d. Aumento de la profundidad de la respiración

**1009. En la RCP, si el reanimador se encuentra solo y comprueba que un paciente está inconsciente, no respira y no tiene pulso:**

a. Puñopercusión y si no reacciona, dar masaje cardiaco a ritmo de 80 compresiones torácicas por minuto
b. Ventilar al paciente tras apertura de la vía aérea a 12 respiraciones/ minuto y efectuar 100 compresiones torácicas / min. Pedir ayuda
c. Iniciar masaje cardiaco: 30 compresiones seguidas, dos ventilaciones e ir alternando compresiones y ventilaciones a un ritmo 30/2 y una frecuencia de 100/min
d. Puñopercusión y ventilar al paciente

**1010. Accesorio de la cama conocido también como 'reja de seguridad':**

a. Arco de protección
b. Barandilla
c. Armazón de Bolkman
d. Freno de seguridad

**1011. El paciente tiene derecho a revocar libremente su consentimiento:**

a. Hasta la entrada en quirófano
b. En cualquier momento
c. En la visita médica anterior a la realización del procedimiento
d. Sólo en procedimientos de alto riesgo

**1012. En uno de estos procesos NO está indicada la aplicación del frío:**

a. En caso de anestesia local
b. Como antiespasmódico
c. En procesos que cursen con vasoconstricción
d. En casos de disminución del metabolismo

**1013. Cabinas de seguridad biológicas. Es FALSO que:**

a. La cabina debe permanecer en funcionamiento media hora antes de comenzar la preparación y hasta finalizar la mañana
b. La lámpara de luz ultravioleta permanecerá encendida durante el tiempo de trabajo
c. Se limpiara diariamente con alcohol 70%
d. Una vez al mes se limpiara de forma más detallada, evitando dañar los filtros HPA

**1014. Dentro de los trastornos de ansiedad se encuentran las fobias. Indique la FALSA:**

a. La fobia es un temor acusado, persistente, irracional y desproporcionado al estímulo que lo genera
b. La exposición al estimulo fóbico puede provocar una crisis de ansiedad y si se soporta, es a cambio de un gran malestar
c. La fobia social se caracteriza por un temor excesivo a cualquier situación social
d. La agorafobia consiste en el miedo intenso y evitación a las alturas, suele ser más frecuente en mujeres y suele aparecer en la adolescencia

**1015. Principal objetivo de los cuidados de Enfermería en las unidades de cuidados paliativos a los pacientes terminales:**

a. Prevenir las complicaciones
b. Establecer una relación de confianza con el paciente
c. Mejorar la calidad de vida del paciente
d. Valorar el estado de disconfort del paciente

**1016. José sufre de insomnio, porque tiene miedo a la noche. En el turno de noche un TCAE se ocupará de:**

a. Estimular la actividad diaria
b. Supervisa que la cama esté cómoda, no mojada ni con restos de alimentos
c. Masaje, relajación, ingesta de bebidas calientes
d. Son correctas B y C

**1017. A que grupo pertenecen los Rayos X presentes frecuentemente en actividades sanitarias:**

a. Radiofrecuencias
b. Radiaciones no ionizantes
c. Radiaciones ionizantes
d. Microondas

**1018. La higiene de los ojos deberá realizarse:**

a. Desde la mejilla hacia la nariz
b. Desde el externo al lagrimal
c. Desde el lagrimal hacia el exterior
d. Indistintamente

**1019. 'Plano sagital' es:**

a. El formado por los ejes longitudinal y sagital
b. El formado por el cruce del eje transversal y sagital
c. La unión del eje longitudinal y transversal
d. Son correctas A y B

**1020. En los cuidados al paciente ostomizado:**

a. Es importante frotar bien la piel del estoma con un antiséptico
b. El orificio de la bolsa debe ser algo menor que el de la ostomía
c. La bolsa sucia debe retirarse siempre de arriba a abajo
d. Todas son falsas

**1021. Modificación necesaria para que podamos percibir una diferencia en un estímulo sensorial:**

a. Sensación
b. Ritmo circadiano
c. Proceso cognitivo
d. Umbral diferencial

**1022. En la higiene bucal, para eliminar las placas de sarro en la persona mayor dependiente se utiliza:**

a. Peróxido de hidrógeno diluido y soluciones de bicarbonato
b. Soluciones con vitamina C
c. Son correctas A y B
d. Ninguna de las anteriores

**1023. Qué es un coprocultivo:**

a. Un estudio microbiológico de las heces
b. Medicamentos en las heces
c. Un cambio de coloración en las heces
d. Un aumento en el número de las deposiciones

**1024. Un paciente nos refiere 'que no respira bien y que se encuentra agotado'. Se trata de un dato:**

a. Objetivo
b. Subjetivo
c. Primario
d. Principal

**1025. Capas de la piel:**

a. La Epidermis es la capa intermedia
b. Debajo de la Hipodermis está la Dermis
c. La más externa se denomina Dermis
d. La hipodermis es la más profunda

**1026. El herpes simple es una infección producida por:**

a. Virus
b. Hongos
c. Bacterias
d. Parásitos

**1027. 'Técnica de baño asistido':**

a. Conjunto de actividades que realiza el personal de enfermería
b. Mantener limpio al paciente
c. Conjunto de acciones encaminadas a realizar la higiene corporal completa del paciente encamado
d. La realización del lavado diario

**1028. El instrumental médico-quirúrgico debe reunir unas características especiales:**

a. Reflejar la luz
b. No oxidarse
c. No ser desmontable
d. Ser flexible

**1029. El desbridamiento de la úlcera por presión puede hacerse mediante métodos:**

a. Basta con aliviar la presión
b. Quirúrgicos
c. Enzimáticos y autolíticos
d. Son correctas B y C

**1030. 'Dieta absoluta':**

a. Se disminuye el porcentaje de proteínas
b. Se incluyen alimentos ricos en fibra
c. Se suprime la ingesta total de alimentos y líquidos
d. Es baja en calorías

**1031. Cuidados de la sonda vesical durante la higiene del paciente encamado. Sería INCORRECTO:**

a. Hacer la higiene de la sonda, en el momento de la higiene genital, desde la posición distal de la sonda hacia el meato urinario, para evitar lesiones
b. No desconectar la unión sonda-tubo colector
c. Mantener la bolsa colectora por debajo del nivel de la vejiga
d. Movilizar la sonda en sentido rotatorio, sin traccionar

**1032. El test de Apgar valora:**

a. Peso
b. Perímetro craneal
c. Tono muscular
d. Perímetro torácico

**1033. Las precauciones de trasmisión por contacto se aplican en:**

a. Faringitis estreptocócica
b. Tuberculosis
c. Impétigo
d. Gripe

**1034. Pinzas usadas para sujetar tejido pulmonar**

a. de Duval y Lovelace
b. de Kocher
c. de Allis
d. de Mc Millan

**1035. Según Kübler-Ross, orden de las fases o etapas emocionales por las que pasa una persona en el afrontamiento de la muerte:**

a. Depresión, ira, negociación o pacto, negación y aislamiento y aceptación
b. Negación y aislamiento, ira, negociación o pacto, depresión y aceptación
c. Ira, depresión, negación y aislamiento, negociación o pacto y aceptación
d. Negociación o pacto, depresión, ira, negación y aislamiento, y aceptación

**1036. Indique la FALSA:**

a. La piel interviene en la termorregulación del cuerpo
b. La escara es un tejido necrótico en forma de masa negra
c. Dentro de las distintas funciones de la piel no se encuentra la excretora
d. Las verrugas son tumores epiteliales causados por virus

**1037. Infección que afecta a las uñas:**

a. Hipertricosis
b. Onicomicosis
c. Pediculosis
d. Candidiasis

**1038. Los trastornos de tipo neurótico se caracterizan por:**

a. La grave pérdida de la capacidad de relacionarse con el ambiente
b. Alteraciones del reconocimiento de la realidad
c. Tener una causa orgánica
d. Angustia, ansiedad o tristeza

**1039. Temperatura rectal en un adulto de 37.5 °C. es un estado de:**

a. Febrícula
b. Hipotermia
c. Normotermia
d. Pirexia

**1040. Pedro está ingresado en la unidad de Cirugía. Tiene indicado tratamiento con calor. Es FALSA:**

a. Está indicado en el tratamiento de abscesos, para favorecer la cicatrización
b. Está contraindicado en pacientes que toman medicación anticoagulante
c. Está indicado para disminuir el peristaltismo
d. Está indicado en dolores musculares

**1041. Vía de administración de un fármaco cuando se administra a nivel local de la boca:**

a. Vía oral
b. Vía sublingual
c. Vía bucal
d. Vía ótica

**1042. La pinzas de Doyen son instrumental**

a. De corte
b. De talla o campo
c. De hemostasia
d. De disección

**1043. Sobre la fiebre remitente:**

a. Es la elevación de la temperatura rectal aunque la cutánea sea fría
b. Se trata de fiebre con exacerbación y remisiones, pero sin intervalos apiréticos o, si los hay, de muy breve duración
c. En la gráfica se observan bruscos ascensos de la temperatura y descensos hasta la normalidad. Se caracteriza por presentar elevaciones durante la tarde y por la mañana puede ser normal
d. A lo largo del día se producen numerosas variaciones de la temperatura ascendiendo y remitiendo. Se caracteriza por presentar elevaciones durante la mañana y por la tarde puede ser normal

**1044. De qué control de esterilización forma parte el resultado de la medición del manómetro del autoclave:**

a. Biológico
b. Químico
c. Físico
d. No es un control de esterilización

**1045. Según el tipo de agentes que es capaz de destruir se definen tres niveles de desinfección. La de 'Alto Nivel' elimina:**

a. Todos los microorganismos, incluyendo los virus resistentes y el Mycobacterium tuberculosis
b. Formas vegetativas de bacterias, hongos y virus (pero no todos)
c. Bacterias patógenas
d. Son correctas B y C

**1046. En el turno de noche tenemos un paciente encamado al que le realizaremos los cuidados generales como:**

a. Levantarlo para airear la cama
b. Lavado de cara boca y manos antes de dormir y si es necesario baño
c. Abrir puertas y ventanas de la habitación y entre en contacto con las visitas
d. Ninguna de las respuestas anteriores

**1047. Diastólica es la presión ejercida en las arterias...**

a. Durante la contracción ventricular
b. Durante la contracción auricular
c. En la fase de relajación ventricular
d. En la fase de relajación auricular

**1048. Las cinco fases ante la muerte, según la doctora Kübler-Ross:**

a. Negación, ira, negociación, depresión y aceptación
b. Diagnóstico, pronóstico incierto, tratamiento paliativo, depresión y fase premortem
c. Diagnóstico terminal, depresión, tratamiento definitivo, aceptación y fase premortem
d. Negociación, aceptación, depresión, tratamiento definitivo y negación

**1049. La ropa de lencería que sirve para proteger la cama de secreciones y excretas es:**

a. La sabana
b. La entremetida
c. La encimera
d. La bajera

**1050. Los detergentes catiónicos tienen ventajas como su poder de penetración, también pueden asociarse a:**

a. Yodóforos
b. Clorhexidina
c. Clorógenos
d. Todas son correctas

**1051. Paciente con nutrición parenteral por vía central directa a través de la vena yugular izquierda del cuello. Cómo retirar el camisón para proceder a su higiene:**

a. Comenzar por el brazo izquierdo y luego el derecho
b. Comenzar por el brazo derecho y luego el izquierdo
c. Comenzar indistintamente por un brazo u otro
d. No se le retirará hasta que esté con alimentación enteral

**1052. En psicogeriatría, técnica de reducción de conducta que consiste en impedir el acceso a una actividad o área favorita de la persona tras una conducta inadecuada:**

a. Refuerzo diferencial operante
b. Extinción
c. Restitución
d. Validación

**1053. Le ponemos a un paciente aplicaciones calientes para lograr:**

a. Causar anestesia local
b. Disminuir el metabolismo celular
c. Aumentar la supuración
d. Reducir la temperatura

**1054. 'Infección nosocomial' es:**

a. Una infección adquirida en el hospital, que aparece durante la hospitalización
b. Infección que no se hallaba presente, o en periodo de incubación en el momento de admisión del enfermo en el hospital
c. La OMS la define como enfermedad microbiana
d. Todas son correctas

**1055. Qué diferencia tiene la temperatura rectal respecto a la axilar:**

a. 0,5ºC más alta que la axilar
b. 0,5ºC más baja que la axilar
c. 1ºC más que la axilar
c. 2ºC más que la axilar

**1056. Transcurre desde que un paciente va a ser intervenido hasta que es dado de alta:**

a. Transoperatorio
b. Perioperatorio
c. Operatorio
d. Quirúrgico

**1057. Entre las complicaciones crónicas del anciano diabético NO está:**

a. Hipoglucemia
b. Neuropatía diabética
c. Retinopatía diabética
d. Todas son correctas

**1058. La muestra de esputo puede obtenerse:**

a. En eliminación voluntaria o involuntaria
b. Realizando un estudio exhaustivo previo
c. Debe estar en ayunas
d. Hay que utilizar un catéter

**1059. La obstrucción del tracto urinario de salida origina:**

a. Incontinencia urinaria funcional
b. Incontinencia urinaria de urgencia
c. Incontinencia por rebosamiento
d. Todas las anteriores

**1060. Sobre el autoclave, es FALSO:**

a. El vapor debe acceder a todos los lugares de la cámara donde pueda haber material
b. El vapor debe mezclarse con el aire, para poder contactar con todos los envoltorios y objetos
c. Es el medio más idóneo y más utilizado en el ámbito sanitario
d. Debe tener una calidad de vapor del 97% o superior con menos de un 3% de agua

**1061. Las criptas de Morgagni son:**

a. Depresiones mucosas, dispuestas entre las columnas de Morgagni
b. Pequeñas prominencias, correspondientes a la base de la columna de Morgagni
c. 3 repliegues semilunares
d. Ninguna de las anteriores es correcta

**1062. Cama que consta de un marco que sujeta varias varillas situadas por encima de la cama y unos sistemas de poleas por donde pasan unas cuerdas que tienen en un extremo una cincha forrada que se fija a la extremidad del paciente y con una empuñadura que permite incorporarse al paciente:**

a. Cama de Balkan
b. Cama ortopédica o traumatológica
c. Cama de levitación
d. Cama electrocircular

**1063. La tensión arterial depende:**

a. De la resistencia vascular y catabolismo
b. Del gasto cardiaco y resistencia periférica
c. De la viscosidad sanguínea y cifra total de células sanguíneas
d. Del gasto cardiaco y metabolismo

**1064. Cómo se califica al residuo peligroso con las siglas H3-B:**

a. Corrosivos
b. Irritante
c. Oxidante
d. Inflamable

**1065. Para la aplicación de las normas de precauciones de aislamiento hay que tener en cuenta:**

a. Sólo las precauciones específicas en función del mecanismo de transmisión del agente infeccioso: respiratorias, por gotas y por contacto
b. Sólo las precauciones estándar
c. Precauciones estándar y precauciones específicas
d. Los aislamientos para enfermedades infecciosas

**1066. Carmen trabaja en la Atención Comunitaria en el entorno laboral. La promoción de salud en el lugar de trabajo consiste en aunar los esfuerzos de los empresarios, los trabajadores y la sociedad para mejorar la salud y el bienestar de las personas. En un entorno de Salud Mental:**

a. El trabajo debe ser un medio para reintegrar en la comunidad a los enfermos mentales
b. Las personas con trastornos mentales no tienen mayores tasas de desempleo
c. Los enfermos mentales no deben trabajar
d. Los enfermos mentales que trabajan están peor que los que están jubilados

**1067. Un anciano hospitalizado que presente delirios y estados confusionales presenta un trastorno:**

a. dismórfico
b. psicótico
c. de somatización
d. por conversión

**1068. Mecanismo de defensa empleado por algunos pacientes hospitalizados, por el cual NO creen que el diagnóstico que se le da sea cierto:**

a. Regresión
b. Racionalización
c. Negación
d. Compensación

**1069. Sobre la aplicación de colirio o pomada en los ojos es FALSA:**

a. Debemos instilar las gotas sobre la córnea
b. La pomada se aplica desde el ángulo palpebral interno al externo
c. Es normal que drene hacia las fosas nasales a través del saco lagrimal
d. Se debe retirar el exceso de medicamento con gasa estéril

**1070. Requiere aislamiento estricto:**

a. El sarampión
b. La rubeola
c. El eccema vacunal
d. La tos ferina

**1071. Para enfermos renales, dieta...**

a. Hiperproteica
b. Hipoproteica
c. Hipersódica
d. Hipercalórica

**1072. Límites del Ph de la orina:**

a. 4,8 y 7,5
b. 5,2 y 7
c. 5 y 6
d. 4 y 7

**1073. Dentro de la clasificación de los Residuos Sanitario los aceites minerales sintéticos pertenecen al grupo:**

a. I
b. II
c. III
d. IV

**1074. Según Dorotea Orem la función de la enfermería es:**

a. Apreciar las necesidades básicas humanas
b. Facilitar atención para influir de alguna forma sobre el paciente con el fin de que evolucione y llegue a conseguir un óptimo nivel de autocuidado
c. Diagnosticar y tratar si la situación lo exige
d. Ayudar a las personas sanas y enfermas

**1075. El intestino delgado está formado por 4 capas. Cuál contiene los vasos y formaciones linfáticas o placas de Peyer:**

a. Serosa peritoneal
b. Capa muscular
c. Submucosa
d. Mucosa corion

**1076. Infección nosocomial es la que:**

a. No debe ser tratada como una enfermedad común
b. Es infecciosa y el paciente adquiere durante su hospitalización y que inicialmente no tenía, ni en fase clínica ni en periodo de incubación
c. Es infecciosa y el paciente adquiere en el medio hospitalario y estaba en fase de incubación antes del ingreso
d. Necesita un diagnóstico y tratamiento precoz, así como internamiento hospitalario

**1077. Efecto del envejecimiento sobre el músculo esquelético, con descenso de la masa corporal magra, pérdida de fuerza y funcionalismo muscular:**

a. Osteopenia
b. Sarcopenia
c. Distrofia muscular
d. Osteomalacia

**1078. Para diagnosticar embarazo se usa la Hormona Gonadotropina Corionica (HCG), que es producida por:**

a. El ovario
b. El útero
c. La placenta
d. El embrión

**1079. Qué vacunaciones se consideran necesarias para todos los trabajadores sanitarios:**

a. Hepatitis A, Fiebre tifoidea, Meningococo
b. Hepatitis B, Gripe y Sarampión
c. Ambas
d. Ninguna

**1080. La psamoterapia es una técnica que utiliza como agente terapéutico:**

a. Arena
b. Parafina
c. Peloides
d. Ninguna es correcta

**1081. Es una sonda nasogástrica:**

a. Sonda Miller-Abbott
b. Sonda rectal
c. Sonda Levin
d. Ninguna es correcta

**1082. Escala de valoración de índole psicosocial que evalúa la sobrecarga del rol del cuidador:**

a. Canadian Task Force
b. De Reisberg
c. De Zarit
d. De Qualid

**1083. Quién realizará los programas sanitarios que específicamente se determinen, según el diagnóstico de salud de la zona:**

a. El Coordinador Médico del Equipo de Atención Primaria
b. La Dirección para la Gestión de Atención Primaria
c. El Equipo de Atención Primaria
d. La Comisión de Calidad del Equipo de Atención Primaria

**1084. El aseo en paciente encamado:**

a. Comienza por la cara y cuello y termina por vientre y genitales
b. Comienza por el tórax y termina por los genitales
c. Comienza por las extremidades y termina por vientre y genitales
d. Comienza por la cara y cuello y termina por las extremidades

**1085. La obligación de guardar secreto profesional afecta a:**

a. A todo el personal del ámbito sanitario
b. A médicos y diplomados de enfermería
c. Al medico
d. Solamente al equipo de enfermería

**1086. Según el art. 22 de la Ley de Prevención de Riesgos Laborales, quién garantizará a los trabajadores la vigilancia periódica de su salud:**

a. La dirección Médica
b. La dirección de Enfermería
c. El empresario
d. El comité de empresa

**1087. Alfredo ingresa diagnosticado de rubéola. Qué aislamiento necesita:**

a. Cutáneo
b. Respiratorio
c. Inverso
d. No precisa aislamiento

**1088. Efecto de un fármaco cuando el paciente es incapaz de metabolizar la dosis antes de recibir la siguiente:**

a. Tolerancia a un fármaco
b. Toxicidad de un fármaco
c. Efecto acumulativo
d. Efecto idiosincrásico

**1089. El aparato circulatorio está formado por un órgano, el corazón, y un circuito cerrado: arterias, venas y capilares. Indique la FALSA**

a. Las arterias son muy elásticas y llevan la sangre de los capilares hacia el corazón
b. Las arterias son muy elásticas y llevan la sangre desde el corazón hacia los capilares
c. Las venas llevan la sangre desde los capilares hacia el corazón
d. Los capilares contactan con las membranas celulares, con las que intercambian distintas sustancias

**1090. Localización más frecuente de las úlceras iatrogénicas:**

a. El meato urinario
b. Los pies
c. Las aletas nasales
d. Las opciones A y C son correctas

**1091. Antonia, Auxiliar de Enfermería está colaborando en los cuidados hacia María Gómez, considerada como 'anciana frágil'. Se puede encontrar con:**

a. Que la capacidad funcional está aparentemente bien conservada para las actividades básicas de la vida diaria
b. Que no presenta dificultades en tareas instrumentales más complejas
c. Es una persona mayor de 65 años y con ausencia de enfermedad
d. Ninguna es correcta

**1092. Requisitos generales de la responsabilidad sanitaria:**

a. Acción u omisión que será la causa directa del daño producido
b. El acto ha de ser lícito
c. Culpa
d. Todas son correctas

**1093. Es INCORRECTA:**

a. Las gafas nasales son bien toleradas por el paciente
b. La mascarilla Ventimask aporta mayor concentración de oxígeno que las gafas nasales
c. La tienda de oxígeno es un método pediátrico
d. No es necesario el uso del humidificador con la mascarilla Ventimask

**1094. Es Prevención secundaria:**

a. La rehabilitación
b. La reinserción social
c. La detección precoz de la enfermedad
d. Las vacunaciones

**1095. Lugar más frecuente de UPP en posición de sedestación:**

a. Maléolos
b. Isquion
c. Cóndilos
d. Omóplatos

**1096. Aislamiento de fiebre tifoidea:**

a. Dura mientras dure la hospitalización
b. Dura mientras dure la enfermedad o pueda excluirse la naturaleza infecciosa
c. Hasta que el coprocultivo se negativice
d. Hasta que se produzca la curación

**1097. Duración del aislamiento de un enfermo con tuberculosis pulmonar:**

a. 2 meses          b. 48 horas
c. 6 meses          d. 2-3 semanas

**1098. Qué aparece en el tercer estadio de las úlceras por presión:**

a. Lesión epidérmica y dérmica más profunda y comienzo de afectación hipodérmica
b. Lesión de epidermis y dermis
c. Daño muscular, óseo y de otras estructuras
d. Necrosis o muerte celular, extensión de la lesión hasta la fascia subyacente, pero sin atravesarla

**1099. El acido fosfórico utilizado en la fase de limpieza busca:**

a. Prevenir residuos sobre los materiales
b. Actuar como lubricante sobre el acero
c. Acelerar las reacciones químicas celulares
d. Permitir que el agua se extienda y se seque antes

**1100. El titular del derecho a la información asistencial es:**

a. El médico
b. Toda persona que tenga relación con el paciente
c. El paciente
d. La enfermera

## 1100

| | | | |
|---|---|---|---|
| 1101 C | 1126 D | 1151 B | 1176 B |
| 1102 B | 1127 A | 1152 A | 1177 B |
| 1103 D | 1128 A | 1153 D | 1178 B |
| 1104 A | 1129 A | 1154 D | 1179 C |
| 1105 B | 1130 C | 1155 D | 1180 D |
| 1106 A | 1131 C | 1156 D | 1181 D |
| 1107 A | 1132 C | 1157 A | 1182 D |
| 1108 B | 1133 A | 1158 A | 1183 D |
| 1109 B | 1134 C | 1159 A | 1184 D |
| 1110 C | 1135 C | 1160 D | 1185 D |
| 1111 D | 1136 D | 1161 D | 1186 B |
| 1112 C | 1137 A | 1162 A | 1187 A |
| 1113 A | 1138 C | 1163 C | 1188 B |
| 1114 D | 1139 A | 1164 B | 1189 D |
| 1115 C | 1140 C | 1165 C | 1190 D |
| 1116 C | 1141 A | 1166 C | 1191 A |
| 1117 C | 1142 D | 1167 B | 1192 B |
| 1118 D | 1143 D | 1168 A | 1193 B |
| 1119 A | 1144 A | 1169 D | 1194 B |
| 1120 D | 1145 C | 1170 D | 1195 A |
| 1121 A | 1146 D | 1171 D | 1196 C |
| 1122 C | 1147 C | 1172 C | 1197 C |
| 1123 D | 1148 D | 1173 C | 1198 A |
| 1124 C | 1149 C | 1174 C | 1199 A |
| 1125 C | 1150 A | 1175 D | 1200 B |

**1101. La osteomalacia es:**

a. Un aumento de la deformación del hueso
b. Una disminución proteica del hueso
c. Una descalcificación y reblandecimiento del hueso
d. Una disminución de la destrucción ósea

**1102. Es FALSO:**

a. En la cánula nasal se administra un flujo de oxígeno de 6 a 8 litros por minuto, lo que aporta una concentración del 30-40%
b. En la sonda nasal se administra un flujo de 6-8 litros por minuto, obteniendo una concentración de oxígeno del 15-25%
c. Con la mascarilla se administra un flujo de oxígeno de 8 a 10 litros por minuto, obteniendo una concentración de oxígeno del 40-50%
d. Con la tienda de oxígeno se administra un flujo de 15 litros por minuto, obteniendo una concentración de oxígeno del 50-60%

**1103. Los antisépticos o desinfectantes ejercen acciones letales y, según su acción principal, son:**

a. Bactericidas
b. Fungicidas
c. Viricidas
d. Las tres son correctas

**1104. Antes del contacto con pacientes inmunodeprimidos el lavado de manos será:**

a. Antiséptico o especial
b. Quirúrgico
c. Higiénico
d. No requiere lavado

**1105. Principal causa de muerte en los adolescentes y adultos jóvenes en España:**

a. Enfermedades infecciosas
b. Muertes violentas y accidentes
c. Enfermedades respiratorias
d. Cáncer

**1106. La incontinencia fecal por rebosamiento es aquella que:**

a. Está precedida por un obstáculo a la evacuación de heces
b. Se debe a alteraciones del sistema nervioso central
c. Se debe a una incapacidad física o inapetencia para acudir al váter a tiempo
d. Es frecuente tras cirugía anorrectal

**1107. Dentro del Área de salud las Unidades de Internamiento Breve (UIB) se ubican en:**

a. Hospitales generales
b. Unidad de Media Estancia
c. Centros de día
d. Hospital de Día



FALLOS:

**1108. 'Polaquiuría':**

a. Dificultad o dolor al orinar
b. Orinar un mayor número de veces
c. Retención urinaria
d. Ganas de orinar constantemente

**1109. Es un objetivo del check-list quirúrgico:**

a. Notificar incidentes relacionados con la seguridad del paciente
b. Comunicarse eficazmente e intercambiar información fundamental sobre el paciente para que la intervención se desarrolle perfectamente
c. Cuantificar los consentimientos informados en los procedimientos quirúrgicos
d. Establecer procedimientos que impidan la variabilidad en la práctica asistencial

**1110. Especialidad preventiva definida como 'técnica de prevención de la fatiga que actúa mediante la adaptación del ambiente al hombre':**

a. Higiene Industrial
b. Seguridad en el trabajo
c. Ergonomía
d. Medicina en el trabajo

**1111. Conjunto de técnicas para evitar la presencia de microorganismos en los objetos, materiales y superficies inertes:**

a. Antisepsia
b. Desinfección
c. Limpieza
d. Asepsia

**1112. Ante una crisis epiléptica, qué NO haremos:**

a. Proteger al paciente
b. Comprobar que no hay obstrucción de las vías respiratorias
c. Abrir la boca de la víctima a la fuerza
d. Aflojarle la ropa, corbata y cinturón

**1113. La ausencia de la vitamina Tiamina en la dieta puede provocar:**

a. Beriberi
b. Pelagra
c. Ambas
d. Ninguna de las dos

**1114. La hiperpirexia es:**

a. Hipertermia de 38° a 40°
b. Hipertermia de 39° a 40°
c. Normotermia de 36° a 38°
d. Hipertermia mayor de 40°

**1115. La escala de Glasgow va de:**

a. 0 a 21          b. 10 a 25
c. 3 a 15          d. 4 a 18

**1116. Sistema respiratorio que aporta una mayor concentración de oxígeno al paciente:**

a. Mascarilla Ventimask
b. Gafas nasales
c. Mascarillas con reservorio de oxígeno o sin reciclado
d. Tienda de oxígeno

**1117. La técnica de obtención de exudados se conoce como:**

a. Sondaje          b. LCR
c. Frotis          d. Ninguna de las tres

**1118. En la Unidad de Lactantes de un hospital se ubican los niños:**

a. Desde que nacen hasta los 28 días
b. Desde que nacen hasta el primer año
c. Desde que nacen hasta el segundo año
d. Desde el día 29 hasta el segundo año

**1119. Técnica que aplica calor seco:**

a. Bolsa de agua          b. Inmersión
c. Fomentos          d. Ninguna es correcta

**1120. Normas a tener en cuenta en la lactancia materna:**

a. Favorecer el eructo tras la ingesta
b. Fomentar la lactancia a demanda
c. Favorecer la colocación de la boca del lactante alrededor de la areola
d. Todas son correctas

**1121. Escala que mide el riesgo de sufrir úlceras de presión:**

a. Escala de Braden
b. Escala de Lobo
c. Escala de Oars
d. Son correctas A y C

**1122. Qué es una pregunta abierta:**

a. La que sólo permite un Si o un NO como respuesta
b. La que permite al paciente responder al tema que desee
c. La que permite al paciente la expresión libre de una opinión o vivencia sobre un tema
d. La que se realiza al paciente fuera del centro sanitario

**1123. Sólo se pueden usar con las balas de Oxígeno los sistemas de aporte de Oxígeno:**

a. A bajo flujo de Oxígeno
b. Mascarillas reservorio
c. A alto flujo de Oxígeno
d. Cualquier sistema

**1124. NO es vía de administración parenteral:**

a. Subcutánea          b. Intraarterial
c. Endotraqueal          d. Intramuscular

**1125. El índice de mortalidad infantil se calcula tomando los datos de un año y dividiendo:**

a. Fallecidos menores de un año entre fallecidos totales
b. Fallecidos totales entre fallecidos menores de un año
c. Fallecidos menores de un año entre nacidos vivos
d. Nacidos vivos entre fallecidos menores de un año

**1126. No es una pieza de lencería de la cama hospitalaria:**

a. Mantas          b. Colcha
c. Sábanas          d. Pijama del paciente

**1127. Sobre la utilización de la tarjeta sanitaria, es FALSO:**

a. Sólo se utiliza para la asistencia sanitaria pública
b. Es un documento personal
c. Acredita derecho a la asistencia sanitaria
d. Es un documento individualizado

**1128. Un agente que causa enfermedad es un agente:**

a. Patógeno          b. Incidente
c. Prevalente          d. Mortal

**1129. En la base de la pirámide de Maslow (1943), se encuentran las:**

a. Necesidades fisiológicas
b. Necesidades de seguridad
c. Necesidades de amor e integración
d. Necesidades de estima y autoestima

**1130. La Crioterapia es un tratamiento:**

a. Para el dolor de cabeza
b. Para la artritis
c. Quirúrgico para las hemorroides
d. Quirúrgico para las contracturas

**1131. Qué es necesario tener cubierto para poder acceder a los niveles superiores de las necesidades de la pirámide de Maslow:**

a. Las necesidades fisiológicas
b. Las necesidades de autoestima
c. Las necesidades de los niveles inferiores
d. Las necesidades de autorrealización

**1132. Jorge tiene lastimada su pierna derecha. Agarrará el bastón con su brazo:**

a. derecho, y lo avanzará a la vez que la pierna afectada
b. derecho, y lo avanzará a la vez que la pierna sana
c. izquierdo, y lo avanzará a la vez que la pierna afectada
d. izquierdo, y lo avanzará a la vez que la pierna sana

**1133. Produce la hepatitis B:**

a. Un virus          b. Un diplococo
c. Un prion          d. Un parasito

**1134. Sobre la disfagia en ancianos:**

a. La utilización de pajitas es adecuada en el caso de que se tenga la necesidad de administrar líquidos
b. Una medida preventiva de complicaciones en el anciano con disfagia, cuando se le da de comer, es la colocación del mismo, en posición sentada, con el cuello hiperextendido
c. Existen dos tipos principales de disfagia: una orofaríngea y otra esofágica
d. La disfagia siempre está asociada al dolor

**1135. NO se utiliza para realizar un desbridamiento en una UPP:**

a. Enzimático
b. Autolítico
c. Inmunológico
d. Quirúrgico

**1136. En situaciones de Urgencia, qué fármaco está indicado en caso de convulsiones:**

a. Adrenalina
b. Lidocaína
c. Atropina
d. Diazepam

**1137. NO es una medida preventiva de las infecciones urinarias hospitalarias:**

a. Levantar la bolsa por encima de la vejiga
b. Educar al paciente para que realice los autocuidados higiénicos necesarios
c. Emplear sistemas de drenaje estériles y de circuito cerrado
d. Realizar una limpieza perineal previa con antiséptico

**1138. Volumen de aire que queda en los pulmones después de una respiración forzada (1.200 ml):**

a. Volumen de ventilación pulmonar
b. Volumen de reserva espiratoria
c. Volumen residual
d. Volumen de reserva inspiratoria

**1139. Nos encontramos a una persona inconsciente con una otorragia. Lo trasladaríamos al hospital más cercano en:**

a. Posición de seguridad sobre el lado que sangra
b. Decúbito supino
c. Posición de seguridad y taponamos el oído que sangra
d. Posición de seguridad hacia el lado contrario del oído que sangra

**1140. En el contexto de la valoración clínica integral y de sus elementos, 'déficit sensoriales de comprensión, de expresión y cognitivos' son:**

a. Exploración física
b. Información de las constantes vitales
c. Anamnesis
d. Valoración afectiva

**1141. El índice de Barthel mide el grado de dependencia en las actividades de la vida diaria (AVD). Un Barthel de cero puntos significa que el anciano:**

a. ...es totalmente dependiente en AVD
b. ...es totalmente independiente en AVD
c. ...es independiente en AVD, pero precisa ayuda en alguna de ellas
d. La cuantificación del índice de Barthel no es numérica

**1142. En el consentimiento informado la persona que es informada debe:**

a. Tener capacidad suficiente y estar consciente
b. Ser mayor de 16 años
c. Si el paciente está inconsciente, decidirá el médico según la urgencia
d. Todas son correctas

**1143. Entre los objetivos de las Redes de Expertos NO está:**

a. Garantizar la calidad, seguridad y dignidad de las personas atendidas en el Sistema Sanitario Público
b. Impulsar y mejorar la participación de los profesionales sanitarios en la toma de decisiones que afectan a la organización en su conjunto
c. Disminuir la variabilidad de la práctica clínica
d. Elevar el nivel de humanización en los centros sanitarios

**1144. 'Envejecimiento':**

a. Cambios que el factor tiempo produce en las personas
b. No se puede definir
c. Cambios que alteran sólo funciones físicas de las personas
d. Cambios que alteran sólo funciones psíquicas de las personas

**1145. Con qué principio de la Bioética tiene que ver el consentimiento informado:**

a. Justicia
b. Dignidad
c. Autonomía
d. Beneficencia

**1146. Según la clasificación de las drogas NAHAS, el tabaco está en el:**

a. Grupo de opiáceos
b. Grupo psicoestimulantes mayores
c. Grupo de solventes
d. Grupo de psicoestimulantes menores

**1147. Principio consistente en buscar el bien del enfermo:**

a. Principio de no-maleficencia
b. Principio de justicia
c. Principio de beneficencia
d. Principio de autonomía

**1148. El Foramen Magnum se encuentra en el hueso:**

a. Parietal
b. Etmoides
c. Esfenoides
d. Occipital

**1149. Qué escala mide el grado de dependencia para las actividades instrumentales de la vida diaria:**

a. La de incapacidad física de la Cruz Roja
b. Índice de Katz
c. Escala de Lawton
d. Índice de Barthel

**1150. Úlcera del aparato digestivo que aparece con mayor frecuencia:**

a. La duodenal
b. La gástrica
c. La esofágica
d. La yeyunal

**1151. En la dieta astringente:**

a. Está aumentado el porcentaje de las proteínas
b. Se eliminan o reducen los alimentos ricos en fibras
c. Contiene alimentos fáciles de digerir y es pobre en glúcidos
d. Se disminuye parcial o totalmente el contenido en sal

**1152. Cuáles son los modelos teóricos en psicología evolutiva:**

a. Mecanicista, Organicista y Contextual dialéctico
b. Etiológico y Biológico
c. Asimilación y Acomodación
d. Desarrollo cognitivo y procesamiento de la información

**1153. Se considera un fármaco:**

a. Vacuna de la gripe
b. Ácido acetilsalicílico
c. Contraste para enema opaco
d. Todas son correctas

**1154. La oxigenoterapia es una medida terapéutica en la que se debe comprobar, antes de su administración:**

a. El estado de las mucosas nasales
b. El estado de la piel del paciente
c. Concentración de oxígeno según prescripción médica
d. Todas son correctas

**1155. El déficit de la vitamina Tiamina en la dieta provoca:**

a. Ceguera nocturna
b. Raquitismo
c. Ambas
d. Ninguna de las dos

**1156. En relación al envejecimiento:**

a. La 'presentación atípica' de las enfermedades en los ancianos es la responsable exclusivamente de los denominados síndromes geriátricos
b. El envejecimiento se produce por la reducción individual de la reserva funcional de cada órgano
c. El envejecimiento es consecuencia de la reducción de los mecanismos de función que integran las funciones de cada órgano
d. Son correctas B y C

**1157. Si en una valoración del índice de Katz en una persona mayor el resultado es 'C' significa que es:**

a. Independiente en todas las actividades excepto bañarse y una actividad de la vida diaria adicional
b. Dependiente en las seis actividades
c. Independiente en todas las actividades
d. Independiente en todas excepto bañarse, vestirse y una actividad de la vida diaria adicional

**1158. Fernando ingresó en el hospital por un traumatismo. Ha estado encamado 2 semanas. Ahora hay que ponerlo de pie. Lo incorporaremos aplicando el procedimiento de:**

a. Entrecruzamiento de brazos
b. Entrecruzamiento de piernas
c. Tirar de las manos
d. Tirar de las caderas

**1159. Temperatura y Humedad ideal en una unidad de hospitalización:**

a. 22 °C y 45-55%
b. 20 °C y 55-65%
c. 22 °C y 65-85%
d. 20 °C y 45-55%

**1160. En una situación en la que haya uno o más accidentados qué tendremos en cuenta a la hora de valorar a las victimas y prioritarias:**

a. El nivel de consciencia
b. Si hay hemorragia arterial abundante
c. Si está abierta la vía aérea
d. Todas son correctas

**1161. Las dietas más importantes por modificación de los elementos minerales son:**

a. Dieta cetógena y dieta hipoproteica
b. Dieta laxante y dieta astringente
c. Ninguna es correcta
d. Dieta hiposódica, dieta con restricción de potasio, y dieta con restricción de calcio

**1162. Con Altemeier clasificamos las intervenciones quirúrgicas según:**

a. el grado de limpieza y contaminación
b. el grado de complejidad
c. su finalidad
d. la necesidad de ingreso o no

**1163. Uñas de los pies hipertróficas, con crecimiento desmesurado:**

a. Onicomicosis
b. Onicorrexis
c. Onicogrifosis
d. Onicocriptosis

**1164. Entre los problemas de eliminación urinaria, los más frecuentes en la fase terminal de AGONÍA son:**

a. Retención urinaria
b. Anuria
c. Incontinencia
d. Espasmo

**1165. Un paciente presenta taquipnea cuando la frecuencia respiratoria es:**

a. Por debajo de 12 respiraciones por minuto
b. De 12 a 18 respiraciones por minuto
c. Por encima de 18 respiraciones por minuto
d. Ninguna es correcta

**1166. Sobre las precauciones con los medicamentos:**

a. Los medicamentos termolábiles deben protegerse de la luz
b. Los medicamentos fotosensibles se colocarán en la nevera
c. Los blister de medicamentos que no identifiquen individualmente para cada comprimido, la caducidad y el nombre del medicamento no se deben recortar
d. Los medicamentos fotosensibles se colocarán en el congelador

**1167. Qué posición es la que el paciente se encuentra en decúbito supino con la cabeza colgando:**

a. Morestin
b. Roser
c. Antitrendelenburg
d. Kraske

**1168. Provoca la reducción de la estatura en los ancianos sanos:**

a. Compresión de los discos y cuerpos vertebrales
b. Cifosis dorsal con flexión de las extremidades superiores
c. Aumento de la rigidez del hueso
d. En los ancianos sanos no hay reducción de la estatura

**1169. Acumulación de heces endurecidas y compactas que el paciente no puede expulsar espontáneamente:**

a. Impactación fecal
b. Obstrucción intestinal
c. Fecaloma
d. Son correctas A y C

**1170. Podemos prevenir las varices en los miembros inferiores evitando...**

a. ... la vida sedentaria y haciendo ejercicio regularmente
b. ... permanecer muchas horas de pie
c. ... el sobrepeso y el consumo del tabaco
d. Evitando las tres cosas

**1171. Entre las actividades realizadas por enfermería para la higiene diaria del paciente terminal destaca:**

a. Aprovechar el momento en el que e paciente esté más fuerte o animado
b. Respetar su intimidad
c. Utilizar sus propios efectos personales
d. Todas son correctas

**1172. Una característica de la comunicación asertiva es:**

a. Buscar culpables
b. Saber decir "tal vez"
c. Decir con sinceridad lo que se piensa
d. Priorizar nuestro propio objetivo

**1173. Tras realizar la higiene y para prevenir las UPP, se aplicará una serie de sustancias. Cuál NO:**

a. Crema hidratante
b. Corpitol
c. Colonia
d. Protector cutáneo

**1174. El aislamiento inverso se usará:**

a. Para evitar las infecciones del personal sanitario
b. Para evitar la transmisión de infecciones altamente contagiosas o epidemiológicamente significativas que no justifiquen un aislamiento estricto
c. Para proteger a pacientes severamente inmunodeprimidos y no infectados
d. Para evitar la transmisión de enfermedades infecciosas por la vía aérea

**1175. Quemadura que afecta hasta la parte profunda de la dermis. Grado:**

a. I
b. III
c. III Profunda
d. II

**1176. Con la maniobra de Heimlich se busca producir:**

a. Dolor
b. Tos artificial
c. Llanto
d. Vómito

**1177. Tras presenciar un atropello y según el protocolo PAS:**

a. 1. Llamar al 112 e informar de lo ocurrido, 2. Parar el tráfico delimitando la zona, 3. Aplicar primeros auxilios a la víctima
b. 1. Parar el tráfico delimitando la zona, 2. Llamar al 112 e informar de lo ocurrido 3. Aplicar primeros auxilios a la víctima
c. 1. Aplicar primeros auxilios a la víctima, 2. Llamar al 112 e informar de lo ocurrido, 3. Parar el tráfico delimitando la zona
d. 1. Aplicar primeros auxilios a la víctima, 2. Parar el tráfico delimitando la zona, 3. Llamar al 112 e informar de lo ocurrido

**1178. La cirugía se clasifica según el plazo de tiempo que hay para su realización y según su finalidad. Según el tiempo, las operaciones de cataratas serían:**

a. Opcionales o electivas
b. Requeridas o necesarias
c. Urgentes
d. Ninguna es correcta

**1179. El riesgo de úlceras por humedad aumenta por:**

a. Edema
b. Diabetes
c. Déficit de secado tras la higiene
d. Deshidratación

**1180. Si un paciente no come solo debemos tener en cuenta:**

a. La postura del paciente
b. Ofrecerle la comida en el orden que prefiera
c. Lavarse las manos
d. Todas son correctas

**1181. Método de esterilización químico:**

a. Medios ultrasónicos
b. Luz ultravioleta
c. Radiaciones ionizantes
d. Formaldehído

**1182. Educación sanitaria que daríamos a una persona con Parkinson . Qué NO recomendaríamos:**

a. Es aconsejable que la persona espere 10-15 minutos después de tomar la medicación para vestirse
b. Para superar los bloqueos de la marcha es importante apoyar los talones sin inclinarse hacia atrás y comenzar a balancearse sin moverse del sitio
c. Para evitar la marcha festinante la persona debe dejar de andar cuando arrastre los pies e iniciar la marcha con los talones firmes en el suelo
d. Subir y bajar escaleras está contraindicado en estos pacientes en la fase inicial de la enfermedad

**1183. En una barrera física para tratar de evitar una infección nosocomial NO empleamos:**

a. Filtros de aire acondicionado
b. Mascarillas
c. Material de punción estéril y desechable
d. Glutaraldehido

**1184. A un paciente tenemos que ponerle un enema de limpieza y debemos prepararlo con:**

a. Enema de agua solamente
b. Enema salino (dos cucharadas de sal común en 1.000 ml. de agua)
c. Enema jabonoso (aproximadamente 5 ml de jabón neutro por 1.000 ml. de agua)
d. Todas son correctas

**1185. La escala Norton oscila entre:**

a. 15-3 puntos
b. 20-4 puntos
c. 15-0 puntos
d. 20-5 puntos

**1186. Acaba de entrar Mª Teresa de turno y se encuentra a José en un estado de desorientación, con alteraciones cognitivas y perceptivas, descenso del nivel de conciencia y alteraciones psicomotoras. Qué es:**

a. Un estado confusional crónico
b. Un estado confusional agudo
c. Un cuadro de ansiedad
d. Un cuadro mixto de insomnio y Depresión

**1187. Sobre las propiedades que caracterizan a los ácidos grasos hiperoxigenados (AGHO) es INCORRECTA:**

a. Aumentan la microcirculación sanguínea por lo que aumenta el riesgo de isquemia
b. Aumentan la resistencia de la piel frente a los factores relacionados con la aparición de úlceras por presión
c. Facilitan la renovación de las células epidérmicas
d. Protegen frente a la fricción

**1188. Pinza cortante usada para realizar las biopsias de cuello, útero, vagina y vulva:**

a. de Collins
b. de Novak
c. de Cusco
d. de Pean

**1189. Caracteriza el comienzo de una enfermedad:**

a. Se manifiestan los primeros indicios
b. Puede ser asintomática
c. Aparecen los síntomas de forma clara
d. Son correctas A y B

**1190. Entre los accesorios que debe tener una cama hospitalaria, NO está:**

a. Rejas de seguridad
b. Soporte de bolsa urinaria
c. Férula de acero
d. Cuña evacuadora

**1191. Factor que puede provocar que el proceso metabólico de los fármacos se acelere o desacelere:**

a. El genético
b. El sexo
c. La edad
d. El peso

**1192. El proceso de formación de úlceras por presión es:**

a. Erosión, vesícula y eritema
b. Eritema, vesícula y erosión
c. Hiperoxia, erosión y eritema
d. Hipoxia, erosión y eritema

**1193. Qué tijeras se utilizan para cortar vendajes y ropas:**

a. Tijera de Mayo recta
b. Abotonada de Lister
c. Tijera Metzenbaum
d. Tijera de Litauer

**1194. En relación al uso de la morfina:**

a. Su uso continuo produce diarrea
b. Es el opiáceo de primera elección para el dolor oncológico
c. Es un derivado de la tebaína
d. Indicada para el dolor leve

**1195. En la planta de Oncología observa que el paciente no cree que el diagnóstico que se le corrobora sea cierto. Cómo se denomina el mecanismo de defensa empleado:**

a. Negación
b. Compensación
c. Proyección
d. Regresión

**1196. Distancia a la que nos situamos para hablarle a un paciente:**

a. Disemia
b. Calistenia
c. Proxemia
d. Artemia

**1197. Posición de elección para pacientes con lipotimias o síncopes:**

a. Morestin
b. Rose
c. Trendelenburg
d. Fowler

**1198. Posición para colocar una sonda nasogástrica:**

a. Semisentado a 45 grados
b. Tumbado
c. Semisentado a 80 grados
d. Decúbito lateral derecho

**1199. Lesión producida por un traumatismo mecánico:**

a. Luxaciones
b. Congelaciones
c. Quemaduras
d. Úlceras por decúbito

**1200. Lesión que provoca dolor intenso que aumenta con el movimiento, impotencia funcional, deformidad local, hinchazón del tejido afectado y equimosis tardía:**

a. Herida
b. Fractura
c. Congelación
d. Quemadura

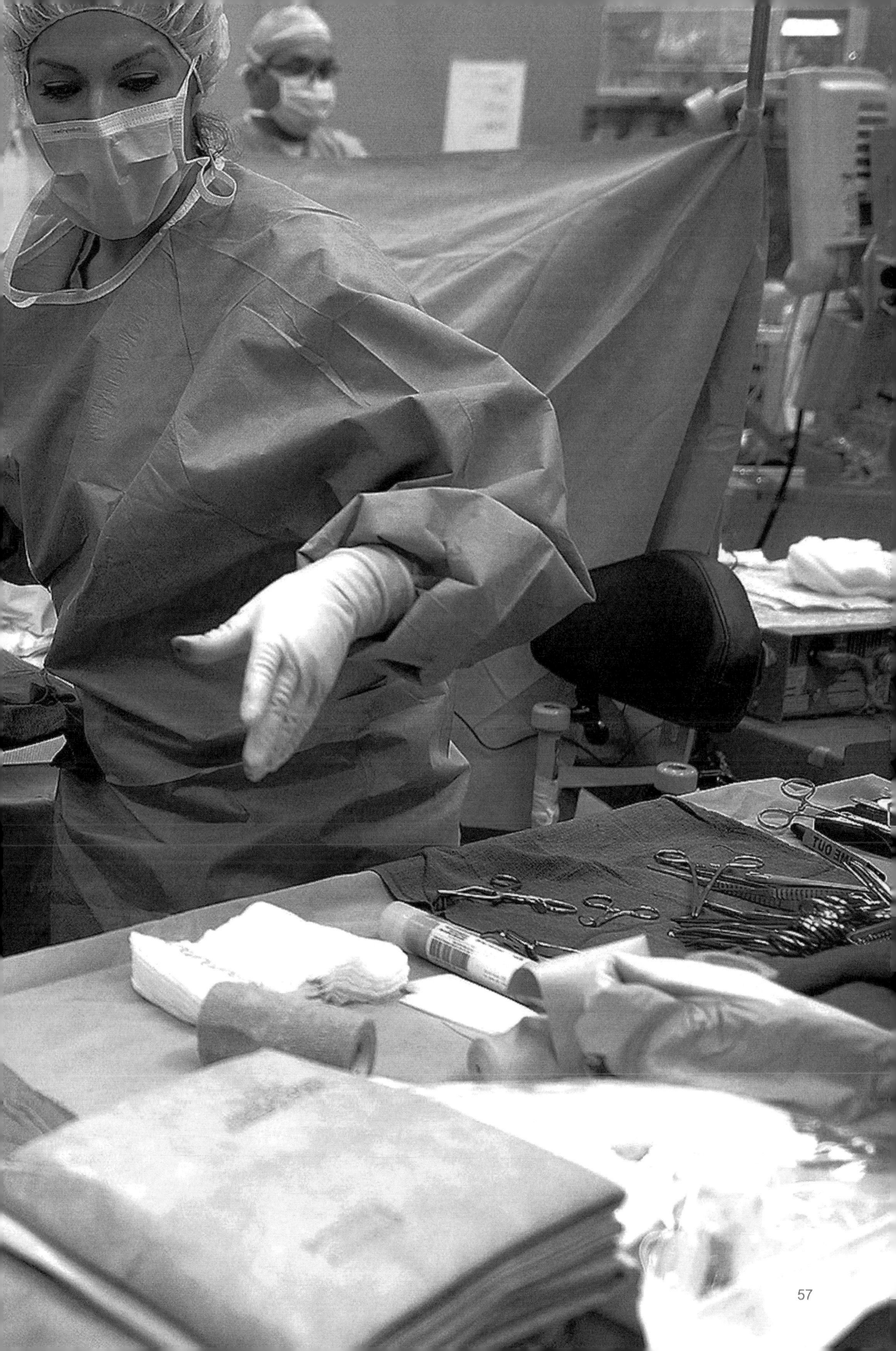

| | | | |
|---|---|---|---|
| 1201 **C** | 1226 **A** | 1251 **B** | 1276 **D** |
| 1202 **D** | 1227 **B** | 1252 **D** | 1277 **D** |
| 1203 **D** | 1228 **D** | 1253 **A** | 1278 **B** |
| 1204 **A** | 1229 **D** | 1254 **B** | 1279 **A** |
| 1205 **B** | 1230 **C** | 1255 **B** | 1280 **C** |
| 1206 **C** | 1231 **A** | 1256 **D** | 1281 **A** |
| 1207 **D** | 1232 **C** | 1257 **B** | 1282 **D** |
| 1208 **B** | 1233 **D** | 1258 **B** | 1283 **A** |
| 1209 **C** | 1234 **A** | 1259 **B** | 1284 **D** |
| 1210 **C** | 1235 **C** | 1260 **C** | 1285 **D** |
| 1211 **D** | 1236 **D** | 1261 **C** | 1286 **B** |
| 1212 **A** | 1237 **A** | 1262 **C** | 1287 **D** |
| 1213 **D** | 1238 **B** | 1263 **C** | 1288 **B** |
| 1214 **B** | 1239 **D** | 1264 **C** | 1289 **C** |
| 1215 **A** | 1240 **C** | 1265 **D** | 1290 **D** |
| 1216 **A** | 1241 **B** | 1266 **B** | 1291 **D** |
| 1217 **D** | 1242 **C** | 1267 **A** | 1292 **D** |
| 1218 **D** | 1243 **D** | 1268 **C** | 1293 **B** |
| 1219 **C** | 1244 **B** | 1269 **B** | 1294 **C** |
| 1220 **D** | 1245 **C** | 1270 **D** | 1295 **A** |
| 1221 **C** | 1246 **C** | 1271 **C** | 1296 **C** |
| 1222 **B** | 1247 **A** | 1272 **B** | 1297 **C** |
| 1223 **C** | 1248 **A** | 1273 **B** | 1298 **B** |
| 1224 **D** | 1249 **D** | 1274 **D** | 1299 **B** |
| 1225 **D** | 1250 **D** | 1275 **C** | 1300 **A** |

FALLOS:

**1201. Dieta apropiada en un anciano desnutrido y con UPP:**

a. Blanda, pobre en glúcidos e hiposódica
b. Hiperproteica, pobre en glúcidos e hipersódica
c. Blanda, hipercalórica e hiperproteica
d. Normal, pobre en sal e hipercalórica

**1202. Cambios emocionales observables en el enfermo hospitalizado:**

a. Temor
b. Estrés
c. Depresión
d. Todas las anteriores

**1203. Cuál es la función del Marco de Balkan:**

a. Sujetar poleas y equipos de tracción
b. Sujetar el trapecio, para que el paciente pueda ayudarse en su movilización
c. Sujetar los sueros
d. Son correctas A y B

**1204. Aviso de emergencia en la tercera planta del hospital. El accidente puede ser controlado y dominado de forma sencilla y rápida por el personal y medios de protección de la planta. Clasifíquelo:**

a. Conato de emergencia
b. Emergencia parcial
c. Emergencia general
d. Ninguna es correcta

**1205. Habilidad de escuchar no sólo lo que la persona está expresando directamente, sino también los sentimientos, ideas o pensamientos que subyacen a lo que se está diciendo:**

a. Metacomunicación
b. Escucha activa
c. Atención positiva
d. Comunicación cibernética

**1206. Factor interno que influye en la vivencia de la enfermedad:**

a. La familia del paciente
b. El tipo de enfermedad
c. La experiencia previa de enfermedad
d. El ambiente sociocultural

**1207. Método por el cual se destruye toda forma elemental de vida:**

a. Asepsia
b. Desinfección
c. Higiene
d. Esterilización

**1208. Productos químicos utilizados para la desinfección de la piel, heridas y cavidades del organismo (tejidos vivos):**

a. Desinfectantes
b. Antisépticos
c. Detergentes
d. Ninguna es cierta

**1209. En infecciones nosocomiales, NO es factor de riesgo extrínseco:**

a. La intervención quirúrgica
b. La colocación de catéter urinario
c. La situación de inmunodeficiencia del paciente
d. La realización de endoscopia

**1210. La enfermedad de Alzheimer implica las siguientes aptitudes especiales en el cuidador, EXCEPTO:**

a. Al paciente se le debe ayudar, no hacerle las tareas que puede realizar
b. No mantener una actitud paternalista, pues los hace más dependientes
c. Tratar de convencerle en todo momento para que haga las actividades cotidianas
d. Se hace precisa y necesaria una mayor comunicación con acercamiento físico y contacto visual

**1211. 'Desinfectantes' son:**

a. Aquellas sustancias capaces de producir la muerte de microorganismos patógenos
b. Aquellas sustancias capaces de destruir los microorganismos víricos
c. Aquellos que se denominan 'germicidas de superficie'
d. Son correctas A y C

**1212. En el etiquetado del medicamento aparece la sigla EFG:**

a. Es un genérico
b. Es un medicamento de especial control médico
c. Es un medicamento publicitario
d. Ninguna es correcta

**1213. Qué características tienen los compuestos catiónicos:**

a. Son antisépticos y desinfectantes de uso externo
b. El cloruro de benzalconio tiene efectividad sobre el virus VIH
c. Tiene acción germicida lenta
d. Todas son correctas

**1214. El cuerpo lúteo:**

a. Su función principal es producir estrógenos
b. También se llama cuerpo amarillo
c. Se forma antes de la ovulación
d. Todas son correctas

**1215. Pérdida de conocimiento repentino, breve y reversible:**

a. Síncope
b. Estupor
c. Lipotimia
d. Obnubilización

**1216. En relación con el peritoneo:**

a. El mesenterio es la prolongación del peritoneo parietal que recubre el intestino delgado
b. El mesocolon y el epiplón son la prolongación del peritoneo visceral
c. El peritoneo visceral recubre la pared abdominal
d. Todas son falsas

**1217. Higiene del paciente con sonda urinaria:**

a. Se lava con clorhexidina y después con povidona yodada u otro antiséptico
b. Se lava con suero fisiológico sin precisar más cuidados
c. Se lava desde la zona distal hacia el meato, primero con suero fisiológico y después se desinfecta con povidona u otro antiséptico
d. Se lava con suero fisiológico desde el meato urinario hacia la zona distal y después se desinfecta con povidona u otro antiséptico

**1218. 'NO reencapuchar las agujas' es una recomendación que evita:**

a. Riesgos ergonómicos
b. Riesgos físicos
c. Riesgos químicos
d. Riesgos biológicos

**1219. Los residuos sanitarios específicos o de riesgo son aquellos cuya gestión:**

a. requiere precauciones especiales dentro del Centro Sanitario
b. requiere precauciones especiales dentro del centro sanitario pero no fuera del Centro
c. requiere precauciones especiales tanto dentro como fuera del Centro Sanitario
d. sólo requiere precauciones especiales fuera del Centro Sanitario

**1220. Fractura donde los huesos se doblan y rompen sin que sus extremos pierdan el contacto:**

a. Abierta
b. Cerrada
c. Patológica
d. En tallo verde

**1221. En la incompatibilidad Rh con qué prueba de laboratorio se detecta la presencia de anticuerpos en el suero materno:**

a. Inmunoglobulina Rh
b. Prueba de Coombs directa
c. Prueba de Coombs indirecta
d. Todas son correctas

**1222. Por qué es importante la Lactancia Materna:**

a. No tiene más relevancia que la lactancia artificial
b. Porque es la principal, mejor y más completa fuente de nutrición para la mayoría de los recién nacidos
c. Porque la Lactancia Materna impide la involución uterina
d. No es recomendable porque produce estreñimiento en el bebé

**1223. Posición indicada para cirugía rectal y cirugía coccigea:**

a. Morestin
b. Decúbito supino
c. Kraske
d. Antitrendelenburg

**1224. Sonda que se empleará en un paciente que sangra activamente por varices esofágicas:**

a. Pezzer
b. de Levin
c. de Miller-Abbott
d. Sengstaken-Blakemore

**1225. María, Auxiliar de Enfermería de un dispositivo de salud mental, participa junto con la Enfermera Aurora, en un grupo de Escuela de familias, cuyos objetivos son:**

a. Formar coterapeutas y que expandan su conocimiento al resto de la familia
b. Enseñar a identificar pródromos
c. Ofrecer una visión realista del problema psiquiátrico, no culpabilizando
d. Todas son respuestas correctas

**1226. Qué haremos con el material que no ha sido utilizado pero sí seleccionado en un acto quirúrgico:**

a. Lavar y esterilizar con el resto del instrumental
b. Dejarlo en el campo del material estéril
c. Recogerlo del campo y volverlo a esterilizar
d. Recomponer los paquetes y guardarlos

**1227. En la higiene oral del paciente con oxigenoterapia:**

a. No debe realizarse con solución antiséptica
b. No aplicar sustancias con grasa para la protección e hidratación de labios
c. Aplicar vaselina en labios para hidratarlos y evitar lesiones
d. Colocar al paciente en decúbito supino, con la cabeza recta

**1228. Cuál de los siguientes productos utilizados en desinfección es un compuesto fenólico:**

a. Formaldehido
b. Hipoclorito sódico
c. Glutaraldehido
d. Hexaclorofeno

**1229. Fármacos:**

a. Algunos fármacos no pueden administrarse con ciertos alimentos
b. La dosis indicada de un medicamento puede variar en función de la edad de la persona a quien se administra
c. Un fármaco antagonista es aquel elemento que aumenta la efectividad de un medicamento
d. Son correctas A y B

**1230. La eliminación de una mascarilla de un enfermo con tuberculosis, como residuo sanitario infeccioso, entra dentro del grupo:**

a. 1    b. 2    c. 3    d. 4

**1231. La aplicación de calor sobre el organismo NO produce**

a. Vasoconstricción
b. Analgesia
c. Relajación muscular
d. Favorece la cicatrización

**1232. Entre los controles de esterilización se encuentra el test de Bowie-Dick, que es un tipo de control:**

a. Físico-Químico
b. Biológico
c. Químico
d. Físico

**1233. En qué caso está contraindicado el lavado de la cabeza al paciente colocado en posición de Roser:**

a. Pérdida de líquido cefalorraquídeo
b. Aumento de la presión intracraneal
c. Traqueostomía
d. Todas las anteriores

**1234. Carlos está en fase terminal y muy molesto porque tiene alteraciones del ritmo intestinal, nauseas y vómitos. Como medidas generales no farmacológicas para aliviarlo qué hará el TCAE:**

a. Colocar a Carlos sentado o semisentado. Realizar higiene de la boca con frecuencia
b. Obligar a Carlos a comer, dándole pequeñas cantidades
c. Le dará una dieta sólida, evitando los líquidos
d. Ninguna es correcta

**1235. Son residuos sanitarios con riesgo:**

a. Los residuos asimilables
b. Los residuos sanitarios no específicos
c. Los residuos punzantes
d. Los residuos urbanos

**1236. La higiene bucal en un paciente inconsciente se realiza:**

a. Con una jeringa cargada de antiséptico bucal
b. Con el método de cepillado vertical
c. Con el paciente en posición Roser
d. Con una torunda mojada con gel antiséptico y la cabeza ladeada

**1237. NO es una zona de aplicación de los electrodos del DESA:**

a. Debajo de la clavícula izquierda
b. A unos diez centímetros por debajo de la axila izquierda
c. En el costado izquierdo
d. Debajo de la clavícula derecha

**1238. La helioterapia es una técnica que utiliza como agente terapéutico:**

a. Un gas noble
b. El sol
c. El agua salada
d. Ninguna es correcta

**1239. Tipo de control más fiable para establecer si un ciclo de esterilización ha sido eficaz:**

a. Controles Físicos
b. Controles Químicos
c. Controles Físico-Químicos
d. Controles biológicos

**1240. Número normal de respiraciones por minuto en un adulto:**

a. 20 a 24
b. 20 a 26
c. 12 a 18
d. 18 a 25

**1241. Un esguince donde existe rotura parcial de ligamento, es:**

a. Grado I
b. Grado II
c. Grado III
d. Otro

**1242. Administración de medicamentos por vía parenteral. Es FALSO:**

a. Por vía intravenosa el medicamento se introduce directamente en sangre a través de la vena
b. Por vía intramuscular el medicamento se inyecta en el músculo
c. Por vía subcutánea el medicamento se inyecta en la dermis, inmediatamente por debajo de la epidermis
d. Por vía intradérmica el fármaco se inyecta en la dermis

**1243. Desarrolló el modelo de enfermería suplementario y complementario:**

a. Florence Nightingale
b. Dorotea Orem
c. Sor Callista Roy
d. Virginia Henderson

**1244. NO se considera un sistema de aporte de oxígeno para adultos:**

a. Gafas nasales
b. Tienda de Oxígeno
c. Mascarilla Ventimask
d. Máscara de traqueotomía

**1245. Frecuencia respiratoria normal del recién nacido, por minuto:**

a. 10 - 20
b. 20 - 30
c. 30 - 40
d. 40 - 50

**1246. A María, Auxiliar de Enfermería del servicio de partos, le dice la Matrona que Rosa Pérez, que ocupa uno de los boxes de partos, está con las contracciones de Braxton-Hicks:**

a. Rosa está a punto de parir, ya que tiene un estado avanzado de contracciones
b. No tienen que ver con el parto
c. Rosa está en el comienzo con unas débiles contracciones del útero
d. Ninguna es correcta

**1247. Estudio de las causas de las enfermedades:**

a. Etiología
b. Epidemia
c. Prevalencia
d. Endemia

**1248. La toma de muestra de esputo en pacientes con traqueostomía se realiza:**

a. Por sonda de aspiración
b. Por recogida directa del orificio mediante gasa estéril
c. Por rebosamiento
d. Por boca

**1249. Inflamación de los tejidos blandos que rodean las uñas:**

a. Una encarnada
b. Onicólisis
c. Onicomicosis
d. Panadizo

**1250. El consentimiento informado es:**

a. Una exigencia ética y un derecho reconocido por la legislación de todos los países desarrollados
b. La aceptación de una intervención médica por un paciente, en forma libre, voluntaria y consciente, tras la información con sus riesgos y beneficios y alternativas posibles
c. Un derecho humano individual, junto al derecho a la vida, la salud, la libertad
d. Las tres son correctas

**1251. En una Parada Cardiorrespiratoria el cerebro empieza a deteriorarse aproximadamente:**

a. A los 10 minutos de no recibir oxígeno
b. A los 4 minutos de no recibir oxígeno
c. En el minuto 1
d. Ninguna es correcta

**1252. El ácido clorhídrico en la digestión favorece la ruptura de:**

a. Ácidos grasos
b. Glicerina
c. Quimo
d. Proteínas

**1253. Fuente de hidratos de carbono:**

a. Cereales, frutas, azúcar y féculas
b. Pescado
c. Carne
d. Lácteos

**1254. 'Capacidad del organismo para soportar dosis cada vez más elevadas de una droga en el uso continuo de la misma':**

a. Compulsión
b. Tolerancia
c. Dependencia
d. Síndrome de abstinencia

**1255. La diuresis es afectada por uno de los siguientes factores**

a. El estrés
b. Los medicamentos
c. La hora del día
d. La edad

**1256. Temperatura del agua para la aplicación de fomentos:**

a. Inferior a 46,1°C
b. 39,1 a 46,1°C
c. 46,1 a 51,6°C
d. Superior a 51,6°C

**1257. Uno de estos métodos de esterilización utiliza calor húmedo:**

a. Estufa de Poupinel
b. Autoclave
c. Radiaciones gamma
d. Incineración

**1258. Características comunes a las habitaciones hospitalarias:**

a. Iluminación directa y espacio
b. Tranquilidad y silencio
c. Temperatura correcta y ventilación al menos una hora
d. Ninguna es correcta

**1259. En la administración de medicamentos por vía parenteral el TCAE:**

a. Administrará medicamentos por vía parenteral bajo la supervisión del enfermero
b. No puede administrar medicación por vía parenteral
c. Está entre sus funciones, por tanto, la realizará cuando sea necesario
d. Sólo podrá administrar medicamentos por vía intravenosa cuando el médico lo pida

**1260. Posición de la cabeza para abrir la vía aérea de un lactante:**

a. Hiperextensión moderada
b. Hiperextensión marcada
c. Posición neutra
d. Cualquiera de las anteriores

**1261. La carencia de vitamina B3 provoca:**

a. Raquitismo
b. Escorbuto
c. Pelagra
d. Acromegalia

**1262. Los estudiosos de los fenómenos fisiológicos, psicológicos y sociales relacionados con el envejecimiento han considerado la ancianidad y las diferencias individuales mediante la división de edad, en qué categorías:**

a. Joven-Viejo, de 60 a 63 años; Viejo-Joven, de 63 a 65 años
b. Joven-Viejo, de 60 a 64 años; Viejo-Viejo de 65 a 75 años
c. Viejo-Joven, de 65 a 74 años; Viejo-Viejo, 75 años y más
d. Son correctas B y C

**1263. Para qué se utiliza el caudalímetro cuando lo conectamos a una toma de oxígeno de pared:**

a. No tiene ninguna finalidad
b. Para medir la presión de la toma de oxígeno
c. Para determinar los litros por minuto de oxígeno que se están administrando
d. Para humidificar el oxígeno

**1264. Forma parte de la vulva:**

a. La vagina
b. El cérvix
c. Los labios mayores
d. Todas son correctas

**1265. En relación a los equipos multidisciplinares es FALSO:**

a. Los equipos de Atención Primaria son un ejemplo de este tipo de trabajo
b. Se constituyen por la complejidad de los objetivos a cumplir
c. Están compuestos por profesionales de diferentes especialidades sanitarias
d. La puesta en marcha de estos equipos es sencilla, teniendo un desarrollo uniforme

**1266. Herida que según su forma y mecanismo de producirse presenta desgarros y destrucción del tejido:**

a. Mixta
b. Avulsiones
c. Laceraciones
d. Punzantes

**1267. Paciente en situación terminal y con una infección oral en la cavidad bucal. Debido a las deficiencias nutricionales y al compromiso del sistema inmunitario por el tratamiento con quimioterapia, necesita de nuestra ayuda. Haremos enjuagues...**

a. bucales con Povidona yodada oral
b. con antisépticos como la Hexetidina
c. de manzanilla con limón
d. de agua oxigenada diluida con suero salino

**1268. Si busca deliberadamente causar lesión, enfermedad o trastorno a otro o a sí mismo es el Síndrome de:**

a. Reye
b. Brugada
c. Münchhausen
d. Cotard

**1269. Disminución de la capacidad física y mental tras realizar un trabajo:**

a. Carga mental
b. Fatiga
c. Adinamia
d. Estrés

**1270. Como profesional sanitario, usted debe saber que puede romper el secreto profesional:**

a. Nunca
b. Cuando declare como testigo en un juicio
c. Cuando haya peligro para la salud pública o esté en juego la vida de terceros
d. Son correctas B y C

**1271. Una de las siguientes intervenciones de enfermería en el posoperatorio mediato NO corresponde con el estado respiratorio del paciente:**

a. Aspiración, si precisa
b. Cambios posturales
c. Medias antiembolia
d. Valoración regular de la frecuencia respiratoria

**1272. El lavado de manos quirúrgico debe durar aproximadamente cuántos minutos:**

a. 2      b. 5      c. 12      d. 10

**1273. Qué tipo de deshidratación puede desencadenar una enfermedad renal en la que exista una gran pérdida de sodio respecto a la cantidad de líquidos eliminados:**

a. Isotónica
b. Hipotónica
c. Hipersalina
d. Hipernatrémica

**1274. Qué mes de gestación el fundus uterino llega al apéndice xifoides:**

a. A partir del segundo mes
b. Entre el tercer y cuarto mes
c. Entre el quinto y sexto mes
d. A partir del octavo mes

**1275. Son los principios fundamentales de la Bioética:**

a. Empatía, justicia, beneficencia y ética
b. Autonomía, no maleficencia, beneficencia y empatía
c. Autonomía, no maleficencia, beneficencia y justicia
d. Derechos, deberes, justicia y ética

**1276. Entre las ventajas de la lactancia materna:**

a. Disminuye el sangrado posparto
b. Recuperación más temprana del tamaño del útero
c. Disminuye el riesgo de cáncer de mama premenopáusico y cáncer de ovario
d. Todas son correctas

**1277. Qué elemento del entorno NO suele distorsionar la comunicación:**

a. El ruido
b. La distancia entre emisor y receptor
c. La presencia de otras personas
d. El tamaño de la ventana

**1278. Sensación de uno mismo de sentirse emocionalmente desconectado de los demás:**

a. Aislamiento social
b. Soledad
c. Cuadro confusional
d. Las tres

**1279. Un choque anafiláctico se puede manifestar con lo siguiente, EXCEPTO:**

a. Bradicardia
b. Dificultad respiratoria
c. Cianosis
d. Ansiedad

**1280. En cuanto a la fisiopatología de las úlceras por presión (UPP):**

a. En la formación de la UPP son igualmente importantes la continuidad en la presión que la intensidad de la misma
b. La fricción actúa perpendicularmente a la piel, produciendo roces por movimiento o arrastre
c. La posición de Fowler provoca presión y fricción en sacro
d. La obesidad no constituye un factor de riesgo para la formación de UPP

**1281. Entre las normas generales de planteamiento de dietas para ancianos se encuentra:**

a. Dietas sencillas de fácil preparación
b. Beber constantemente líquidos y zumos
c. Comer dos veces al día para evitar el sobrepeso
d. Beber vino por encima de los 300 ml

**1282. Tras ser operado y una vez ha salido de la sala de reanimación, Ángel regresa a planta. El equipo de enfermería, entre otras funciones, tiene la de prevenir la aparición de complicaciones respiratorias y circulatorias. Ángel desea levantarse:**

a. Si Ángel no puede caminar se le ayudará a adoptar una posición sentada o realizar cambios posturales cada dos horas
b. No permitírselo en ningún caso y procurar que Ángel permanezca inmóvil en la cama
c. Ayudarle a levantarse si su condición lo permite. Estimular la deambulación precoz beneficia a Ángel
d. Son correctas A y C

**1283. La escala de Glasgow evalúa:**

a. El estado neurológico
b. El estado cardiovascular
c. El estado músculo-esquelético
d. El balance hídrico

**1284. Contraindicación de la nutrición enteral:**

a. Ingesta insuficiente oral
b. Procesos oncológicos
c. Alteraciones neurológicas
d. Oclusión intestinal

**1285. Al tratarse de un citostático, los residuos de Metotrexato se almacenan en recipiente de color:**

a. Rojo               b. Azul
c. Otro color        d. Depende de CC AA

**1286. Movilización que realiza el profesional por incapacidad del paciente:**

a. segmentaria       b. pasiva
c. activa            d. precoz

**1287. Con el objetivo de prevenir riesgos laborales NO debemos...**

a. Elevar una carga manualmente por encima de nuestra cabeza
b. Dar órdenes mientras se eleva una carga
c. Realizar giros de cintura mientras se levanta o transporta una carga
d. Las opciones A y C son correctas

**1288. Materiales y locales de primeros auxilios. Es FALSO:**

a. El material de primeros auxilios deberá adaptarse a las actividades desarrolladas en dichos locales
b. No dependerá del número de trabajadores
c. Deberán estar cerca del lugar de trabajo y perfectamente señalizados
d. El centro de trabajo deberá disponer al menos de un botiquín portátil

**1289. En relación al insomnio que aparece en el anciano, es FALSO:**

a. Puede provocar irritabilidad, cambios de carácter
b. El rendimiento del sueño disminuye
c. La fase del sueño REM se encuentra aumentada
d. En el tratamiento del insomnio son útiles los antidepresivos sedantes

**1290. Ante una lipotimia, posición:**

a. Morestin
b. Litotomía
c. Roser
d. Trendelenburg

**1291. NO es un factor que interviene en el trabajo en equipo:**

a. La historia
b. La delimitación de funciones
c. La afectividad
d. La inquietud

**1292. El orificio aurículo-ventricular derecho está cerrado por la válvula:**

a. Sigmoidea
b. Mitral
c. Semilunar
d. Tricúspide

**1293. La actina y la miosina son:**

a. Vitaminas
b. Proteínas
c. Lípidos
d. Hormonas

**1294. Sobre las ventajas que proporciona el trabajo del equipo interdisciplinar, señale la INCORRECTA:**

a. Acceso a un mayor número de servicios y profesionales
b. Mayor eficiencia por mayor integración y coordinación de servicios para el paciente
c. Genera menor eficiencia, eficacia y efectividad
d. Mayor comunicación y soporte entre profesionales y cuidadores

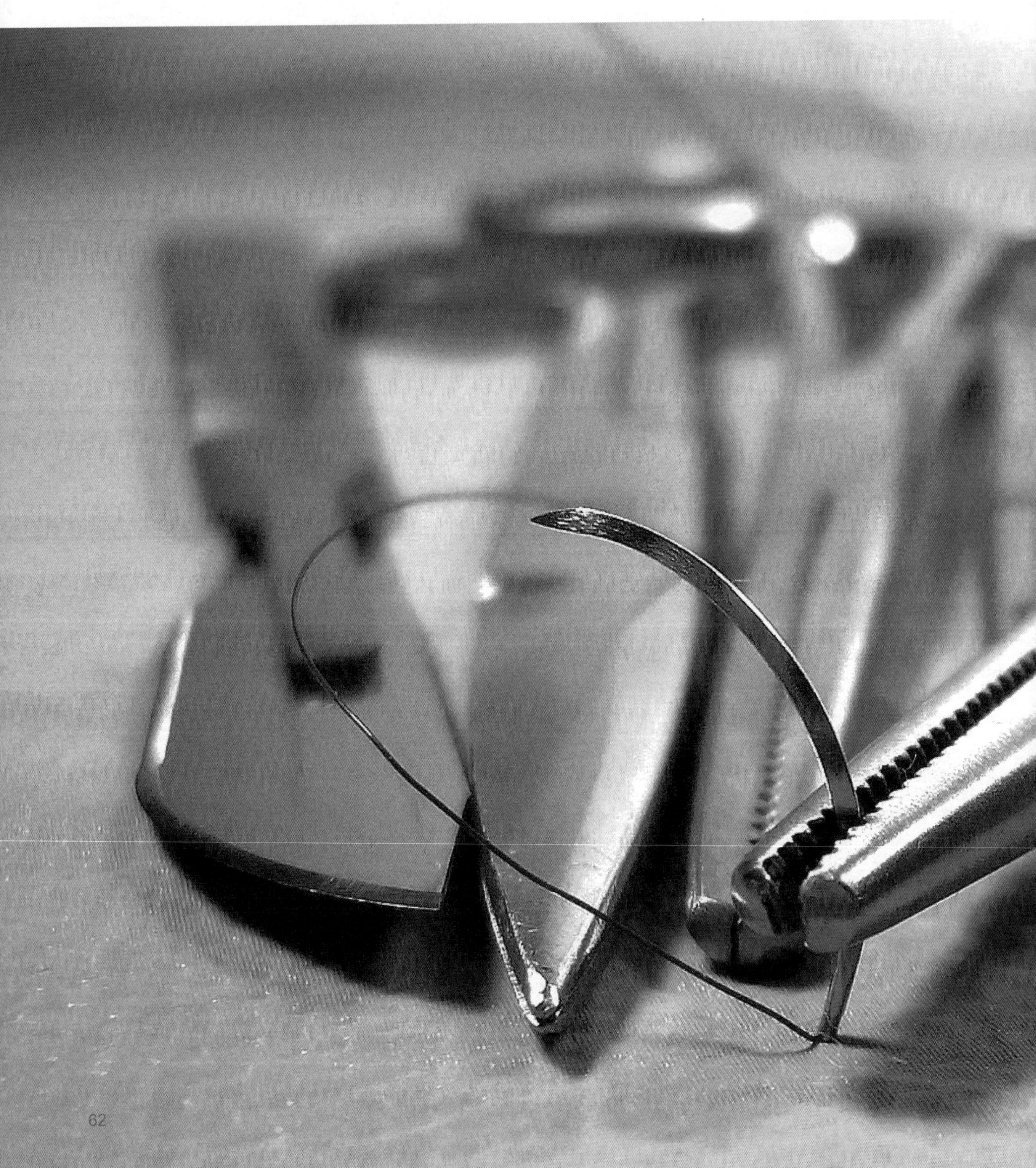

**1295. Es una dificultad para identificar la violencia de género por parte de la mujer:**

a. Deseo de proteger a la pareja
b. Desconocimiento del sistema sanitario
c. Ambos
d. Ninguno de los dos

**1296. Si colocamos al paciente en Sims izquierdo qué vía de administración de medicamentos vamos a utilizar:**

a. Oftálmica
b. Sublingual
c. Rectal
d. Ninguna es correcta

**1297. Principal inconveniente de las mascarillas Ventimask:**

a. Manejo muy complicado
b. Alto coste económico
c. Su tamaño estándar no se ajusta a todos los pacientes
d. Necesitan humidificador

**1298. Extracción de sangre para bioquímica completa y pruebas de coagulación. Se escogerá tubo sin coagulante y tubo con anticoagulante de tipo...**

a. EDTA
b. citrato potásico
c. oxalato potásico
d. heparina

**1299. Ante un paciente con trastorno mental qué NO haremos:**

a. De escucha
b. Quitar importancia a su situación
c. Respeto hacia el paciente
d. Tolerante y comprensiva

**1300. Los tipos de arcos de movimiento de una articulación son:**

a. Activos, pasivos y resistidos
b. Activos y pasivos
c. Internos y externos
d. Activos, resistidos y circulares

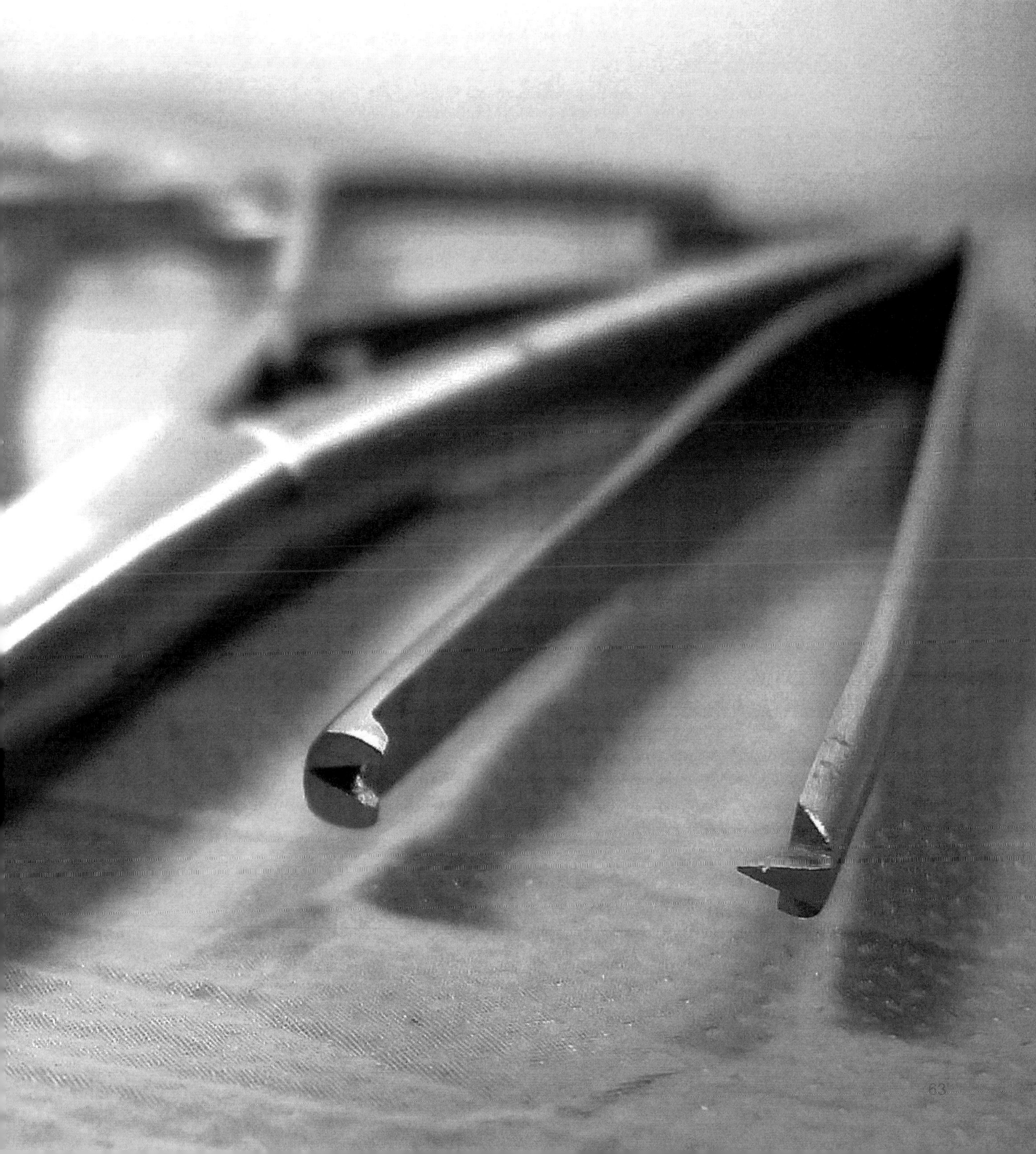

| | | | |
|---|---|---|---|
| 1301 **A** | 1326 **B** | 1351 **B** | 1376 **B** |
| 1302 **A** | 1327 **C** | 1352 **A** | 1377 **D** |
| 1303 **C** | 1328 **D** | 1353 **B** | 1378 **C** |
| 1304 **C** | 1329 **C** | 1354 **B** | 1379 **B** |
| 1305 **B** | 1330 **D** | 1355 **D** | 1380 **A** |
| 1306 **D** | 1331 **C** | 1356 **C** | 1381 **A** |
| 1307 **B** | 1332 **C** | 1357 **A** | 1382 **C** |
| 1308 **C** | 1333 **D** | 1358 **D** | 1383 **B** |
| 1309 **B** | 1334 **A** | 1359 **A** | 1384 **C** |
| 1310 **D** | 1335 **C** | 1360 **A** | 1385 **C** |
| 1311 **C** | 1336 **C** | 1361 **D** | 1386 **A** |
| 1312 **B** | 1337 **A** | 1362 **D** | 1387 **D** |
| 1313 **A** | 1338 **C** | 1363 **D** | 1388 **B** |
| 1314 **B** | 1339 **B** | 1364 **D** | 1389 **C** |
| 1315 **C** | 1340 **A** | 1365 **A** | 1390 **A** |
| 1316 **B** | 1341 **A** | 1366 **C** | 1391 **A** |
| 1317 **C** | 1342 **C** | 1367 **A** | 1392 **A** |
| 1318 **B** | 1343 **C** | 1368 **D** | 1393 **A** |
| 1319 **A** | 1344 **A** | 1369 **D** | 1394 **D** |
| 1320 **C** | 1345 **B** | 1370 **D** | 1395 **C** |
| 1321 **C** | 1346 **A** | 1371 **C** | 1396 **C** |
| 1322 **A** | 1347 **A** | 1372 **B** | 1397 **C** |
| 1323 **B** | 1348 **D** | 1373 **C** | 1398 **A** |
| 1324 **D** | 1349 **B** | 1374 **C** | 1399 **C** |
| 1325 **B** | 1350 **B** | 1375 **D** | 1400 **D** |

FALLOS: [ ]

**1301. En un centro de Atención Primaria NO se presta régimen asistencial:**

a. De internamiento
b. De urgencia
c. Domiciliario
d. Ambulatorio

**1302. 'Proceso de atención de enfermería':**

a. Método por el que se aplican los modelos teóricos de la enfermería a la práctica real
b. Resultado de los cuidados de enfermería
c. Métodos llevados a cabo con el paciente
d. Secuencia de objetivos y actividades realizados

**1303. El instrumental de hemostasia se esteriliza con:**

a. Óxido de etileno
b. Desinfectante
c. Vapor en ciclos de 135 °C
d. Radiaciones ultravioletas

**1304 Es un indicador de la calidad de vida funcional física relacionada con la salud:**

a. Perfil de salud de Nottingham (NHP)
b. Escala de autoestima de Rosenberg
c. Índice de las actividades de la vida diaria (ADL)
d. Índice de calidad de vida de Spitzer

**1305. Para su correcto funcionamiento, la Atención Primaria se considera puerta de entrada y filtro hacia los servicios especializados, que contemplan las Unidades de Salud Mental:**

a. Es falso
b. Es correcto
c. Sólo es la puerta de salida
d. Ninguna es correcta

**1306. Ante la aplicación de un torniquete en una hemorragia externa de un brazo:**

a. Debe anotar la hora y la zona en que se ha colocado
b. Debe ser la primera medida a tomar ante una hemorragia externa
c. Aplicar un vendaje blando, enrollado en el miembro y anudado
d. Son correctas A y C

**1307. En la embarazada hay mayor tendencia a la aparición de caries por:**

a. Disminución de la secreción de saliva
b. Disminución de la lisozima salivar
c. Disminución de la movilidad lingual
d. Todas son correctas

**1308. Referencia subjetiva y no mensurable de un estado patológico:**

a. Signo
b. Prevalencia
c. Síntoma
d. Etiología

**1309. En la glucemia al azar se mide el nivel de glucosa obtenido:**

a. Siempre a media noche
b. En cualquier momento del día
c. Siempre antes del desayuno
d. Siempre después de cenar

**1310. Entre las ventajas del peróxido de hidrógeno NO está:**

a. Esterilizante eficaz como gas
b. El ciclo es corto
c. No deja residuos tóxicos
d. Su baja capacidad de difusión

**1311. Aplicación tópica de una serie de sustancias químicas sobre tejidos vivos como mucosa, piel o heridas:**

a. Desinfección
b. Asepsia
c. Antisepsia
d. Higiene

**1312. Almohadillas de polietileno hinchadas con aire y ubicadas a los lados de la cama para prevenir lesiones y caídas:**

a. Barandillas
b. Centinelas de cama
c. Pupitre
d. Pie de suero

**1313. En los cuidados generales del paciente terminal se considera un síntoma digestivo:**

a. Caquexia
b. Hipo
c. Secreciones
d. Estertores pre-morten

**1314. Franja de edad que requiere más recursos hospitalarios:**

a. Los adolescentes
b. Los primeros y los últimos años de vida
c. La pubertad
d. La edad adulta

**1315. Pulso inferior a 60 ppm**

a. Bradipnea
b. Taquicardia
c. Bradicardia
d. Hipotensión

**1316. NO es una finalidad de la sonda nasogástrica:**

a. Aspiración gástrica
b. Medición de la presión gástrica
c. Irrigación del estomago
d. Lavado del estomago

**1317. Salida de sangre por la boca procedente del aparato digestivo:**

a. Hemoptisis
b. Epistaxis
c. Hematemesis
d. Melena

**1318. Es INCORRECTA:**

a. La luxación es una dislocación o desplazamiento de los extremos óseos de una articulación
b. El lugar del hueso donde se produce una fractura se llama foco de impacto
c. Una fractura espontánea es aquella que se produce por debilitamiento de la estructura ósea del hueso
d. Las zonas más frecuentemente afectadas por los esguinces son las articulaciones que soportan un mayor peso corporal

**1319. La actividad cerebral eléctrica aparece en el embrión humano aproximadamente en qué semana:**

a. 8ª
b. 12ª
c. 14ª
d. 20ª

**1320. Para poner en marcha los cuidados post mortem es necesario que el técnico en cuidados auxiliares de enfermería y resto de personal que los lleve a cabo utilice los guantes, bata, mascarilla y gorro:**

a. Cuando la enfermedad del/de la paciente haya sido contagiosa
b. Cada hospital tiene su propio protocolo
c. Independientemente del tipo de muerte
d. Cuando lo indique el personal médico o el personal de enfermería

**1321. En un paciente lactante el sistema de aporte de Oxígeno más cómodo es:**

a. Gafas nasales
b. Mascarilla reservorio
c. Tienda de Oxígeno
d. Mascarilla Ventimask

**1322. Los centros gerontológicos abiertos, de desarrollo personal y atención sociosanitaria interdisciplinar, en los que viven temporalmente o permanentemente personas mayores dependientes o con necesidades sociales, tienen como objetivo:**

a. Proporcionar alojamiento y atención integral a personas mayores con falta de apoyo social suficiente de modo que ya no pueden vivir en su medio habitual
b. Favorecer la integridad a la comunidad y evitar el desarraigo del propio medio
c. Proporcionar apoyo a las personas que conviven con las personas mayores, para que puedan disfrutar de un período de vacaciones
d. Son correctas A y B

**1323. Durante la higiene de un paciente cómo promoveremos su independencia:**

a. Pediremos al paciente que no se mueva mientras realizamos el proceso
b. Teniendo en cuenta las limitaciones del paciente, le daremos una esponja para que él mismo se enjabone, participando activamente en el proceso
c. Si en su vida diaria es independiente realizaremos la higiene en la cama
d. Ya que el paciente está ingresado en nuestra unidad, le instaremos a que no se mueva y se deje hacer todo por el personal ya que esto puede hacer que empeore su situación

**1324. Enfermedad de Alzheimer:**

a. Aparece un deterioro lento y continuado
b. Comienza con pérdida de memoria, pero el enfermo puede desarrollar su actividad
c. En estados muy avanzados el enfermo puede perder la capacidad verbal, capacidad psicomotora y control de esfínteres
d. Todo lo anterior es correcto

**1325. El conducto de Wirsung está en:**

a. la glándula parótida
b. el páncreas
c. el yeyuno
d. el hígado

**1326. En un sondaje vesical preoperatorio lo primero a realizar:**

a. Colocar al paciente en decúbito supino
b. Explicar al paciente el procedimiento
c. Lubricar la sonda
d. Lavado de manos

**1327. Paciente en decúbito prono. Las úlceras suelen aparecer en:**

a. Las nalgas
b. Las caderas
c. Las crestas ilíacas
d. Los talones

**1328. La aplicación de un colirio se debe hacer en el saco conjuntival, que está formado por:**

a. La córnea
b. El iris
c. La pupila
d. Ninguna es correcta

**1329. Qué factores predisponen o determinan la aparición de UPP**

a. Exógenos e intrínsecos
b. Endógenos e intrínsecos
c. Extrínsecos e intrínsecos
d. Extrínsecos y endógenos

**1330. Si la espuma persiste en una muestra de orina es que hay:**

a. Líquidos
b. Pigmentos biliares
c. Grasas
d. Proteínas y pigmentos biliares

**1331. Es una vía indirecta de absorción del medicamento:**

a. Subcutánea
b. Intradérmica
c. Sublingual
d. Intramuscular

**1332. La prevención es la mejor lucha contra la drogadicción. ¿Cuál NO sería prevención 'Primaria'?:**

a. Medidas legislativas severas sobre el tráfico y consumo de drogas
b. Educación sanitaria en adolescentes
c. Desintoxicación de toxicómanos
d. Actuaciones y controles policiales para impedir el tráfico de drogas en lugares de ocio, institutos, colegios, etc.

**1333. NO es la finalidad general de la higiene y aseo del paciente:**

a. Evitar la proliferación bacteriana excesiva
b. Eliminar células descamadas, suciedad, exceso de grasa
c. Mejorar su confort y bienestar
d. Resolver la infección nosocomial

**1334. 'Volumen residual' es:**

a. La cantidad de aire que queda en los pulmones al final de una espiración forzada
b. La cantidad máxima de aire que se puede introducir en los pulmones al final de una inspiración forzada
c. La cantidad de aire que queda en los pulmones al final de una espiración normal
d. El volumen de aire que hay en el pulmón al final de una inspiración forzada

**1335. Temperatura ambiente de la Unidad de Hospitalización:**

a. 24-27 °C
b. 20-23 °C
c. 20-22 °C
d. 15-19 °C

**1336. NO es una posición anatómica:**

a. Decúbito supino
b. Decúbito prono
c. Decúbito Fowler
d. Decúbito lateral

**1337. Clasificación de las articulaciones según su función:**

a. Sinartrosis, Anfiartrosis, Diartrosis
b. Diartrosis, Anfiartrosis, Enartrosis
c. Sinartrosis, Anfiartrosis, Diartrosis, Enartrosis
d. Fibrosas, Cartilaginosas, Sinoviales

**1338. Incontinencia urinaria que cursa con alto volumen residual postmiccional:**

a. Incontinencia de esfuerzo
b. Incontinencia funcional
c. Incontinencia por rebosamiento
d. Incontinencia de estrés o urgencia

**1339. 'Hipopnea':**

a. Respiración con un ritmo o frecuencia más rápido de lo normal
b. Respiración más superficial de lo normal
c. Ausencia de respiración
d. Dificultad en la respiración

**1340. Los centros de salud y consultorios constituyen el acceso inicial al sistema sanitario. En ellos NO se ofrece qué prestación:**

a. La prevención enfocada fundamentalmente a la realización de actividades dirigidas a la detección precoz de las patologías de menor incidencia y prevalencia de la zona
b. La atención a la salud buco-dental
c. Trabajo social
d. Cirugía menor

**1341. Los cambios posturales forman parte de la enfermeria...**

a. Preventiva
b. Geriátrica
c. Del trabajo
d. Ninguna es correcta

**1342. Sobre el enfermo terminal:**

a. La familia debe participar en la medida de sus posibilidades
b. Se debe explicar a todos los miembros de la familia los cuidados que deben llevar a cabo
c. Son correctas A y B
d. Debemos conseguir resolver sus problemas personales

**1343. Es manifestación de independencia:**

a. Tener un problema asociado a la movilidad
b. Saber los hábitos de eliminación
c. Mantenimiento del apetito
d. Dar una dieta de alto contenido en fibra para la prevención del estreñimiento

**1344. Para aplicar la maniobra de Heimlich en un adulto consciente la presión se ejerce**

a. Entre el ombligo y el apéndice xifoides
b. Entre el ombligo y el apéndice vermiforme
c. Un dedo por debajo de la línea que une los pezones
d. En el mesogastrio

**1345. En qué nivel de estructura de la piel están los vasos sanguíneos:**

a. Estrato córneo
b. Dermis
c. Estrato basal germinativo
d. Epidermis

**1346. Úlcera vascular más frecuentes:**

a. Venosa
b. Arterial
c. Capilar
d. Mixta

**1347. El ácido linoleico es un ácido graso:**

a. Poliinsaturado
b. Saturado
c. Altamente saturado
d. Parcialmente insaturado

**1348. Qué es la disuria:**

a. Orinar sólo durante el día
b. Imposibilidad para orinar
c. Orinar sólo durante la noche
d. Dificultad o dolor en la evacuación de la orina

**1349. La cirugía paliativa busca:**

a. Determinar la causa de los síntomas
b. Aliviar los síntomas sin curar la enfermedad
c. Corregir deformidades
d. Resección de una parte enferma

**1350. Según Kübler-Ross, 'Etapa del duelo en la que el paciente se entrega y deja de luchar':**

a. Depresión
b. Aceptación
c. Negociación o pacto
d. Negación

**1351. Nos da una medición más exacta en la temperatura corporal:**

a. La axilar
b. El recto
c. La boca
d. La vagina

**1352. NO es un material necesario para la extracción de sangre venosa:**

a. Lanceta de Frankel
b. Jeringas de distintas capacidades y agujas de 25x9, o sistema de extracción al vacío
c. Tubos o frascos adecuados
d. Guantes

**1353. Límite de dosis anual para los profesionales que trabajan con radiaciones ionizantes:**

a. Totalidad del organismo 80 msv (5 rems)
b. Cristalino 150 msv (15 rems)
c. Piel 400 msv (50 rems)
d. Feto, desde el principio hasta el final de la gestación, 20 msv (5 rems)

**1354. Para evitar o tratar la anorexia que puede aparecer en el enfermo terminal NO está indicado:**

a. Cuidar la presentación de los platos
b. Administrar complejos vitamínicos
c. Comer frecuentemente y en pocas cantidades
d. Administrar corticoides por vía oral para aumentar el apetito

**1355. NO es un mecanismo para obtener calor (termogénesis):**

a. Aumento de la contracción muscular
b. Vasoconstricción periférica
c. Disminución de la sudoración
d. Hiperventilación respiratoria

**1356. Evidencia objeto de enfermedad y que puede ser medida:**

a. Síndrome
b. Síntoma
c. Signo

**1357. Sobre los modelos de AICP:**

a. Sitúan su foco en las capacidades y habilidades de la persona
b. Se centran en los déficits y necesidades tienden a etiquetar
c. Intervienen a micronivel (conductas determinadas, patologías)
d. Son correctas A y B

**1358. Cuál de los siguientes procesos requiere aislamiento respiratorio:**

a. Leptospirosis
b. Hepatitis vírica tipo A
c. HIV
d. Parotiditis

**1359. Medidas encaminadas a limitar el progreso de la enfermedad, en cualquier estadio de su desarrollo, reducir su probabilidad de aparición o interrumpir o ralentizar su progresión:**

a. Prevención de la Enfermedad
b. Protección de la Salud
c. Promoción de la Salud
d. Restauración de la Salud

**1360. Uno de estos músculos NO participa en la respiración:**

a. Pectoral Mayor
b. Cuadrado lumbar
c. Intercostales
d. Serrato Mayor

**1361. Rocío es intervenida de reconstrucción mamaria. Cuando sube a planta trae dos drenajes de aspiración (Redón). Como norma general, los drenajes permanecerán:**

a. Sobre la cama
b. Sobre el lado contrario al que están colocados
c. Sobre el mismo lado en el que están colocados
d. Por debajo del nivel de la paciente

**1362. El cardias une:**

a. El corazón con el pulmón
b. Las venas con las arterias
c. El estómago con el duodeno
d. El esófago con el estómago

**1363. Tiene grasas ricas en ácidos monoinsaturados:**

a. Aceite de palma
b. Leche y queso
c. Carne de cerdo
d. Cacahuete

**1364. NO es una fase del periodo patogénico de la historia natural de la enfermedad:**

a. Fase subclínica
b. Fase de resolución
c. Fase clínica
d. Fase preclínica

**1365. Descenso brusco del flujo de sangre que llega al cerebro desencadenado por el aumento excesivo de las contracciones del corazón:**

a. Síncope
b. Asfixia
c. Lipotimia
d. Infarto de miocardio

**1366. En varias comunidades autónomas aquellos equipos fuera de uso como maquinaria (electrónica, informática, etc.) e instrumental que se almacenen en condiciones de seguridad tales que no exista peligro pertenecen al grupo de residuos:**

a. III
b. IV
c. V
d. II

**1367. La quemadura que provoca eritema, enrojecimiento de la piel sin presencia de flictenas o ampollas se clasifica como de Grado:**

a. I
b. II
c. III
d. IV

**1368. La aorta:**

a. Entra al corazón por la aurícula izquierda y pertenece a la circulación mayor
b. Pertenece a la circulación menor
c. Sale del corazón del ventrículo derecho
d. Sale del corazón del ventrículo izquierdo y pertenece a la circulación mayor

**1369. Los biocidas pueden matar microorganismos como:**

a. Protozoos
b. Micobacterias
c. Virus y hongos
d. Bacterias, virus y hongos oxidando las proteínas

**1370. Drenaje en T que se usa para descompresión de las vías biliares**

a. Jackson Pratt
b. Redón
c. Hemo Vac
d. De Kher

**1371. Orden de colocación de las prendas de aislamiento:**

a. Calzas, mascarilla, gorro, bata, guantes
b. Calzas, gorro, bata, mascarilla, guantes
c. Calzas, gorro, mascarilla, bata, guantes
d. Calzas, guantes, mascarilla, gorro, bata

**1372. A qué grupo de residuos pertenecen los equipos de perfusión y de diálisis de un infectado de hepatitis C:**

a. I
b. III
c. IV
d. II

**1373. Principal factor de riesgo en infecciones de las vías urinarias:**

a. Edad avanzada
b. Enfermedad de base
c. Cateterismo vesical y su duración
d. Tratamiento antibiótico

**1374. NO es un beneficio de la higiene:**

a. Facilitar la descamación de células muertas
b. Vigilar la aparición de úlceras
c. Almohadillar las zonas de presión
d. Aumentar la sensación de bienestar

**1375. En la administración por vía rectal es FALSO:**

a. Evitar los traumatismos
b. Verificar la hora de administración
c. Procurar que el recto este vacío de heces
d. Mantener los supositorios a temperatura ambiente

**1376. Qué cualidad NO debe tener un detergente para que se le considere un buen agente de limpieza en el medio sanitario:**

a. capacidad para desincrustar la suciedad adherida
b. alta capacidad para formar espuma
c. capacidad para disolver la suciedad de tipo lipoide
d. Ser biodegradable

**1377. NO es un tipo de estoma de eliminación:**

a. Ileostomía
b. Cecostomía
c. Sigmoidectomia
d. Yeyunostomía

**1378. Es un cambio biológico en el sistema cardiocirculatorio asociado al envejecimiento:**

a. Menor capacidad y tono vesicales
b. Desmineralización ósea
c. Aumento de las placas de ateroma en las paredes arteriales
d. Disminución de la secreción hormonal

**1379. Cuando tras un traumatismo el paciente presenta una sección de la piel producida por ruptura de cristales hablamos de herida:**

a. Lacerante
b. Incisa
c. Punzante
d. Contusa

**1380. En la atención a las Actividades de la Vida diaria básicas, escala más utilizada para detectar los grados de deterioro funcional:**

a. Escala de Katz
b. Escala de Philadelphia Geriatric Center
c. Escala de Lawton
d. Escala de Rosow y Breslau

**1381. Cuál de estas desinfecciones químicas inactiva el virus de la hepatitis B**

a. Desinfección nivel Intermedio
b. Desinfección de bajo nivel
c. Lavado automático
d. Lavado por ultrasonidos

**1382. Para trasladar a un paciente que no colabora de la cama al sillón con seguridad se necesita:**

a. Un auxiliar de enfermería
b. Al menos tres auxiliares de enfermería
c. Dos auxiliares de enfermería
d. Es indiferente el número de TCAE

**1383. Indique la FALSA**

a. Los linfocitos nos defienden de las infecciones virales y ayudan en la defensa de bacterias y hongos
b. Las células hemáticas y los factores de coagulación se estudian en el laboratorio de bioquímica
c. Los hematíes transportan el oxígeno desde los pulmones a todos los tejidos y extraen el anhídrido carbónico de éstos para devolverlo a los pulmones a través de la hemoglobina
d. La inmunoglobulina E es responsable de reacciones de anafilaxia y alergia

**1384. Los pulmones están separados uno del otro por:**

a. Los bronquios
b. La faringe
c. El mediastino
d. El diafragma

**1385. La 'unidad del paciente' es:**

a. La medida que se utiliza para saber cuántos enfermos atiende un centro sanitario
b. El personal facultativo o no facultativo que atiende al enfermo, está excluido de este concepto al personal no sanitario como los celadores
c. El área formada por el espacio de la habitación, el mobiliario que hay en ella y los materiales que utiliza el paciente durante el tiempo de hospitalización
d. Ninguna es correcta

**1386. 'Desinfección':**

a. Un proceso físico que mata o inactiva agentes patógenos
b. Un proceso por el cuál se destruye cualquier forma de vida
c. La ausencia de bacterias
d. La ausencia total de gérmenes

**1387. Está contraindicada la inducción del vómito:**

a. Cuando el tóxico es un cáustico
b. Cuando el tóxico es derivado del petróleo
c. Cuando el enfermo tiene disminuido el nivel de conciencia
d. En todas las anteriores

**1388. La fontanela anterior del Recién Nacido se conoce también como:**

a. Metópica
b. Bregmática
c. Labdoidea
d. Ninguna es correcta

**1389. Mecanismo que utiliza el cuerpo como termólisis:**

a. Aumento del metabolismo basal
b. Aumento de la contracción mucoular
c. Aumento de la sudoración
d. Los tres

**1390. Cuando los estímulos que recibimos trastocan nuestro equilibrio y producen trastornos, hablamos de:**

a. Personalidad en conflicto
b. Carácter
c. Temperamento
d. Ninguna es correcta

**1391. Grado de daño que puede producir un agente infeccioso al huésped:**

a. Virulencia
b. Contagiosidad
c. Infectividad
d. Patogenicidad

**1392. En la terapia ocupacional es una acción de prevención secundaria:**

a. Movilización precoz de la zona afectada
b. Evitar el sedentarismo
c. Tratar la incapacidad una vez instaurada para evitar otras consecuencias
d. Evitar la soledad

**1393. NO es patología del páncreas:**

a. Estreñimiento
b. Pancreatitis
c. Diabetes
d. Tumores malignos

**1394. 'Envejecimiento' como conjunto de transformaciones de órganos y tejidos:**

a. Edad cronológica
b. Edad psíquica
c. Edad social
d. Edad fisiológica

**1395. La pérdida de la memoria reciente en el anciano se atribuye a:**

a. Envejecimiento cerebral
b. Institucionalización
c. Incomunicación, falta de información, desinterés e hipofunción cerebral
d. Ingresos en centros hospitalarios

**1396. El personal que realiza el traslado de residuos peligrosos debe tomar las siguiente precauciones:**

a. Utilizar los APIS
b. Arrastrar las bolsas
c. Disponer de un baño con ducha y ropa limpia para cambiarse después del traslado
d. Las tres son correctas

**1397. Los 'Psicofármacos' actúan sobre:**

a. El sistema cardiovascular
b. El sistema nervioso periférico
c. El sistema nervioso central
d. El sistema digestivo

**1398. En la cirugía limpia-contaminada, la tasa esperable de infección sin profilaxis es del…**

a. 5-15%
b. 1-5%
c. 15-20%

**1399. Pérdida total de conciencia y ausencia de respuestas a estímulos externos:**

a. Letargia
b. Síncope
c. Coma
d. Estupor

**1400. En la conservación de las muestras, es FALSO:**

a. La orina para análisis microscópico se debe mantener refrigerada
b. Los esputos deben mantenerse refrigerados
c. El líquido cefalorraquídeo se mantiene a temperatura ambiente
d. Los fragmentos de raspado de la piel, pelo y uñas se congelan

| | | | |
|---|---|---|---|
| 1401 D | 1426 D | 1451 A | 1476 D |
| 1402 A | 1427 C | 1452 A | 1477 C |
| 1403 D | 1428 D | 1453 B | 1478 A |
| 1404 C | 1429 D | 1454 B | 1479 C |
| 1405 D | 1430 B | 1455 A | 1480 D |
| 1406 D | 1431 D | 1456 D | 1481 A |
| 1407 C | 1432 B | 1457 C | 1482 D |
| 1408 B | 1433 D | 1458 C | 1483 D |
| 1409 C | 1434 B | 1459 B | 1484 D |
| 1410 B | 1435 A | 1460 D | 1485 B |
| 1411 A | 1436 C | 1461 B | 1486 D |
| 1412 D | 1437 A | 1462 C | 1487 B |
| 1413 B | 1438 C | 1463 D | 1488 A |
| 1414 A | 1439 D | 1464 B | 1489 C |
| 1415 D | 1440 B | 1465 B | 1490 D |
| 1416 A | 1441 C | 1466 D | 1491 A |
| 1417 A | 1442 C | 1467 D | 1492 C |
| 1418 D | 1443 A | 1468 B | 1493 C |
| 1419 B | 1444 D | 1469 D | 1494 B |
| 1420 A | 1445 D | 1470 D | 1495 B |
| 1421 B | 1446 D | 1471 A | 1496 B |
| 1422 D | 1447 D | 1472 B | 1497 A |
| 1423 C | 1448 D | 1473 C | 1498 A |
| 1424 D | 1449 D | 1474 C | 1499 D |
| 1425 B | 1450 C | 1475 B | 1500 A |

FALLOS: 

**1401. Quemadura en la que hay necrosis de los tejidos que evoluciona a la formación de escaras. Es de grado:**

a. 0    b. 1    c. 2    d. 3

**1402. En decúbito lateral las almohadas se colocan debajo de:**

a. La cabeza, el brazo superior, la pierna superior y la espalda
b. La cabeza, borde de las caderas, hueco poplíteo, la planta de los pies y tercio inferior de las piernas
c. La cabeza, los brazos y las rodillas
d. La cabeza y hombros, la cadera, el tercio inferior de los muslos y los tobillos

**1403. La Pasteurización:**

a. Es un método de desinfección químico
b. Se utiliza para destruir microorganismos que se encuentran muy cerca del foco
c. Consiste en aplicar la sustancia desinfectante en pulverizaciones
d. Un medio físico de desinfección por calor

**1404. Los cambios fisiológicos asociados al envejecimiento constituyen uno de los principales factores de riesgo de desnutrición. De los siguientes, cuál NO lo es:**

a. Distensión gástrica
b. Intolerancia secundaria a la glucosa
c. Aumento de la secreción de insulina
d. Dificultad en la masticación por ausencia de piezas dentales

**1405. En relación a los factores de riesgo de caídas factor NO intrínseco:**

a. Edad
b. Estado de salud
c. Consumo de medicación
d. Vestimenta del sujeto

**1406. Mecanismo que trata de prevenir la contaminación:**

a. Desinsectación
b. Antisepsia
c. Esterilización
d. Asepsia

**1407. Cuál de las siguientes drogas es un derivado opiáceo:**

a. Cocaína
b. Anfetaminas
c. Heroína
d. LSD

**1408. El estafilococo es:**

a. Un virus
b. Una bacteria
c. Un hongo
d. Un protozoo

**1409. Es una técnica de aplicación de calor húmedo:**

a. Bolsa de agua caliente
b. Diatermia
c. Fomentos
d. Calentador eléctrico

**1410. Paciente ingresado en Neumología con aumento de las secreciones bronquiales. Al respirar emite ruidos roncantes anormales. Se trata de:**

a. Respiración de Biot
b. Respiración estertorosa
c. Respiración de Bouchut
d. Respiración de Cheyne-Stokes

**1411. En la ayuda a la deambulación:**

a. Tendremos previstos descansos intermedios en el recorrido por si fuera necesario
b. El paciente decide cuándo/cómo caminar
c. Si el paciente es más bajo que nosotros, pasará su brazo por encima de nuestro hombro para sujetarse mejor
d. Nosotros marcaremos el ritmo de la marcha y el paciente deberá seguirnos

**1412. Posición para realizar higiene del cabello a paciente encamado:**

a. Morestin
b. Mano ventral
c. Sims
d. Roser

**1413. Si sólo hay un socorrista lo primero que tiene que hacer en la reanimación cardiopulmonar (RCP) básica en un lactante de 6 meses es:**

a. Llamar al 112
b. Comenzar la RCP básica durante 1 minuto antes de llamar al 112
c. Comenzar la RCP básica durante 3 – 4 minutos antes de llamar al 112
d. Pedir un desfibrilador

**1414. En una quemadura de grado II:**

a. El aspecto de la piel es edematoso y con ampollas
b. El aspecto de la piel es eritematoso, con picor y dolor
c. Existe lesión con escara

**1415. En el equipo de atención comunitaria la atención de salud mental sigue un modelo integral de atención interdisciplinaria e intersectorial, con la participación de servicios sanitarios y de recursos sociales y educativos, que incluye atención comunitaria en el entorno:**

a. Escolar
b. Familiar
c. Laboral
d. En los tres

**1416. Aunque el material quirúrgico se debe esterilizar siempre, si por algún motivo urgente no es posible, para conseguir una desinfección de alto nivel el material se debe limpiar previamente con detergente enzimático y sumergirlo en una solución de Glutaraldehído al:**

a. 2% durante 10 minutos
b. 5% durante 20 minutos
c. 3% durante 60 minutos
d. 10% durante 5 minutos

**1417. Cuántas vías de entrada tiene una sonda de Malecot:**

a. 1    b. 2    c. 3    d. 4

**1418. Entre las 'pérdidas insensibles de líquidos' en el organismo NO se incluyen:**

a. Las producidas por la respiración
b. El sudor
c. Las producidas a través de la piel
d. El agua endógena oxidativa

**1419. Sobre la forma de entender la salud:**

a. Se define estrictamente como la ausencia de enfermedad
b. Es el estado de bienestar físico, psíquico y social
c. Se considera salud al bienestar moral/ético
d. Se define como el bienestar físico exclusivamente

**1420. En la atención al paciente en salud mental qué medida NO es de contención psicológica:**

a. Situarse por encima del nivel del paciente para controlar la situación
b. Evitar gestos bruscos y espontáneos. No mantener discusión en público
c. No buscar confrontaciones en cuanto a ideas y aspectos conflictivos
d. Favorecer el diálogo ofreciéndole en la medida que sea posible algún tipo de bebida o alimentos

**1421. Cuando el TCAE colabora en la exploración física de un paciente le corresponden tres funciones:**

a. Función asistencial, instrumentista y organizativa
b. Función asistencial, función organizativa y puesta a punto de la consulta
c. Función administrativa, función organizativa y puesta a punto de la consulta
d. Ninguna es correcta

**1422. En un traumatismo craneal, en la exploración del paciente buscamos:**

a. Si tiene Scalp
b. Si hay deformidades
c. Si tiene pérdida de sangre o líquido cefalorraquídeo por nariz u oídos
d. Las tres son correctas

**1423. Forman el cordón umbilical:**

a. Una arteria y una vena
b. Dos arterias y dos venas
c. Dos arterias y una vena
d. Una arteria y dos venas

**1424. Es característico del Síndrome de Burnout:**

a. Agotamiento emocional
b. Despersonalización
c. Baja realización personal
d. Las tres cosas

**1425. Para la esterilización en frío se utiliza el glutaraldehido. Para qué materiales se puede usar:**

a. Material termolábil que contenga celulosa o sus derivados
b. Endoscopios y laparoscopios
c. Motores de aire comprimido y sus cables
d. Material textil

**1426. Según Lluch, la observación debe cumplir qué condición:**

a. La adaptabilidad
b. La productividad
c. La meticulosidad
d. La receptibilidad

**1427. Qué tipo de muestras se toman, generalmente, para el estudio de infecciones producidas por hongos:**

a. Piel y heces
b. Pelo, uñas, heces y esputo
c. Piel, pelo y uñas
d. Heces y esputo

**1428. Agrava el daño producido por una quemadura:**

a. El tiempo de exposición a la quemadura
b. Falta de asepsia en las primeras manipulaciones
c. El tipo de ropa que lleve el enfermo
d. Todas son correctas

**1429. Una persona ha sufrido un traumatismo intenso en el centro del antebrazo. Presenta dolor, deformidad en el miembro con desviación de los fragmentos óseos e incapacidad de moverlo. Qué tipo de lesión es:**

a. Contusión          b. Luxación
c. Subluxación        d. Fractura

**1430. NO corresponde a un cambio anatómico a nivel cardiovascular durante el envejecimiento:**

a. Las fibras musculares sufren un aumento de lipofuscina
b. Hipertrofia fisiológica del ventrículo derecho
c. Se observan áreas de fibrosis y aumento del contenido de colágeno endocárdico
d. Arteriosclerosis generalizada debido a que en la circulación periférica se produce un engrosamiento parietal progresivo, con un aumento de la rigidez de los vasos

**1431. Exige aislamiento respiratorio:**

a. Tuberculosis pulmonar
b. Sarampión
c. Rubéola
d. Las tres son correctas

**1432. Al paciente de la habitación 605 se le vacía la bolsa de orina; tiene una diuresis de 1.500 cc. Dónde depositas dicho residuo:**

a. Contenedor rígido clase III, por ser mayor de 100 cc
b. En el W.C.
c. En una bolsa opaca bien cerrada herméticamente
d. Ninguna es correcta

**1433. Dolores es una paciente a la que le han insertado un tubo de gastrostomía. Te dispones a darle la alimentación qué NO debemos hacer:**

a. Diluir el alimento hasta que esté líquido
b. Colocar al paciente en posición Fowler
c. Anotar el procedimiento
d. Introducir el alimento deprisa

**1434. Cuál de los siguientes principios de la bioética y el buen trato nos obliga a no lesionar con nuestras prácticas asistenciales la integridad física psíquica de un usuario:**

a. Beneficencia
b. No-maleficencia
c. Autonomía
d. Justicia

**1435. Los pensamientos de autoagresión se conocen como:**

a. Autolisis
b. Heterólisis
c. Hemólisis
d. Homólisis

**1436. Una de las siguientes funciones está prohibida al TCAE:**

a. Recogida y limpieza del instrumental quirúrgico
b. Recepción de volantes y documentos
c. Aplicación de tratamientos curativos de carácter no medicamentoso
d. Colaboración en la recogida de datos de los pacientes

**1437. La intoxicación por vía oral por hipoclorito sódico:**

a. Puede producir quemaduras en esófago
b. Se neutraliza con álcalis
c. Hay que inducir el vómito
d. Las tres son correctas

**1438. El EPINE hace referencia a:**

a. La prevalencia de infecciones nosocomiales entéricas
b. La prevalencia de infecciones nosocomiales externas
c. La prevalencia de infecciones nosocomiales en España
d. Las precauciones universales y de España

**1439. Sobre la alimentación parenteral:**

a. Es el aporte alimenticio realizado a través de una sonda que va directamente hasta el estómago
b. Es el aporte alimenticio realizado a través de una sonda que va directamente hasta el parénquima intestinal
c. Está contraindicada en obstrucción intestinal y vómitos
d. Es el aporte de nutrientes por vía endovenosa cuando está contraindicada la enteral

**1440. En el control del proceso de esterilización, la Prueba de Bowie-Dick es una prueba de control...**

a. ...de exposición
b. ... del equipo
c. ... de paquete
d. ... de carga

**1441. Tratamiento rehabilitador que se aplica cuando la persona puede movilizar pero no puede completar todo el movimiento y la intensidad de la fuerza externa (que constituye la ayuda) completará sin sustituir la acción del músculo:**

a. Cinesiterapia forzada
b. Cinesiterapia activa resistida
c. Cinesiterapia activa asistida
d. Cinesiterapia pasiva

**1442. 'Cama de Judet' o también:**

a. Cama circoeléctrica
b. Cama de levitación
c. Cama ortopédica o traumatológica
d. Cama de Stryker

**1443. Sobre las modificaciones ligadas al proceso de envejecimiento:**

a. La osteoporosis en la mujer se acelera más en los 5 primeros años después de la menopausia
b. La osteoporosis en la mujer se acelera más en los 2 primeros años después de la menopausia
c. El metabolismo glandular aumenta
d. La estatura disminuye principalmente debido a la osteoporosis

**1444. Es un objetivo de la higiene:**

a. Eliminar células descamadas y evitar el mal olor
b. Estimular la circulación sanguínea
c. Disminuir la temperatura corporal en casos de hipertermia
d. Todas son correctas

**1445. Un fármaco es:**

a. Un medicamento
b. Un medicamento más excipiente
c. Un principio activo más excipiente
d. Ninguna es correcta

**1446. La recogida de residuos sanitarios debe ser:**

a. Lo más económica posible
b. Lo más aséptica posible
c. Lo más inocua posible
d. Todas son correctas

**1447. Aplicar localmente frío produce:**

a. Hiperemia
b. Relajación muscular
c. Analgesia
d. Anestesia

**1448. Sistema respiratorio:**

a. El pulmón izquierdo consta de 3 lóbulos
b. La capa pleural que entra en contacto directo con el pulmón es la pleura parietal
c. La tráquea conecta directamente con los alvéolos
d. El pulmón derecho consta de 3 lóbulos

**1449. El calibre de una sonda hace referencia a:**

a. Su largura
b. Su duración
c. El número de luces que tiene
d. El diámetro de la luz

**1450. Síntoma más frecuente de la enfermedad coronaria en el anciano:**

a. Dolor torácico clásico
b. Dolor abdominal
c. Disnea
d. Debilidad

**1451. NO es material de reanimación cardiopulmonar:**

a. Sonda Miller Abbott
b. Tabla de RCP
c. Pinzas de Magill
d. Electrocardiógrafo

**1452. En decúbito dorsal o supino, la presión máxima se soporta en:**

a. El sacro
b. El omóplato
c. La espina dorsal
d. Los glúteos

**1453. Sobre la tijera de mayo es FALSO:**

a. Son anchas y fuertes
b. Sólo son rectas
c. Terminan en punta
d. Se utilizan para disección superficial y de tejidos duros

**1454. Una persona que mantiene el control de vida, aunque necesite apoyos de diferente estilo e intensidad para realizar las actividades de la vida diaria tiene:**

a. Baja autonomía moral y baja independencia funcional
b. Alta autonomía moral y baja independencia funcional
c. Baja autonomía moral y alta independencia funcional
d. Alta autonomía moral y alta independencia funcional

**1455. Si utilizamos una jeringa de alimentación. Cómo se realizará la administración de la nutrición enteral:**

a. Mediante emboladas de 300-400 ml
b. Generalmente cada 2-3 h
c. El proceso debe durar 30 minutos
d. Ninguna es correcta

**1456. Secreto profesional en el ámbito sanitario es:**

a. Es la obligación del facultativo de ocultar al paciente todo lo relacionado con su enfermedad
b. Es la obligación de los familiares de mantener al paciente al corriente sobre su evolución clínica
c. Consiste en filtrar información de forma secreta
d. Es la obligación ética de todo el personal sanitario de no divulgar ni permitir que se conozca la información que obtenga sobre la salud y vida del paciente

**1457. Para ser titular de los derechos comprendidos en la ley de promoción de autonomía personal y atención a las personas en situación de dependencia con carácter general NO será requisito:**

a. Ser español
b. Encontrarse en situación de dependencia en alguno de los grados establecidos
c. Haber residido en territorio español durante los cinco años inmediatamente anteriores a la presentación de la solicitud
d. Los tres son de obligado cumplimiento

**1458. En relación al protocolo de actuación en la reanimación cardiopulmonar básica en adultos:**

a. Se comienza realizando las insuflaciones
b. Se coloca al paciente en decúbito prono
c. La secuencia deberá ser de 30 compresiones seguidas de 2 insuflaciones
d. La secuencia deberá ser de 5 insuflaciones seguidas de 15 compresiones

**1459. Sensación auditiva que va asociada a la frecuencia de los sonidos y se refiere a la altura del ruido:**

a. Potencia
b. Tono
c. Intensidad
d. Timbre

**1460. Es un polisacárido de reserva animal:**

a. El almidón
b. La celulosa
c. La maltosa
d. El glucógeno

**1461. Es un tipo de sonda nasogástrica:**

a. Foley
b. Levin
c. Lincoln
d. Fresier

**1462. En la manipulación de cargas es INCORRECTO:**

a. Transportar las cargas con la espalda recta
b. Flexionar las rodillas para realizar el esfuerzo con las piernas
c. Incrementar la carga para evitar 'viajes'
d. Utilizar medios mecánicos, como carros, para el transporte de cargas

**1463. La central de esterilización se define como una unidad de procesamiento de productos estériles. Qué área NO comprende:**

a. Descontaminar
b. Desinfectar
c. Esterilizar
d. Airear

**1464. Enfermedad inflamatoria crónica de la piel que se caracteriza por estar recubierta por escamas estratificadas y por producir lesiones cutáneas en forma de máculas y pápulas:**

a. Dermatofitosis
b. Psoriasis
c. Forúnculos
d. Acné

**1465. Ante una persona que vomita cómo actuaremos en primer lugar:**

a. Indicándole que se semiincorpore
b. Le acercaremos la riñonera y la mantendremos hasta que termine de vomitar
c. Le limpiaremos con gasas el sudor
d. Ventilaremos la habitación

**1466. NO requiere aislamiento parenteral:**

a. SIDA
b. Sífilis
c. Leptospirosis
d. Gangrena gaseosa

**1467. La respiración de Kussmaul es:**

a. Más profunda de lo normal
b. Más rápida y profunda de lo normal con pausas de apnea, sin un patrón fijo
c. Con un ritmo regular en el que se alternan fases de respiración con profundidad creciente, seguidas de una pausa de apnea
d. Continua, más rápida y profunda de lo normal

**1468. Evacuación de sustancias como sangre o aire del espacio interpleural:**

a. Toracoplastia
b. Toracocentesis
c. Neumotórax
d. Paracentesis

**1469. Atendiendo a su finalidad, NO es un tipo de cirugía:**

a. exploratoria
b. ablativa
c. paliativa
d. electiva

**1470. Finalidad general de la higiene:**

a. Conservar la integridad de la piel
b. Estimular la circulación sanguínea
c. Mejorar su confort y bienestar
d. Todas son correctas

**1471. Cuántos artículos tiene el Código Deontológico de enfermería:**

a. 84     b. 86     c. 75     d. 79

**1472. Uno de los problemas más frecuentes en relación con una alimentación inadecuada es:**

a. Alzheimer
b. La Desnutrición
c. La falta de memoria
d. El aumento de la Diuresis

**1473. El VIII par craneal es:**

a. El hipogloso       b. El espinal
c. El auditivo        d. El trigémino

**1474. Los/as pacientes terminales se dividen en:**

a. Adolescentes y adultos
b. Niños, adolescentes y adultos
c. Recién nacidos, lactantes, niños, adolescentes, adultos y ancianos
d. Adolescentes y ancianos

**1475. Mecanismo de defensa de la personalidad cuando rechazamos de nuestra conciencia los contenidos desagradables o dolorosos:**

a. Proyección          b. Represión
c. Identificación      d. Formación reactiva

**1476. Posición para aplicar el procedimiento de alimentación por sonda nasogástrica:**

a. Trendelenburg       b. Sims
c. Decúbito prono      d. Fowler

**1477. La ancianidad como sub-fase de la ancianidad tiene como característica principal:**

a. Que es inmediatamente posterior a la jubilación
b. Grandes pérdidas de autonomía generadora de grados de dependencia
c. El cambio y la resignación respecto a los roles que en ese momento desempeñan
d. Se inicia a los 80 años

**1478. En el uso de controles de esterilización se sugiere seguir pautas...**

a. Controles físicos en cada ciclo de esterilización
b. Controles químicos semanales en todos los equipos de esterilización, en todas las cargas que contienen implantes, y después de cada reparación del equipo
c. Controles biológicos en cada paquete de esterilización
d. La incubación posterior se podrá hacer dentro del aparato y con un envoltorio de alta precisión

**1479. Medidas que debe adoptar el personal sanitario en caso de pacientes con hepatitis B:**

a. Aislamiento respiratorio
b. Aislamiento protector
c. Precauciones universales
d. Aislamiento cutaneomucoso

**1480. Los enemas de limpieza NO están indicados:**

a. Antes de una colonoscopia
b. Después de la extracción de un fecaloma
c. Antes de un enema medicamentoso
d. En un abdomen agudo

**1481. Fuente de infección más importante en la cadena epidemiológica:**

a. El ser humano
b. Los fómites
c. El agua
d. Los alimentos

**1482. Ciencia que basándose en datos antropométricos, en la accesibilidad del uso, coopera en el diseño de productos más fáciles de usar, seguros de manejar y mejor adaptados:**

a. Ciencia aplicada
b. Ciencia experimental
c. Biopracticidad
d. Ergonomía

**1483. Pinzas para realizar una hemostasia:**

a. Pinzas de disección     b. Pinzas Duval
c. Pinzas Allis            d. Pinzas Kocher

**1484. Orden a seguir para realizar el baño del paciente encamado:**

a. Cara, cuello y orejas - Brazos y manos - Tórax - Abdomen - Extremidades inferiores - Genitales externos - Espalda y nalgas
b. Cara, cuello y orejas - Brazos y manos - Tórax - Abdomen - Espalda y nalgas - Extremidades inferiores - Genitales externos
c. Brazos y manos - Cara, cuello y orejas - Tórax - Abdomen - Extremidades inferiores - Espalda y nalgas - Genitales externos
d. Cara, cuello y orejas - Brazos y manos - Tórax y mamas - Abdomen - Extremidades inferiores - Espalda y nalgas - Genitales externos

**1485. El sondaje nasogástrico es una vía de alimentación:**

a. Oral                b. Enteral
c. Parenteral          d. Ninguna es correcta

**1486. El agua puede ser 'dura' o 'blanda' según tenga más o menos...**

a. Cloro               b. Oxígeno
c. Fósforo             d. Calcio

**1487. Realizar la resección de los tejidos desvitalizados, que impiden la regeneración y favorecen la contaminación bacteriana:**

a. Epitelizar          b. Desbridar
c. Vitalizar           d. Desvitalizar

**1488. La metodología de las actividades de la educación para la salud se debe programar comenzando por:**

a. El análisis de la situación
b. La determinación de los objetivos
c. La determinación de las prioridades
d. La evaluación de la actividad

**1489. Los residuos sanitarios son**

a. Productos de tipo sólido y líquido
b. Materiales de tipo gaseoso y sólido
c. Materiales o productos de tipo sólido, líquido o gaseoso
d. Ninguna es correcta

**1490. La prevención terciaria va encaminada a:**

a. Eliminar los factores de riesgo que pueden producir enfermedad
b. Detectar precozmente las enfermedades
c. Intentar que el paciente tenga una vida lo más autónoma posible
d. Curar las enfermedades intentando evitar la muerte o las secuelas

**1491. El aporte alimenticio que se realiza a través de una sonda que va directamente hasta el estómago o al intestino es la 'alimentación...**

a. Enteral             b. Oral
c. Parenteral          d. Por vía central

### 1492. Causa un shock anafiláctico:

a. Una infección generalizada
b. Una hemorragia masiva
c. Una desmesurada reacción antígeno-anticuerpo
d. La pérdida del tono simpático

### 1493. Flujo de Oxígeno en las gafas nasales, en litros por minuto

a. de 5 a 8
b. de 10 a 15
c. de 2 a 3
d. de 5 a 15

### 1494. Con carácter general, forma de conservación de los medicamentos:

a. No precisan de ningún tipo de conservación especial
b. Preservándolos de la luz, del calor, de la humedad y en frío los termolábiles
c. Han de permanecer en zonas de ventilación cruzada
d. Hay que retirarlos de su envase

### 1495. Una disfunción relacionada con la demencia es la 'apraxia' es:

a. No poder reconocer e identificar objetos
b. La dificultad en las habilidades motoras necesarias para desarrollar las actividades de la vida diaria
c. Un trastorno del habla cuya etiología se atribuye a una lesión del sistema nervioso central y periférico
d. La alteración de la capacidad de coordinar los movimientos

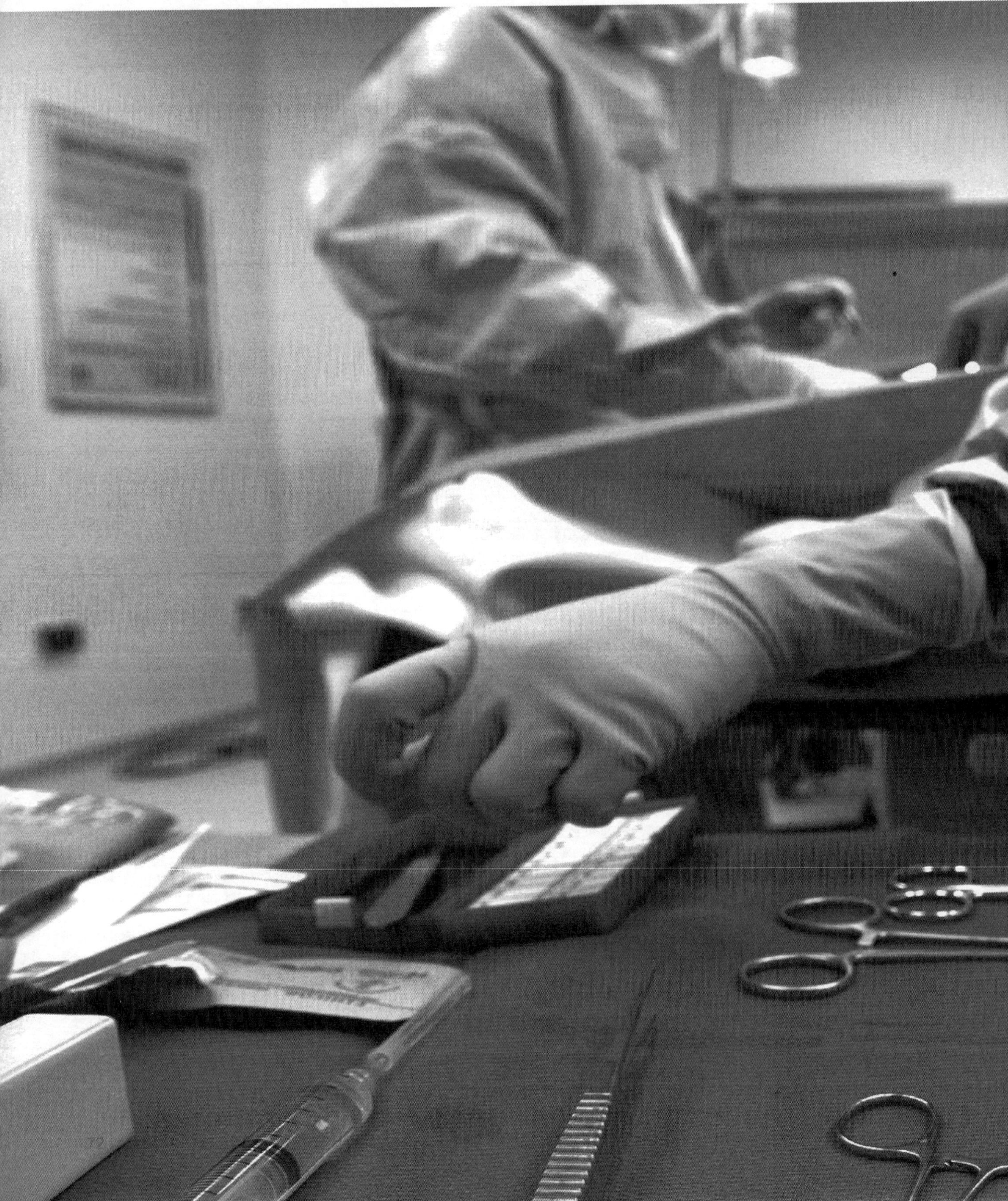

**1496. Entre las condiciones atmosféricas de la Unidad de Hospitalización NO se encuentra:**

a. Temperatura
b. Ruido ambiental
c. Humedad
d. Ventilación y pureza del aire

**1497. Separación permanente y completa entre las superficies articulares de una articulación:**

a. Luxación
b. Fractura
c. Contusión grave
d. Esguince grado dos

**1498. Posición para dar de comer:**

a. Posición de Fowler
b. Decúbito supino
c. Sims
d. Decúbito prono

**1499. Es un tipo de sonda rectal:**

a. Foley
b. Malecot
c. Levin
d. Ninguna es correcta

**1500. El Índice de Swaroop es:**

a. Tasa de mortalidad proporcional
b. Tasa de mortalidad específica por causa
c. Esperanza de vida
d. Tasa de mortalidad por edad

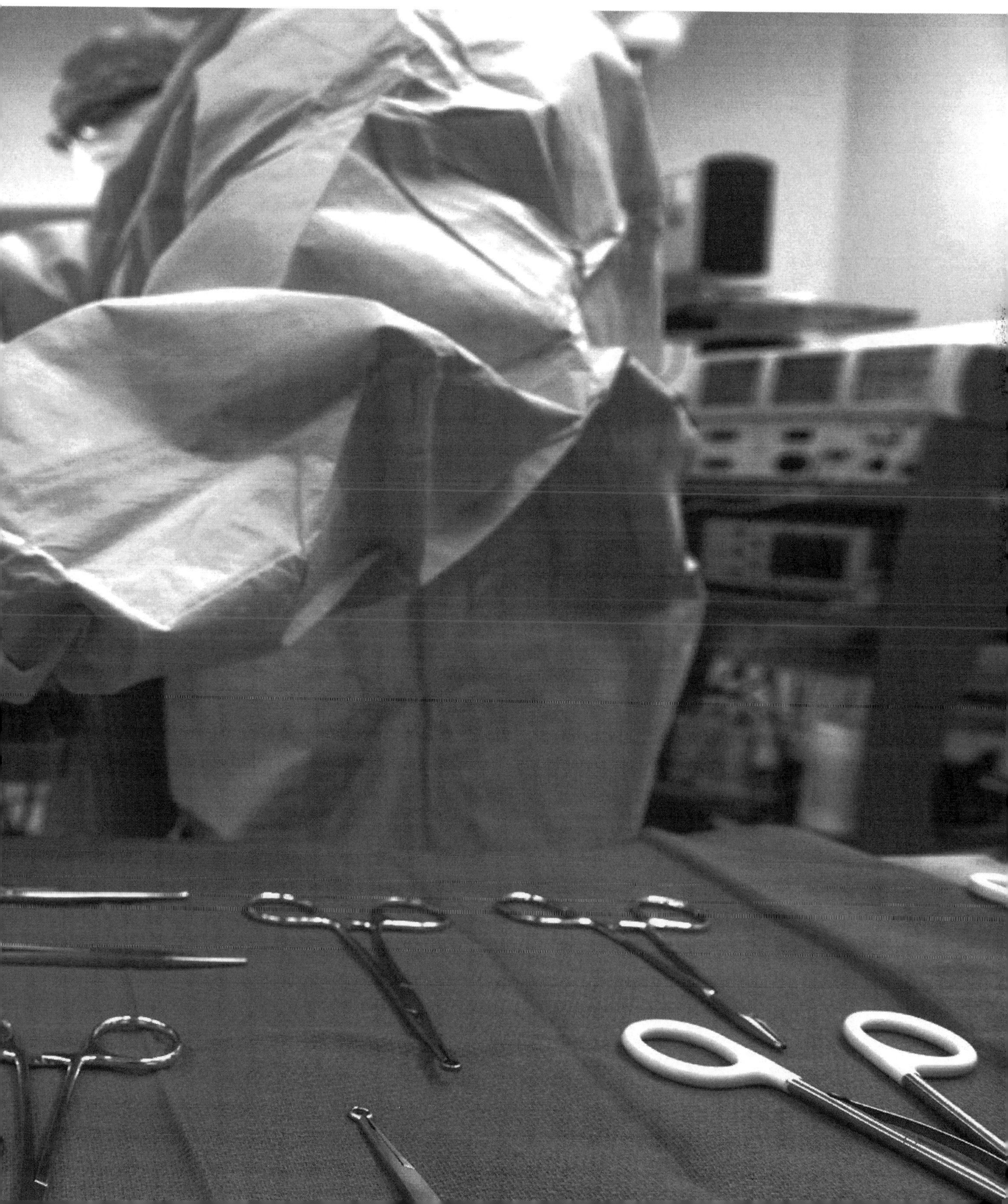

| | | | |
|---|---|---|---|
| 1501 B | 1526 B | 1551 A | 1576 B |
| 1502 D | 1527 A | 1552 D | 1577 A |
| 1503 D | 1528 C | 1553 C | 1578 B |
| 1504 A | 1529 A | 1554 C | 1579 B |
| 1505 D | 1530 D | 1555 C | 1580 D |
| 1506 A | 1531 D | 1556 C | 1581 A |
| 1507 B | 1532 A | 1557 C | 1582 A |
| 1508 A | 1533 C | 1558 D | 1583 B |
| 1509 C | 1534 D | 1559 A | 1584 C |
| 1510 C | 1535 C | 1560 A | 1585 B |
| 1511 D | 1536 D | 1561 C | 1586 D |
| 1512 A | 1537 A | 1562 B | 1587 C |
| 1513 A | 1538 A | 1563 C | 1588 D |
| 1514 B | 1539 D | 1564 C | 1589 C |
| 1515 A | 1540 C | 1565 B | 1590 B |
| 1516 C | 1541 D | 1566 A | 1591 D |
| 1517 B | 1542 B | 1567 B | 1592 D |
| 1518 C | 1543 A | 1568 D | 1593 D |
| 1519 C | 1544 D | 1569 C | 1594 C |
| 1520 C | 1545 B | 1570 D | 1595 C |
| 1521 B | 1546 D | 1571 A | 1596 B |
| 1522 B | 1547 D | 1572 C | 1597 C |
| 1523 D | 1548 D | 1573 D | 1598 B |
| 1524 B | 1549 C | 1574 C | 1599 C |
| 1525 C | 1550 B | 1575 D | 1600 D |

FALLOS:

**1501. Cuál de los siguientes huesos NO es par en el cuerpo humano:**

a. Clavícula
b. Esternón
c. Temporal
d. Yunque

**1502. Objetivos generales de los cuidados post-mortem:**

a. Garantizar la dignidad del fallecido y el respeto a su familia
b. Limpiar heridas y cambiar apósitos sucios
c. Ayudar a la familia a afrontar el proceso, para desarrollar un duelo funcional
d. Son correctas A y C

**1503. Requerimiento aproximado de líquido diario en el adulto medio:**

a. 1.200 a 1.500 ml
b. 1.500 a 1.800 ml
c. 1.800 a 2.200 ml
d. 2.300 a 2.600 ml

**1504. En la lactancia artificial, para preparar biberones, es INCORRECTO:**

a. Dejarlo preparado con varias horas de antelación
b. Medir el polvo con el dosificador, enrasando
c. Utilizar agua hervida y templada
d. Seguir instrucciones de la casa comercial

**1505. Nos preguntan qué son los centros de planificación familiar:**

a. Servicios que facilitan información y asistencia médica en materia de sexualidad y anticoncepción
b. Servicios donde se dan charlas, cursos y coloquios habituales sobre sexualidad
c. Servicios donde se hace la prueba de embarazo gratuita, adecuado para adolescentes que no quieren comprar el test de embarazo en la farmacia del barrio
d. Las tres correctas

**1506. Posición para la instilación de gotas en los senos maxilares:**

a. Parkinson
b. Roser
c. Proetz
d. Ninguna es correcta

**1507. 'LIFO' significa:**

a. El primero en entrar es el primero en salir
b. El último en entrar es el primero en salir
c. El primer consumo es la primera compra
d. El último en entrar es el último en salir

**1508. Aprobó la declaración sobre la prevención y control de enfermedades no transmisibles:**

a. La Organización Mundial de la Salud
b. La Unión Europea
c. La Organización de las Naciones Unidas
d. El Ministerio de Salud

**1509. Posición para administrar oxigenoterapia a un paciente:**

a. Decúbito lateral derecho
b. Sims
c. Fowler
d. Decúbito lateral izquierdo

**1510. Las precauciones universales se aplican en el cuidado de pacientes...**

a. ... con un virus muy específico
b. ... con infección hemorrágica
c. ... de todos los tipos
d. ... con herpes

**1511. La bolsa de orina en un encamado debe estar:**

a. 20 centímetros por encima del abdomen
b. a los pies de la cama
c. sobre la cama sin que la sonda esté tensa
d. sobre su soporte y por debajo del nivel vesical

**1512. Una puntuación de 2 en la escala Norton indica movilidad...**

a. Muy limitada
b. Inmóvil
c. Total
d. Disminuida

**1513. Para la limpieza del instrumental de microcirugía, oftalmología y en general pequeños instrumentos:**

a. Ultrasonidos
b. Formaldehido
c. Glutaraldehido
d. Son correctas B y C

**1514. La clorhexidrina tiene un nivel de desinfección:**

a. Bajo
b. Intermedio
c. Alto

**1515. Para la obtención de una muestra de orina de 24 h en un paciente portador de una sonda vesical**

a. Procederá a poner una bolsa de orina nueva a las 8 de la mañana y a retirarla a las 8 de mañana del día siguiente (cambiándola si fuera necesario)
b. En los pacientes con sonda vesical no se puede obtener la orina de 24 h
c. Intentará informar al paciente para que no acceda a esta prueba
d. Se le retirará la sonda vesical y procederemos como si fuera un paciente no portador de sonda vesical

**1516. Para usar la toma de Oxígeno de la pared NO es necesario:**

a. El sistema de aporte de Oxígeno
b. El Caudalímetro
c. El Manómetro
d. El Humidificador

**1517. Una vez declarado el estado de excepción NO se puede suspender el derecho/libertad de:**

a. Huelga
b. Enseñanza
c. Adopción de medidas de conflicto colectivo
d. Libertad de circulación

**1518. Los ancianos residentes en las unidades de convivencia de los centros asistenciales:**

a. Tienen un Auxiliar de referencia
b. Disponen de muebles decorativos significativos para ellos
c. Ambas son correctas
d. Ninguna lo es

**1519. Una quemadura que afecte a la hipodermis es de:**

a. Primer grado
b. Segundo grado
c. Tercer grado
d. Depende de la superficie afectada

**1520. Curamos a un paciente por infección en herida quirúrgica. Qué material es INCORRECTO en la bandeja superior del carro de curas:**

a. Gasas, apósitos, compresas
b. Caja de curas
c. Vendas
d. Suturas, guantes estériles

**1521. Capacidad para comprender, aceptar y compartir los sentimientos del paciente:**

a. Catarsis
b. Empatía
c. Reflexividad
d. Estrés

**1522. En el trastorno del sueño, cuando no se encuentra el motivo del mismo se habla de insomnio...**

a. Preventivo
b. Primario
c. Inicial
d. Secundario

**1523. Uso apropiado de nuestro sistema músculo-esquelético para evitar lesiones:**

a. Higiene postural
b. Higiene corporal
c. Mecánica postural
d. Mecánica corporal

**1524. NO es un principio inspirador del modelo de atención integral centrada en la persona:**

a. de participación
b. de heteronomía
c. de individualidad
d. de bienestar

**1525. En los primeros auxilios a una lipotimia, NO haremos:**

a. Tumbarla en posición antishock
b. Aflojarle la ropa, para facilitarle la respiración
c. Darle de beber agua a pequeños sorbos
d. Llevarla a un ambiente fresco

**1526. La primera acción ante un accidentado es seguir el protocolo 'Conducta P.A.S.' que consiste en:**

a. Preguntar, Actuar, Sanar
b. Proteger, Avisar, Socorrer
c. Protocolizar, Auxiliar, Situar
d. Prevenir, Aliviar, Solucionar

**1527. En el quirófano de traumatología nos piden una prótesis de cadera. Cómo se clasifica dicho material según su peligrosidad infectiva:**

a. Crítico
b. Semicrítico
c. No crítico
d. Ninguna es correcta

**1528. Cuál de estos trastornos de pérdida de conciencia es más breve y de recuperación espontánea:**

a. Coma
b. Estupor
c. Síncope
d. Obnubilación/Somnolencia

**1529. Forma farmacéutica que se administra por vía tópica:**

a. Gotas nasales
b. Grageas
c. Suspensión
d. Ninguna es cierta

**1530. Aplicación de desinfectantes químicos en forma de gases, humos o vapores:**

a. Pulverización
b. Loción
c. Inmersión
d. Fumigación

**1531. El buen cuidado se tiende a identificar con la atención exclusiva de las necesidades físicas, ignorando las necesidades psicosociales, lo que puede conducir a:**

a. La 'cosificación'
b. Despersonalización de la atención
c. La institucionalización
d. Son correctas A y B

**1532. Lugar más frecuente donde ocurre la fecundación del óvulo:**

a. Trompas de Falopio
b. Ovario
c. Útero
d. Vagina

**1533. Sobre la habitación del paciente, es FALSO:**

a. La luz de la habitación debe ser preferiblemente natural
b. El tono de las paredes será de colores no estresantes y la pintura ha de ser mate
c. La temperatura de la habitación debe oscilar entre los 25 y 30 °C
d. Habrá por cama y enfermo una toma de O2

**1534. Conjunto de documentos que contiene datos, valoraciones e informaciones de cualquier índole sobre la situación y la evolución del proceso asistencial:**

a. Anamnesis
b. Informe clínico de alta
c. Información clínico estadística
d. Historia clínica

**1535. La quemadura que abarca toda la espalda se corresponde con un área quemada del:**

a. 36%
b. 25 %
c. 18 %
d. 27%

**1536. Cuál de los siguientes azúcares NO es un monosacárido:**

a. Glucosa
b. Fructosa
c. Galactosa
d. Maltosa

**1537. Sobre la Escala de Karnofsky (KPS) es FALSO:**

a. Una puntuación de 0 indica que el paciente esta moribundo
b. Permite predecir la mortalidad, en patologías oncológicas y no oncológicas
c. Permite conocer la capacidad que tiene el paciente para las actividades de la vida cotidiana
d. A mayor puntuación, mayor calidad de vida

**1538. Según la guía de práctica clínica sobre lactancia materna, la leche materna se conserva:**

a. A temperatura ambiente (de 19ºC a 26ºC), de 4 a 8 horas
b. En una bolsa térmica, a 15ºC, 3 días
c. En el frigorífico, a 4ºC, dos semanas
d. Ninguna es correcta

**1539. El enema de limpieza al paciente encamado está contraindicado:**

a. Cuando exista estreñimiento que no ceda a otro tratamiento
b. Previamente a una cirugía abdominal
c. Cuando hay que realizar una radiografía de intestino
d. En caso de obstrucción intestinal

**1540. La celulosa es:**

a. Una grasa de origen vegetal
b. Un monosacárido de origen vegetal
c. Un polisacárido de origen vegetal
d. Ninguna de las anteriores

**1541. Higiene del cordón umbilical:**

a. Se realizará la desinfección con alcohol de 96º
b. Al realizar el baño no se debe sumergir
c. Mantener el cordón limpio y seco en todo momento
d. Son correctas B y C

**1542. Es FALSO:**

a. Las gafas nasales es un sistema cómodo y sencillo
b. La mascarilla reservorio aporta menos concentración de Oxígeno que la mascarilla Venturi
c. Es necesario el uso de humidificador en las balas de Oxígeno
d. La tienda parcial de Oxígeno puede ser un método pediátrico

**1543. La bomba de infusión enteral o nutribomba se utiliza para:**

a. Nutrición enteral continua
b. Nutrición parenteral
c. Nutrición enteral intermitente
d. Nutrición parenteral intermitente

**1544. Según la Sociedad Española de Cuidados Paliativos (SECPAL) 'enfermedad terminal' es la que tiene un pronóstico de vida inferior a cuántos meses:**

a. 18
b. 12
c. 10
d. 6

**1545. Efectos de la edad sobre el organismo y su relación con la distribución de los fármacos. NO se produce una disminución de...**

a. Agua corporal y disminución de velocidad de distribución de fármacos hidrosolubles
b. Grasa corporal y disminución de la velocidad de distribución de fármacos liposolubles
c. Albúmina plasmática
d. Volumen plasmático

**1546. El uso de guantes sustituye el lavado de manos...**

a. Dependiendo de la higiene del profesional y de la técnica empleada
b. Sólo si se utilizan guantes estériles
c. Puede obviarse siempre que se cambien de un paciente a otro y tras la realización de cada procedimiento en un mismo paciente
d. Nunca. Los guantes en ningún caso sustituyen la higiene de manos

**1547. Es una vitamina hidrosoluble:**

a. E     b. D     c. A     d. C

**1548. Son componentes anormales de la orina:**

a. Solutos inorgánicos
b. Solutos orgánicos
c. Pigmentos
d. Proteínas

**1549. A partir de cuántos minutos en situación de parada respiratoria (hipoxia) se producen lesiones cerebrales irreversibles:**

a. 2     b. 8     c. 4     d. 10

**1550. Exploraciones radiológicas con contraste de la vejiga urinaria:**

a. Pielografía
b. Cistografía retrógrada
c. TAC
d. Gammagrafía

**1551. Qué distribución de nutrientes se aconseja en el aporte diario:**

a. Hidratos de Carbono 55-60%, Proteínas 10-15% y Lípidos 30-35%
b. Hidratos de Carbono 40-45%, Proteínas 35% y Lípidos 20-25%
c. Hidratos de Carbono 30%, Proteínas 40% y Lípidos 30%
d. Hidratos de Carbono 50%, Proteínas 25% y Lípidos 25%

**1552. Fragilidad de las uñas y de su fácil destrucción por procesos tóxicos o infecciosos:**

a. Onicomicosis
b. Uñas encarnadas
c. Pariniquia o panadizos
d. Onicolisis

**1553. Técnica que se utiliza para la extracción de 'muestras de exudados':**

a. Legrado          b. Antiséptica
c. Frotis           d. De contacto

**1554. Qué parámetro NO se valora en el test de Apgar:**

a. Frecuencia cardiaca     b. Tono muscular
c. Temperatura             d. Color

**1555. En la aurícula derecha desembocan:**

a. Las arterias pulmonares
b. Las arterias coronarias
c. Las venas cavas: superior e inferior
d. Las venas pulmonares

**1556. NO se ajusta a las Unidades de media estancia en Salud Mental**

a. Poseen un enfoque terapéutico y rehabilitador
b. La duración de la hospitalización de los pacientes es variable entre 6 y 9 meses
c. Atienden a pacientes con Psicopatología crónica y con minusvalías psíquicas que no pueden ser atendidos en otros servicios sociosanitarios
d. Se realizan talleres de terapia ocupacional

**1557. Para las muestras de líquido seminal es aconsejable la abstinencia sexual durante:**

a. 1 día antes de la toma de muestra
b. 7 a 14 días previos a la toma de muestra
c. 3 ó 4días previos a la toma de muestra
d. No es necesaria la abstinencia sexual

**1558. NO es una manifestación clínica motora del Parkinson:**

a. Disminución inconsciente de la deglución de saliva
b. Micrografía o disminución progresiva del tamaño de la letra
c. Diprosodia o tono de voz monótono
d. Demencia, afectando a las funciones ejecutivas y la atención

**1559. Doblaremos las esquinas de la sábana en forma de mitra o inglete cuando se trate de una cama:**

a. Cerrada
b. Quirúrgica
c. En ambos casos
d. En ninguno de los dos

**1560. La higiene bucal de un paciente inconsciente debe hacerse:**

a. Con la cabeza ladeada
b. Con la cabeza boca arriba
c. Con un cepillo dental

**1561. Según su evolución las enfermedades pueden ser:**

a. Agudas y locales
b. Sistémicas y crónicas
c. Agudas y crónicas
d. Locales y generales

**1562. Prominencia que más sufre cuando el paciente está sentado :**

a. Glúteos
b. Isquion
c. Sacro

**1563. Sobre la glucosa en sangre:**

a. La insulina aumenta su concentración
b. El glucagón disminuye su concentración
c. El glucagón aumenta su concentración
d. Son correctas A y B

**1564. El alcoholismo es una:**

a. Deformación congénita
b. Actividad social
c. Tóxicodependencia
d. Patología psíquica aguda

**1565. Técnica que ejerce menos tensión en la espalda:**

a. Utilizar tres personas o más para trasladar al paciente
b. Trasladar el propio peso hacia atrás para levantar a un paciente de la cama
c. Mantener las piernas rectas mientras se levanta a un paciente

**1566. Para aliviar unas hemorroides:**

a. Baños de asiento     b. Baños emolientes
c. Baños higiénicos     d. Baños completos

**1567. Qué escala valora las actividades instrumentales de la vida diaria:**

a. Katz     b. Lawton     c. Bhoarhead

**1568. La historia clínica debe ser...**

a. Única por paciente para todo el Centro
b. Acumulativa, porque todo documento generado en la asistencia irá a parar a este dossier
c. Integrada, porque debe contener un apartado en que se resume cada episodio asistencial del paciente
d. Las tres son correctas

**1569. Cuando una UPP afecta a la hipodermis es de Categoría:**

a. I     b. II     c. III     d. IV

**1570. La historia clínica:**

a. Debe ser única (al menos en cada centro sanitario que se es atendido), acumulativa e integrada en un único expediente
b. El registro debe ser veraz, completo, claro y legible
c. Puede utilizarse para campos como el docente, la investigación, la gestión sanitaria, el jurídico
d. Todas son correctas

**1571. En la hipopotasemia la concentración de potasio en plasma es:**

a. < de 3,8 y 5 meq     b. > de 10 meq
c. > de 15 meq          d. > de 6 meq

**1572. Técnica diagnóstica que se realiza con el fin de registrar la actividad bioeléctrica del corazón:**

a. Gammagrafía arterial     b. Ecodoppler
c. Electrocardiograma       d. Espirometría

**1573. NO es un drenaje simple:**

a. De mecha        b. Penrose
c. De Tejadillo    d. Redón

**1574. Qué es 'catgut crómico':**

a. Es un catgut normal
b. Es un catgut vegetal
c. Es catgut procesado con sales crómicas

**1575. Indique la correcta:**

a. El asma bronquial producido por sustancias de origen animal está clasificado como una enfermedad profesional de carácter parasitario
b. La úlcera de la córnea producida por gases está clasificada como una enfermedad profesional provocada por la inhalación de sustancias

c. El cáncer de riñón producido por anilinas está clasificado como una enfermedad profesional de carácter infeccioso
d. El cáncer de la sangre por exposición al benceno está clasificado como una enfermedad de carácter sistémico

## 1576. En una dieta equilibrada se recomienda aprox. un 35% de:

a. Vitaminas
b. Lípidos
c. Proteínas
d. Calcio

## 1577. Micción dolorosa:

a. Disuria
b. Poliuria
c. Polaquiuria
d. Anuria

## 1578. La enfermedad profesional provocada por radiaciones ionizantes es del grupo de riesgo de agentes:

a. Químicos
b. Físicos
c. Biológicos
d. Cancerígenos

## 1579. Por circunstancias del servicio cuánto tiempo podemos retener una muestra de orina para urocultivo sin mandarla al laboratorio:

a. Hay que enviarla inmediatamente sin falta
b. Si la introducimos en la nevera a una temperatura de 4ºC. Puede conservarse hasta un máximo de 24 horas
c. Puede conservarse hasta un máximo de 24 horas a temperatura ambiente
d. Si la congelamos puede permanecer todo el tiempo que queramos

## 1580. Con respecto al tubo digestivo:

a. La ingestión se produce en el esófago
b. La absorción se produce fundamentalmente en el estómago
c. La digestión se produce en el colon
d. Ninguna es correcta

## 1581. Qué es una dieta terapéutica:

a. Es la administración razonada y adaptada al estado del enfermo de determinados alimentos, con el fin de obtener una curación o mejoría de su enfermedad
b. Es la alimentación que no necesita ninguna modificación y proporciona a la persona todos los componentes básicos de la nutrición
c. Es la alimentación adaptada al lactante
d. En algunos hospitales se llama dieta basa

## 1582. En el espacio extracelular e intracelular nos encontramos cationes y aniones. Cuál de los siguientes aniones es el más importante en el espacio extracelular:

a. Cloro
b. Sulfato
c. Fosfato
d. Proteína

## 1583. Para reducir la temperatura corporal por evaporación utilizaría:

a. Fomentos
b. Envoltura fresca y húmeda
c. Compresas calientes
d. Son correctas B y C

## 1584. En el aparato respiratorio:

a. Los orificios que comunican las fosas nasales y la faringe se denominan ventanas nasales
b. La faringe forma parte de las vías respiratorias bajas
c. La epiglotis impide el paso del bolo alimenticio a la laringe durante la deglución
d. La glotis se encuentra situada en el interior de la faringe

## 1585. En relación a la mascarilla con efecto venturi es FALSO:

a. Dificulta la ingesta por boca
b. Facilita el habla del enfermo
c. Es el dispositivo estándar, como sistema de alto flujo
d. Puede provocar sensación de claustrofobia

## 1586. Se recomienda el tratamiento con aplicaciones de calor...

a. En heridas abiertas
b. En apendicitis
c. En pacientes que toman anticoagulantes
d. En neuralgias

## 1587. La úlcera es de Grado I cuando:

a. La epidermis está intacta, aparece un eritema en la zona sometida a presión que desaparece al aliviar la presión
b. La dermis y la epidermis están afectadas, pueden aparecer ampollas o equimosis
c. La epidermis está intacta, pero existe un eritema de más de 15 mm. De diámetro, que no desaparece cuando se alivia la presión
d. Existe afectación del músculo

## 1588. Si se administra la nutrición parenteral por la vía periférica, la vía de acceso suelen ser las venas...

a. Basílica
b. Cefálica
c. Subclavia o yugular interna
d. Son correctas A y B

## 1589. Al administrar un enema, es necesario para introducir la sonda:

a. Procurar intimidad y lavarse las manos
b. Limpiar la zona e introducir la sonda hasta el final
c. Lubricar la sonda rectal e insertarla suavemente con movimientos giratorios, dirigidos hacia el ombligo

## 1590. El zumo de limón está indicado en intoxicación por:

a. Barbitúricos
b. Amoniaco
c. Raticidas
d. Benzodiacepinas

## 1591. Sobre el aparato cardiovascular es FALSO:

a. Lleva a los tejidos el oxígeno y otras sustancias
b. Elimina los productos residuales
c. Transporta sustancias entre las diversas partes del organismo
d. Está formado sólo por el corazón, las venas y las arterias

## 1592. La movilización es la aplicación de una serie de ejercicios para:

a. Favorecer retornos venosos
b. Prevenir úlceras por presión
c. Ayudar al enfermo a recuperar progresivamente la movilidad de los miembros lesionados
d. Todas son correctas

## 1593. La 'Pediculosis' son infestaciones producidas por:

a. Hongos
b. Protozoos
c. Bacterias
d. Parásitos

## 1594. Según Kübbler Ross, etapa en la que el paciente empieza a aceptar la idea de la muerte:

a. De aceptación
b. De depresión
c. De negociación
d. De negación

## 1595. Diferencia entre los conceptos de reanimación cardio-pulmonar y soporte vital básico:

a. La RCP se compone de una serie de maniobras, mientras que el SV es un conjunto de conocimientos teóricos
b. El SV es la continuación de la RCP básica, pero con personal experto y equipo especializado
c. El SV es un concepto más amplio que integra, junto con las maniobras de RCP contenidos referidos a la prevención y difusión de los conocimientos a la población
d. Ninguna de las tres

## 1596. Para fabricar los controles biológicos de esterilización se suele usar:

a. Virus de la Hepatitis B
b. Bacillus stearotermóphyllus
c. Hongos
d. Esporas de protozoos parásitos

## 1597. En cuál se coloca al paciente con la cabeza colgando:

a. Fowler
b. Morestin
c. Roser
d. Litotomía

## 1598. La entrevista clínica es un medio:

a. Indirecto de Educación para la Salud
b. Directo de Educación para la Salud
c. Unidireccional

## 1599. Salida de sangre por el oído:

a. Hipoacusia
b. Acúfenos
c. Otorragia
d. Otalgia

## 1600. Es un proceso de esterilización químico a baja temperatura:

a. Radiaciones gamma
b. Radiaciones beta
c. Radiaciones ultravioleta
d. Plasma-gas de peróxido de hidrógeno

| | | | |
|---|---|---|---|
| 1601 C | 1626 D | 1651 A | 1676 A |
| 1602 B | 1627 B | 1652 C | 1677 B |
| 1603 D | 1628 B | 1653 C | 1678 A |
| 1604 B | 1629 C | 1654 C | 1679 A |
| 1605 C | 1630 D | 1655 C | 1680 A |
| 1606 C | 1631 C | 1656 B | 1681 A |
| 1607 B | 1632 D | 1657 C | 1682 B |
| 1608 B | 1633 C | 1658 B | 1683 D |
| 1609 A | 1634 D | 1659 D | 1684 C |
| 1610 C | 1635 B | 1660 C | 1685 C |
| 1611 D | 1636 C | 1661 B | 1686 D |
| 1612 C | 1637 C | 1662 C | 1687 C |
| 1613 A | 1638 A | 1663 C | 1688 B |
| 1614 B | 1639 C | 1664 B | 1689 D |
| 1615 B | 1640 D | 1665 D | 1690 B |
| 1616 A | 1641 C | 1666 B | 1691 B |
| 1617 B | 1642 D | 1667 C | 1692 D |
| 1618 D | 1643 C | 1668 A | 1693 B |
| 1619 D | 1644 A | 1669 C | 1694 D |
| 1620 A | 1645 B | 1670 C | 1695 C |
| 1621 C | 1646 B | 1671 A | 1696 A |
| 1622 B | 1647 B | 1672 B | 1697 B |
| 1623 D | 1648 C | 1673 D | 1698 B |
| 1624 C | 1649 A | 1674 D | 1699 C |
| 1625 D | 1650 C | 1675 C | 1700 A |

FALLOS:

**1601. Todo el personal que desarrolle sus tareas en el medio sanitario, con contacto directo o indirecto con sangre u otros fluidos de pacientes deberá vacunarse por ello contra:**

a. BCG (Tuberculosis)	b. Gripe
c. Hepatitis B	d. Tétanos y Difteria

**1602. El término 'holístico' al aplicar cuidados en el marco de las profesiones de enfermería se refiere a:**

a. Del griego 'honia' que significa al servicio
b. Los seres humanos como un todo unificado
c. Acciones terapéuticas activas
d. Lo relacionado con el aire y el agua

**1603. La OMS define el estatus epiléptico como las crisis epiléptica que se repiten en un intervalo corto de tiempo y se prologan:**

a. Entre 5 y 10 min.
b. Entre 10 y 15 min
c. Entre 15 y 20 min.
d. más de 30 min

**1604. Estados de déficit vitamínico. El déficit de vitamina B6 produce:**

a. Fotofobia
b. Irritabilidad, convulsiones
c. Osteomalacia
d. Hemorragias

**1605. Escalera analgésica de la OMS: La morfina pertenecería al escalón:**

a. 1	b. 2	c. 3

**1606. Frío como agente terapéutico:**

a. Helioterapia	b. Hidroterapia
c. Crioterapia	d. Electroterapia

**1607. Expulsión de sangre por heces:**

a. Hematuría	b. Melenas
c. Esteatorrea	d. Rectorragia

**1608. De los siguientes factores de riesgo cuál NO contribuye a la aparición de úlceras por presión:**

a. Incontinencia de esfínteres
b. Normonutrición
c. Alteración en la percepción dolorosa
d. Inmovilidad y falta de cambios posturales

**1609. Según su forma, los huesos pueden ser...**

a. Largos, cortos, planos e irregulares
b. Largos, cortos, profundos y regulares
c. Largos, cortos, planos y regulares
d. Largos, planos y regulares

**1610. El servicio social especializado que ofrece durante el día atención a las necesidades básicas terapéuticas y socioculturales de personas afectadas por diferentes grados de dependencia, promoviendo su autonomía y permanencia en su entorno y apoyo familiar, se realiza en:**

a. Pensiones concertadas
b. Estancias temporales
c. Centros de día

**1611. Son residuos citostáticos:**

a. Restos de medicamentos anticancerosos no aptos para su uso terapéutico
b. Material sanitario de un solo uso que haya estado en contacto con el fármaco
c. Material de protección del manipulador
d. Todas son correctas

**1612. No es propio de la piel:**

a. Recepción y transmisión de impulsos nerviosos de carácter sensorial
b. Adaptación del organismo a las fluctuaciones térmicas
c. Proteger de las radiaciones solares mediante la producción de sudor
d. Síntesis de vitamina D a partir de la luz ultravioleta

**1613. NO es una medida preventiva para evitar caídas en el anciano:**

a. Retirar los reposabrazos de las sillas
b. Colocar felpudos con topes antideslizantes
c. Colocar un asidero portátil a cada lado de la bañera
d. Colocar interruptores accesibles a la entrada de las habitaciones

**1614. En la consulta de enfermería de atención primaria es una actividad de carácter asistencial:**

a. Rellenar la hoja de registro de actividad diaria/mensual de enfermería
b. Fomentar el autocuidado mediante la educación para la salud
c. Colaborar en la formación de estudiantes de pregrado
d. Preparación de una sesión bibliográfica

**1615. 'Algor mortis' es:**

a. La decoloración de la piel que aparece en las zonas inferiores del cuerpo después de la muerte
b. La disminución gradual de la temperatura del cuerpo después de la muerte
c. El aumento del funcionamiento del hipotálamo antes de la muerte
d. Todas son correctas

**1616. Sobre las funciones de los centros de salud mental:**

a. Articulan el proceso asistencial y la continuidad de los cuidados del enfermo mental
b. No gestionan las derivaciones a los recursos más especializados de la red
c. Ambas
d. Ninguna de las dos

**1617. La temperatura de la habitación para la realización del baño al paciente encamado será de (ºC)**

a. 18	b. 24	c. 20	d. 21	e. 30

**1618. El control individualizado de las radiaciones que recibe un trabajador sanitario en un servicio de rayos X se realiza a través de un dosímetro que deberá estar:**

a. En los pasillos centrales del servicio
b. En el interior de la sala
c. En la parte superior de cada aparato
d. En el bolsillo del uniforme

**1619. Los fómites son:**

a. Insectos que actúan como transportadores de enfermedades
b. Las gotitas expulsadas al toser
c. Son lo mismo que los vectores
d. Seres inanimados, contaminados, que transmiten infección

**1620. Ante un paciente deprimido el auxiliar de enfermería NO debe:**

a. Levantar la voz
b. Dejar tiempo para que se exprese
c. Prestar atención a lo que nos dice
d. Respetar la intimidad del paciente

**1621. Las funciones del archivo de historias clínicas son:**

a. Almacenamiento, supervisión y estadísticas clínicas
b. Gestión sanitaria, documentación clínica y supervisión del gasto hospitalario
c. Almacenamiento, custodia y conservación de las historias clínicas, así como el suministro de historias necesarias para la asistencia
d. Gestión del fichero de pacientes y estadísticas epidemiológicas sanitarias

**1622. Para comprobar la correcta colocación de una sonda nasogástrica:**

a. Exploración abdominal en donde se palpa la sonda a nivel del epigastrio
b. Insuflación de aire a través de la sonda, comprobando su entrada mediante auscultación en epigastrio
c. Observación minuciosa del abdomen, apreciándose el trayecto correcto
d. Comprobación mediante laparoscopia de la presencia de jugo gástrico

**1623. Documentación 'NO Clínica' es:**

a. La documentación que se utiliza en la gestión administrativa del centro
b. La transmisión de informaciones o de solicitudes entre los profesionales de una consulta o de un servicio
c. Son documentos sin relación directa con la atención al paciente: administración, asesoría jurídica, almacenes, salud laboral, higiene, cocina y despensa
d. Todas las anteriores son correctas

**1624. Un 'signo' es un:**

a. Un síndrome objetivo
b. Un síndrome subjetivo
c. Un síntoma objetivo
d. Un síntoma subjetivo

**1625. La sonda de Foley:**

a. Tiene 2 vías    b. Tiene 3 vías
c. Es semirígida    d. Son correctas A y B

**1626. Se puede justificar la inmovilización o contención mecánica del paciente:**

a. Si no queremos que se levante al baño
b. Si tiene colocada una vía central
c. Sólo cuando se sospecha o se diagnostica un trastorno mental
d. Como último recurso para garantizar la seguridad del paciente y de los demás

**1627. Cuál de las siguientes medidas a adoptar en la ubicación del paciente para evitar la transmisión por aerosoles NO es correcta:**

a. Situar al paciente en habitación individual
b. Presión de aire positiva en la habitación
c. Mantener la puerta de la habitación cerrada
d. Salidas de eliminación de aire adecuadas o un filtro monitorizado del aire de alta eficiencia, antes de que el aire circule a otras áreas del hospital

**1628. El hombre puede liberar microorganismos por vía:**

a. Respiratoria, digestiva, urinaria, piel, mucosas
b. Respiratoria, digestiva, urinaria, hematológica, piel, mucosas
c. Hematológica, piel, mucosas
d. Respiratoria, digestiva, urinaria

**1629. Qué dispositivo de ventilación utilizaremos si el paciente puede respirar por la nariz:**

a. Cánula de traqueotomía
b. Tubo endotraqueal
c. Gafa o cánula nasal
d. Respirador volumétrico

**1630. Ante la pérdida de salud, sentimientos como la tristeza, apatía y pérdida de la capacidad de disfrutar son de tipo:**

a. Neuróticos    b. Maníacos
c. Regresivos    d. Depresivos

**1631. Elaboró el modelo del continuo salud-enfermedad:**

a. Laframboise
b. Ignaz Philip Semmelweis
c. Milton Terris
d. John Snow

**1632. 'Sujeto sano susceptible':**

a. Aquel que elimina gérmenes no patógenos
b. Toda sujeto sano y capaz de enfermar
c. Es el último eslabón de la cadena epidemiológica
d. Son correctas B y C

**1633. Valores normales del pulso en un adulto sano:**

a. 50 a 100 ppm    b. 40 a 60 ppm
c. 60 a 80 ppm    d. 20 a 30 ppm

**1634. Las fibras de los nervios pueden ser:**

a. Sensitivas    b. Motoras
c. Motoras vegetativas    d. De los 3 tipos

**1635. En cuanto el dolor y el sufrimiento humano:**

a. Van asociados. Aparecen los dos síntomas siempre que hay enfermedad
b. Muchas enfermedades no conllevan dolor pero si algún nivel de sufrimiento
c. Significan lo mismo en la enfermedad
d. El concepto de dolor abarca más elementos que el sufrimiento, ya que depende de la actitud emocional del sujeto

**1636. Uno de los principales inconvenientes de la esterilización con autoclave es:**

a. Alta contaminación del medio ambiente
b. Su elevado coste
c. Deteriora los materiales plásticos

**1637. Fascículo de fibras situado en el corazón que va desde el nódulo aurículo-ventricular al tabique interventricular dividiéndose en dos ramas:**

a. Fibras de Keith Flack
b. Fibras de Aschoff Tawara
c. Haz de His
d. Nódulo sino-auricular

**1638. 'Criptorquidia' es:**

a. Ausencia de uno o dos testículos en las bolsas escrotales
b. Inflamación testicular
c. Inflamación de la próstata
d. Repliegue excesivo del prepucio

**1639. Al hacer el balance hídrico el agua endógena se valora como:**

a. Ingreso de ingesta oral (aprox.1.500 cc/día)
b. Egreso, pérdida de orina (600 a 2.000 cc/día)
c. Ingreso por metabolismo de los principio inmediatos y lisis de los tejidos (7-11 cc/Kg/día)
d. Egreso por pérdidas insensibles (15 cc/Kg/día)

**1640. La orina está formada en su mayor parte por:**

a. Urea
b. Ácido Úrico
c. Amoniaco
d. Agua

**1641. Se considera un inconveniente de los componentes yodados su...**

a. Corto periodo de caducidad
b. Facilidad para evaporarse
c. Inactividad frente a la materia orgánica
d. Dificultad de conservación

**1642. Es un control biológico de esterilización:**

a. El *Bacillus subtilis*
b. El *Bacillus stearothermophilus*
c. La presión
d. Son correctas A y B

**1643. Realizar muchas micciones con poca cantidad de orina:**

a. Disuria
b. Poliuria
c. Polaquiuria
d. Anuria

**1644. Agentes causales de las úlceras por presión:**

a. Presión, fricción y deslizamiento
b. Humedad, edad avanzada y desnutrición
c. Presión, obesidad y encamamiento
d. Deshidratación, fricción y diabetes

**1645. El paciente no produce orina:**

a. Poliuria     b. Anuria
c. Disuria     d. Oliguria

**1646. Vacunaciones especialmente indicadas por mayor riesgo, para todos los trabajadores sanitarios:**

a. Hepatitis A, Meningococo y Fiebre Tifoidea
b. Gripe, Hepatitis B, Rubeola, Sarampión
c. Todas las mencionadas

**1647. El extremo de la médula suele coincidir con:**

a. La primera vértebra lumbar
b. La segunda vértebra lumbar
c. La cuarta vértebra lumbar
d. El sacro

**1648. La esterilización:**

a. Destruye las bacterias, virus, hongos y cualquier forma de vida
b. Destruye las formas de resistencia de las bacterias (esporas)
c. Son correctas A y B

**1649. Se producen salpicaduras de sangre sobre piel intacta. Lavar con:**

a. Agua y jabón
b. Lejía diluida al 5%
c. Lejía diluida al 10%
d. Alcohol de 90º

**1650. Sobre la piuria en la orina:**

a. puede ser síntoma de embarazo
b. también se denomina hematuria
c. se asocia a infección urinaria
d. aparecen glóbulos rojos modificados

**1651. Objetivo de la calidad total:**

a. Satisfacer las necesidades del cliente, tanto interno como externo
b. Obtener los mejores resultados al coste más bajo
c. Obtener unos resultados medios a un coste medio
d. Ninguna de las tres

**1652. Entre los métodos de esterilización por calor seco destacan:**

a. El óxido de etileno y el autoclave
b. Las cabinas de flujo laminar
c. La incineración y la estufa Poupinel
d. El formaldehido y la acetona

**1653. La realización de movilizaciones sistemáticas en el anciano produce efectos positivos en su esfera:**

a. Física, psíquica
b. Social, familiar
c. Psíquica, física, social
d. Psíquica, social

**1654. Los cambios funcionales en el anciano producen:**

a. Aumento de la masa muscular esquelética
b. Aumento de la sensibilidad a la sed
c. Dificultad para absorber la vitamina B12
d. Mayor elasticidad en los vasos sanguíneos

**1655. Para drenar el líquido de la cavidad peritoneal:**

a. Punción lumbar
b. Toracocentesis
c. Paracentesis
d. Punción cisternal

**1656. Polisacárido de reserva animal:**

a. La celulosa
b. El glucógeno
c. El almidón
d. La maltosa

**1657. Error frecuente en la sutura:**

a. Asepsia deficiente
b. Pinchazos accidentales
c. Ambas son correctas
d. Ninguna lo es

**1658. Según la ley 55/2003 del Estatuto marco, es un derecho individual del personal estatutario:**

a. La libre sindicación
b. La jubilación en los términos y condiciones establecidas en las normas en cada caso aplicables
c. Disponer de Servicio de Prevención y de órganos representativos en materia de seguridad laboral
d. La reunión

**1659. En el estrato basal hay otros tipos de células que migran hacia la dermis y dan lugar a:**

a. Glándulas sudoríparas
b. Glándulas sebáceas
c. Folículos pilosos
d. Las tres

**1660. En caso de obstrucción de la vía respiratoria por alimentos en adultos qué maniobra se debe realizar:**

a. Lasegue
b. Valsava
c. Heimlich
d. Kocher

**1661. Obsesión por la ingesta de comida sana:**

a. Anorexia
b. Ortorexia
c. Vigorexia
d. Bulimia

**1662. NO corresponde a un tipo de papila de la lengua:**

a. Filiformes
b. Fungiformes
c. Pediformes
d. Calciformes

**1663. Atendiendo al tipo de financiación de las residencias de mayores, qué denominación es INCORRECTA:**

a. Públicas
b. Privadas
c. Gratuitas
d. Concertadas o mixtas

**1664. En la cadena epidemiológica, qué es un huésped:**

a. Es el alimento contaminado cuando llega a una casa
b. Es el organismo que aloja a los agentes infecciosos
c. Son microorganismos con una organización elemental
d. Es el núcleo de la célula infectada

**1665. Vena para tomar la tensión:**

a. Temporal     b. Radial
c. Humeral     d. Ninguna es correcta

**1666. Ortopnea es:**

a. Aumento de la frecuencia respiratoria
b. Incapacidad de respirar en posición horizontal
c. Respiración con sibilantes
d. Dificultad al respirar

**1667. Se considera zona de tránsito a:**

a. Pasillos
b. Ascensores
c. Ambas
d. Ninguna de las dos

**1668. Factor extrínseco que predispone a la aparición de úlceras por presión (UPP)**

a. Fricción
b. Deshidratación
c. Disminución de la conciencia

**1669. Conjunto de síntomas y signos que suelen aparecer debido a la insatisfacción laboral:**

a. Síndrome del desempleado
b. Síndrome laboral
c. Síndrome del 'burn out'

**1670. Indique la FALSA**

a. En una situación de hemoptisis se debe colocar a la persona afectada en posición de semisentado
b. En una situación de epístaxis se debe colocar a la persona afectada en posición lateral de seguridad
c. En una situación de otorragia se debe colocar a la persona afectada en posición lateral de seguridad sobre el oído que no sangra
d. Ante una situación de hematemesis se debe colocar a la persona afectada en posición lateral de seguridad

**1671. Periodo de síntomas inespecíficos en una enfermedad:**

a. Periodo de prodomos
b. Periodo de estado ó clínico
c. Periodo de incubación
d. Periodo de convalecencia

**1672. Tipo de lavado de manos si se va a realizar un sondaje urinario:**

a. Quirúrgico
b. Antiséptico
c. Higiénico
d. No es necesario

**1673. Son fármacos de acción local:**

a. Jarabes
b. Pomadas
c. Colirios
d. Son correctas B y C

**1674. Administración de una medicación en el intertrigo. Se usará vía**

a. Oral
b. Intravenosa
c. Rectal
d. Tópica

**1675. El cepillado de dientes debe hacerse:**

a. Como mínimo una vez al día antes de acostarse
b. Con la ayuda de una seda dental
c. Ambas son correctas

**1676. La cama en posición Fowler está:**

a. Con la cabecera elevada un ángulo de 30-45º y rodilla flexionadas o horizontales
b. Totalmente recta, paralela al suelo
c. Con cabecera de cama baja y pies elevados

**1677. El balance de líquidos de una persona corresponde a:**

a. Líquidos ingeridos menos diuresis
b. Ingresos menos líquidos perdidos en 24 h
c. Líquidos perfundidos menos sudoración
d. Ingresos totales en 24 h

**1678. Está ligado al envejecimiento:**

a. Disminución de la talla
b. Aumento paulatino del peso a partir de los 60 años
c. Descalcificación progresiva más frecuente en el varón
d. Aumento del sentido del gusto, especialmente de lo salado y lo dulce

**1679. Las torundas NO se utilizan para la recogida de las muestras de:**

a. Líquido seminal
b. Exudados de heridas
c. Secreciones vaginales
d. Exudados conjuntivales

**1680. Valores de ruidos tolerables en el interior de un hospital (aprox.):**

a. 25 db   b. 35 db   c. 12 db   d. 40 db

**1681. La educación para la salud es una técnica de prevención**

a. Primaria     b. Secundaria
c. Terciaria     d. Cuaternaria

**1682. Sobre las diferencias entre el cuadro confusional agudo (CCA) y la demencia es FALSO QUE**

a. El CCA es de curso fluctuante y la demencia no
b. El CCA es de comienzo lento y la demencia de comienzo brusco
c. La demencia presenta un electroencefalograma normal y en el CCA se aprecia alterado

**1683. La dieta equilibrada proporciona:**

a. Proteínas, vitaminas, minerales y enzimas
b. Calorías, proteínas, enzimas y vitaminas.
c. Vitaminas, calorías, fibras y minerales
d. Minerales, proteínas, calorías y vitaminas

**1684. Dos tercios de la sangre que llega al hígado lo hace a través de la:**

a. Arteria hepática
b. Vena hepática
c. Vena porta
d. Arteria aorta

**1685. Según Eickhorff NO es una medida de eficacia probada:**

a. Vacunación frente a la hepatitis B
b. Lavado de manos
c. Muestreos bacteriológicos ambientales
d. Vigilancia de los equipos de ventilación mecánica y oxigenoterapia

**1686. Para prevenir riesgos laborales, nunca deberíamos:**

a. Elevar una carga manualmente por encina de nuestra cabeza
b. Realizar giros de cintura mientras levanta o transporta una carga
c. Dar órdenes mientra se eleva una carga
d. Son correctas A y B

**1687. Es un factor condicionante de salud:**

a. La información sanitaria
b. La educación para la salud
c. Estilos de vida
d. La gestión de los hospitales

**1688. En la fase de ejecución del proceso de atención de Enfermería:**

a. Se obtienen los datos sobre el paciente
b. Se realizan los cuidados programados
c. Se ejecuta el alta del paciente
d. Se ejecuta la evaluación de los objetivos

**1689. La rehabilitación es:**

a. Prevención Primaria de salud
b. Prevención secundaria de salud
c. Promoción de la salud
d. Prevención terciaria de salud

**1690. Un criterio es:**

a. El valor que señala el límite diferenciador entre calidad aceptable e inaceptable
b. Características predeterminadas de la atención sanitaria, deseables o indeseables, que se pueden comparar con la asistencia prestada
c. El grado de cumplimiento de un estándar en una situación determinada
d. El grado de adhesión a lo establecido, es decir, el grado de cumplimiento

**1691. Tiene efecto sedante general y dilata los vasos sanguíneos superficiales. Mejora la circulación cutánea:**

a. Bolsa de agua caliente
b. Baño caliente
c. Baño frío
d. Remojo frío

**1692. 'Decúbito prono':**

a. Tumbado sobre la espalda
b. De lado izquierdo
c. De lado derecho
d. Tumbado sobre el abdomen

**1693. En qué parte del intestino desemboca el conducto colédoco:**

a. En el colon
b. En el duodeno
c. En el yeyuno
d. En el íleon

**1694. Inflamación de la lengua:**

a. Disfagia
b. Piorrea
c. Halitosis
d. Glositis

**1695. Cada cuánto tiempo hay que realizar cambios posturales a un paciente con sujeción mecánica**

a. Cuando lo pida el paciente
b. 10-12 horas
c. 2-3 horas
d. 24 horas

**1696. Un paciente con índice de masa corporal de 28 tiene:**

a. Sobrepeso
b. Normopeso
c. Obesidad
d. Obesidad mórbida

**1697. Centro regulador de la temperatura:**

a. La hipófisis
b. El hipotálamo
c. La pineal
d. La parótida

**1698. Para evitar la obstrucción de la sonda nasogástrica procuraremos:**

a. Sondar al paciente cada vez que se proceda a alimentarlo
b. Lavar el interior de la sonda con agua antes y después de administrar el alimento
c. Retirar la sonda dos centímetros, después de cada administración de alimentos
d. Insuflar aire a presión a través de la sonda

**1699. Formación recibida por una enfermera que acude a un taller organizado por la estructura de docencia de su Área de Salud:**

a. Pregrado
b. Postgrado
c. Continuada
d. Cualitativa

**1700. Derecho a no ser dañado y a favorecer la capacidad para el propio autocuidado:**

a. Autonomía
b. Privacidad
c. Beneficencia
d. Fidelidad

| | | | |
|---|---|---|---|
| 1701 **D** | 1726 **C** | 1751 **A** | 1776 **D** |
| 1702 **B** | 1727 **D** | 1752 **B** | 1777 **C** |
| 1703 **A** | 1728 **B** | 1753 **C** | 1778 **D** |
| 1704 **C** | 1729 **A** | 1754 **C** | 1779 **D** |
| 1705 **B** | 1730 **C** | 1755 **B** | 1780 **D** |
| 1706 **B** | 1731 **B** | 1756 **C** | 1781 **D** |
| 1707 **D** | 1732 **A** | 1757 **A** | 1782 **A** |
| 1708 **C** | 1733 **D** | 1758 **D** | 1783 **B** |
| 1709 **B** | 1734 **D** | 1759 **C** | 1784 **B** |
| 1710 **B** | 1735 **C** | 1760 **D** | 1785 **D** |
| 1711 **C** | 1736 **A** | 1761 **D** | 1786 **A** |
| 1712 **C** | 1737 **C** | 1762 **C** | 1787 **D** |
| 1713 **C** | 1738 **D** | 1763 **C** | 1788 **C** |
| 1714 **D** | 1739 **B** | 1764 **A** | 1789 **C** |
| 1715 **B** | 1740 **B** | 1765 **B** | 1790 **C** |
| 1716 **B** | 1741 **B** | 1766 **C** | 1791 **D** |
| 1717 **B** | 1742 **B** | 1767 **D** | 1792 **D** |
| 1718 **D** | 1743 **B** | 1768 **B** | 1793 **A** |
| 1719 **C** | 1744 **B** | 1769 **A** | 1794 **C** |
| 1720 **B** | 1745 **C** | 1770 **B** | 1795 **B** |
| 1721 **D** | 1746 **A** | 1771 **B** | 1796 **B** |
| 1722 **A** | 1747 **A** | 1772 **A** | 1797 **A** |
| 1723 **D** | 1748 **A** | 1773 **C** | 1798 **D** |
| 1724 **C** | 1749 **C** | 1774 **A** | 1799 **D** |
| 1725 **C** | 1750 **B** | 1775 **B** | 1800 **B** |

FALLOS:

**1701. 'Esperanza de vida' es indicador:**

a. Positivo de salud
b. Está ligado a la mortalidad de un país
c. Negativo de salud
d. Son correctas A y B

**1702. La vesícula libera bilis a través del:**

a. Esfínter de Oddi
b. Conducto Cístico
c. Conducto vesicular
d. Conducto pancreático

**1703. En la etapa final de una enfermedad aparecen una serie de síntomas. Uno de ellos es la 'Caquexia':**

a. Delgadez extrema y pérdida de peso
b. Falta de apetito
c. Anuria
d. Náuseas y vómitos

**1704. Qué es una micosis:**

a. Enfermedad que transmiten los monos
b. Enfermedad que transmiten los ácaros
c. Enfermedad que transmiten los hongos
d. Un tipo de alergia

**1705. Se produce por la falta de Yodo:**

a. Raquitismo
b. Bocio
c. Pelagra
d. Anemia

**1706. En los cuidados postmorten la primera maniobra a realizar es:**

a. Lavar el cuerpo
b. Retirar drenajes y sondas
c. Taponar orificios naturales

**1707. NO es característica de una oferta de servicios de alta calidad en asistencia sanitaria institucionalizada:**

a. Accesible
b. Segura
c. Adecuada a la demanda
d. Barata

**1708. Espacio de la habitación, el mobiliario y el material que utiliza cada paciente durante su estancia:**

a. Unidad de día
b. Sala de hospitalización
c. Unidad del paciente
d. Unidad de enfermería

**1709. Para acortar el proceso de supuración y mejorar circulación sanguínea podemos utilizar compresas:**

a. húmedas frías
b. húmedas calientes
c. secas frías
d. secas calientes

**1710. La Farmacocinética estudia:**

a. El movimiento de los fármacos en el organismo en función de la vía de administración
b. El movimiento de los fármacos en el organismo en función del tiempo y la dosis
c. La absorción de los fármacos y su eliminación

**1711. Permite que el músculo tire del hueso para producir movimiento:**

a. Las articulaciones
b. La piel
c. Los tendones
d. Los ligamentos

**1712. El Redon es un tipo de drenaje:**

a. Simple
b. De succión
c. De aspiración continua
d. Mixto

**1713. La gerencia de emergencias sanitarias se estructura en:**

a. Dirección Asistencial y Dirección de Administración
b. Dirección Sanitaria y Dirección de Gestión
c. Dirección Asistencial y Dirección de Gestión
d. Ninguna de las tres

**1714. Sobre la historia clínica, es FALSO:**

a. Garantiza una asistencia adecuada
b. Su cumplimentación, en los aspectos relacionados con la asistencia directa, será responsabilidad de los profesionales que intervengan en ella
c. Debe incluir, entre otros, la planificación de cuidados de enfermería
d. Solo puede ser cumplimentada por el médico responsable

**1715. En el anciano NO es aconsejable aumentar la ingesta de:**

a. Calcio
b. Sodio
c. Fibra
d. Proteínas

**1716. Cuando el personal médico realiza el procedimiento de exploración física 'percusión' sobre una zona con aire obtendrá un sonido:**

a. Mate
b. Timpánico
c. Arrítmico
d. Difuso

**1717. Consecuencias de la inmovilización en el anciano:**

a. Se favorece la circulación periférica
b. Se producen rigideces y contracturas
c. Aumenta la temperatura corporal
d. Aumenta la fuerza muscular al disminuir el grado de actividad

**1718. La nutrición por sonda nasoentérica se debe iniciar:**

a. Después de la toma de medicación
b. En presencia del facultativo
c. Cada cambio de turno
d. Con peristaltismo positivo y con buen drenaje gástrico

**1719. En el protocolo general de tratamiento de úlceras debe evitarse:**

a. Suero fisiológico
b. Cremas a base de colágeno
c. Solución antiséptica
d. Cubrir la herida con apósitos estériles

**1720. Entre las precauciones de transmisión por aerosoles se encuentra la ventilación de la habitación ¿cuántas veces por hora?**

a. 1 a 3
b. 6 a 12
c. 15 a 20
d. 25 a 30

**1721. La moria es un síntoma de la enfermedad de Pick que consiste en:**

a. Intoxicación por morfina
b. Afección de la piel con placas blancas
c. Lesión producida por la acción de morder
d. Inclinación a las bromas y dichos estúpidos, con pérdida de sentido ético

**1722. Dentro del programa de metabulopatías del niño sano se realiza:**

a. La detección sistemática del hipotiroidismo congénito y de la fenilcetonuria
b. Una detección sistemática del hipogonadismo hipogonadotrópico
c. Exclusivamente la detección del hipotiroidismo
d. La determinación de la hormona del crecimiento

**1723. Instrumento que utiliza el personal médico en las consultas o en los distintos servicios hospitalarios para visualizar radiografías:**

a. Otoscopio
b. Oftalmoscopio
c. Espejo radiográfico
d. Negatoscopio

**1724. Transmisión de enfermedades infecciosas a través de organismos vivos:**

a. Transmisión por fómites
b. Transmisión directa
c. Transmisión por vectores
d. Ninguna de las anteriores es correcta

**1725. Es un signo característico que indica que la muerte de un paciente puede ocurrir de forma inminente:**

a. Manos y pies calientes al tacto
b. Aumento de la coloración de la piel
c. Disminución o ausencia de movimientos oculares
d. Aumento de tono muscular

**1726. Qué NO es cierto en relación con el lavado de genitales externos masculinos:**

a. Se debe proporcionar intimidad al paciente
b. Se deben colocar guantes
c. El lavado se inicia desde el ano hacia el pubis
d. El glande se limpia deslizando el prepucio hacia atrás

**1727. Puede hacer pensar en la infección de la herida en un postoperado:**

a. Calor y enrojecimiento de la zona del corte
b. Drenaje purulento de la herida
c. Dolor intenso en la zona de incisión
d. Todas ellas

**1728. Decúbito supino en un plano de 45º respecto al suelo, con la cabeza más baja que los pies:**

a. Antitrendelenburg o Morestin
b. Trendelenburg
c. Decúbito lateral
d. Ninguna de las tres

**1729. 'Infección de la vejiga urinaria':**

a. Cistitis
b. Vesiculitis
c. Nefritis
d. Pielonefritis

**1730. Nutrientes que organizan y facilitan los procesos metabólicos:**

a. Energéticos
b. Plásticos
c. Reguladores

**1731. Sistema de esterilización químico:**

a. El calor seco
b. El plasma de peróxido/hidrógeno
c. Las radiaciones
d. El vapor

**1732. Tanto el encéfalo como la médula espinal están recubiertos por capas protectoras:**

a. Capa ósea y capa meníngea
b. Duramadre, aracnoides y piamadre
c. Cerebelo y bulbo
d. Cerebelo y circunvoluciones

**1733. Fase en que detectamos necesidades, problemas y preocupaciones del usuario y extraemos conclusiones:**

a. Valoración
b. Planificación
c. Evaluación
d. Diagnóstico

**1734. Sobre los baños y las duchas:**

a. La cura de Kneipp consiste en baños y lociones de agua fría y paseos por sitios húmedos con los pies descalzos
b. Los baños de contraste consisten en la aplicación de forma alternativa de agua fría (10ª 18º) y caliente (38 a 43º), 3 minutos en tanque de agua caliente y 2 minutos en tanque agua fría, hasta un total de 20 minutos
c. La talaxoterapia consiste en utilizar los baños de mar con fines terapéuticos
d. Todas las anteriores son correctas

**1735. Leche materna a los 10-14 días tras el parto:**

a. Calostro
b. Leche lactogénica
c. Leche madura
d. Leche oxitócica

**1736. Mide la capacidad pulmonar:**

a. Espirómetro
b. Broncoscopio
c. Laringoscopio
d. Manómetro

**1737. Déficit de vitaminas:**

a. El de vitamina A provoca escorbuto
b. El de vitamina D provoca pelagra
c. El de vitamina B1 provoca beri-beri
d. El de vitamina A provoca raquitismo

**1738. El prolapso es una complicación de un estoma y consiste en:**

a. El humedecimiento del repliegue del intestino hacia la cavidad abdominal
b. La estrechez de la luz del estoma
c. La aparición de pequeñas masas carnosas en la mucosa del estoma
d. La salida del repliegue del intestino hacia la superficie cutánea a través del orificio

**1739. Respecto a los estudios transversales:**

a. Permiten establecer relaciones causales
b. También se denominan de prevalencia
c. Son estudios de tipo experimental
d. Siempre emplean las encuestas para obtener datos

**1740. La muestra de líquido céfalo-raquídeo debe ser conservada:**

a. Humedad relativa del aire >70%
b. En estufa a 35-37ºC
c. Refrigerada a 0ºC
d. Ninguna es correcta

**1741. Zooparasitosis más frecuente:**

a. Pediculosis
b. Sarna
c. Tiña
d. Pediculosis pubis

**1742. Los guantes, como elemento de protección y barrera ante riesgos por agentes biológicos:**

a. Evitan los pinchazos
b. Se deben cambiar tras el uso con cada paciente
c. Si se perforan no es necesario cambiarlos
d. No son obligatorios al manipular fluidos corporales potencialmente contaminados

**1743. La gráfica de las constantes vitales del enfermo se incluye en:**

a. El tratamiento
b. La historia clínica
c. La historia vital
d. El diagnóstico

**1744. Cuál NO es una arteria:**

a. Poplítea
b. Vagal
c. Carótida
d. Humeral

**1745. Es un dato de filiación del paciente:**

a. Los antecedentes familiares
b. Las medicaciones crónicas
c. La fecha de nacimiento
d. Los factores de riesgo

**1746. Las proteínas están formadas por aminoácidos. Cuál de los siguientes es aminoácido esencial:**

a. Valina
b. Serina
c. Glisina
d. Prolina

**1747. Ciencia que estudia las alteraciones y los cambios morfológicos, fisiológicos, bioquímicos y funcionales que se producen con el envejecimiento:**

a. Gerontología biológica
b. Gerontología social
c. Geriatría

**1748. Las suturas del cráneo son**

a. La sinartrosis, fibrosa
b. La anfiartrosis, cartilaginosa
c. La diartrosis, sinovial

**1749. Banco de pequeño tamaño que se utiliza para apoyo:**

a. Escan
b. Prono
c. Escabe
d. Corva

**1750. Escala más utilizada para evaluar la sobrecarga del cuidador:**

a. De Fast
b. De Zarit
c. De Karnofsky
d. Índice de Katz

**1751. Uno de los factores más importantes del apoyo a la familia del enfermo agonizante es:**

a. Utilizar la comunicación terapéutica con el fin de facilitar la expresión de sentimientos
b. Sustituir a la familia del enfermo permitiendo que se aleje y distraiga
c. Realizar los cuidados del aseo sin permitir que participe la familia

**1752. Las tiras colorimétricas del autoclave son un control:**

a. Físico     b. Químico     c. Biológico

**1753. 'Posición de Roser':**

a. Colocar al paciente en decúbito lateral
b. Acercarlo al lateral de la cama o a la cabecera apoyando la cabeza en un cojín blando
c. Acercarlo al lateral de la cama o a la cabecera y que la cabeza quede colgando
d. Acercar al paciente al lateral de la cama elevando la cabecera a 45°

**1754. Cuándo se puede realizar la sujeción mecánica de un anciano:**

a. Siempre
b. Nunca
c. Bajo prescripción facultativa
d. Por indicación del fisioterapeuta

**1755. Es un trastorno de tipo psicótico:**

a. Fobia a la luz          b. Autismo infantil
c. Anorexia nerviosa     d. Dislexia

**1756. La enfermedad de Alzheimer es:**

a. Una enfermedad del aparato locomotor
b. Una crisis aguda
c. Una enfermedad neurológica degenerativa
d. Una enfermedad del sistema endocrino

**1757. Qué puede llegar a evitar la cicatrización de una sutura:**

a. Infección          b. Una correcta asepsia
c. Las dos cosas     d. Ninguna de las dos

**1758. La sialorrea es:**

a. Presencia de grasa en heces
b. Hemorragia nasal
c. Significa lo mismo que halitosis
d. Aumento de la salivación

**1759. Cuando el paciente encamado permanece mucho tiempo en decúbito supino tiene tendencia a desarrollar úlceras por presión en:**

a. Cresta iliaca
b. Mentón
c. Sacro
d. Rodillas o cóndilos

**1760. En el estómago se segrega:**

a. Acido clorhídrico
b. Pepsinógeno
c. Glucagón
d. Son correctas A y B

**1761. 'Promedio del número de años que se espera que viva un individuo de una edad si se mantienen las tendencias actuales en las tasas específicas de mortalidad':**

a. Morbilidad
b. Mortalidad
c. Años perdidos
d. Esperanza de vida

**1762. Valor energético de los nutrientes que se utiliza en los cálculos dietéticos es el propuesto por Atwater. Cuál es INCORRECTA:**

a. 1 gr. De glúcidos - 4 kilocalorías
b. 1 gr. De proteínas - 4 kilocalorías
c. 1 gr. De lípidos - 4 kilocalorías
d. 1 gr. De alcohol etílico - 7 kilocalorías

**1763. El rigor mortis abandona el cuerpo tras la muerte al cabo de:**

a. 48 h.     b. 24 h     c. 96 h     d. 15 h

**1764. Procedimiento de recogida de orina para determinar catecolaminas:**

a. El paciente excluirá ciertos alimentos (plátanos, café...) Y ciertos medicamentos de su dieta y recogerá la orina de 24 horas en bote opaco con ácido clorhídrico
b. Se recogerá orina de la 1ª micción de la mañana en dos tubos cónicos
c. Sin dieta específica y recogerá orina de 24 h en bote opaco con carbonato sódico
d. Sin dieta específica y se recogerá orina de 24 h en bote opaco con ácido clorhídrico

**1765. Los dos aspectos básicos del concepto calidad son:**

a. Calidad operativa y calidad direccional
b. Calidad técnica y calidad percibida
c. Calidad total y calidad parcial
d. Calidad mínima y calidad máxima

**1766. Un niño ingresa en el hospital. El equipo que le atiende debe asumir que existe un proceso de adaptación en el que se distinguen cuatro fases:**

a. Fase de sumisión, de protesta, de afirmación y de adaptación
b. Fase de sumisión, de desesperación, de negación y de adaptación
c. Fase de protesta, de desesperación, de negación y de adaptación
d. Fase de protesta, de afirmación, de desesperación y de adaptación

**1767. Durante la manipulación de medicamentos citostáticos cuál NO es correcta:**

a. Lavado de manos antes y después de toda manipulación
b. Uso de batas cerradas por delante y de manga larga con puños elásticos
c. Guantes bajo los puños de la bata
d. Abrir ventanas y puertas para ventilar la sala

**1768. NO es correcta:**

a. Hay que esperar tres minutos para realizar la lectura de la temperatura rectal
b. La temperatura rectal disminuye 0,5ºC del valor tomado en la axila
c. Hay que esperar seis-siete minutos para tomar la temperatura axilar
d. En la toma de temperatura rectal, hay que descender el mercurio por debajo de 36ºC

**1769. Primera causa de incontinencia urinaria en la mujer:**

a. Incontinencia de esfuerzo, estrés o tensión
b. Inestabilidad vesical primaria
c. Incontinencia urinaria por rebosamiento o paradójica
d. Alteración en la función de cierre uretral

**1770. Las camillas en el hospital se usan para exploración y transporte. Cuáles son las más utilizadas:**

a. Largas y estrechas
b. Rígidas y articuladas
c. Semirrígidas y de angulación
d. Rígidas y electrocirculares

**1771. El balón esofágico de la sonda de Sengstaken-Blakemore se llena con:**

a. Agua
b. Aire
c. Ambos
d. Ninguno

**1772. En qué área anatómica se encuentra la cavidad peritoneal:**

a. Abdomen
b. Tórax
c. Zona acromio-clavicular
d. Cerebro

**1773. Angina de pecho es un cuadro clínico que:**

a. Aparece en reposo y dura horas cediendo con el esfuerzo
b. Presenta una severa y mantenida isquemia coronaria
c. Aparece con el esfuerzo y desaparece en segundos o minutos con el reposo y vasodilatadores coronarios
d. Se acompaña siempre de manifestaciones vegetativas o shock

**1774. Sobre la senectud:**

a. Aumenta la morbilidad
b. Aumenta la capacidad funcional
c. Disminuye la mortalidad
d. Aumenta la independencia

**1775. Entre las medidas de prevención en accidentes de riesgo biológico:**

a. No están contemplados los elementos de protección de barrera
b. Las normas de higiene personal de los trabajadores se consideran precaución universal
c. La desinfección correcta de instrumental es una medida preventiva opcional
d. El protocolo de actuación ante infección por VIH no es una medida de prevención

**1776. El lugar de punción adecuado para la obtención de líquido cefalorraquídeo está entre las vértebras:**

a. D2, D3, D4
b. S1, S2, S3
c. L1, L2
d. L3, L4, L5

**1777. En 1948 la OMS definió 'salud':**

a. Proceso social, en su origen, que tiene repercusiones ecológicas en el ambiente de vida de la comunidad
b. Conjunto de funcionamiento psíquico, psicológico, emocional y espiritual que permite que la persona lleve a cabo sus funciones
c. Estado de completo bienestar físico, psíquico y mental, y no solamente la ausencia de enfermedad

**1778. Método preferente para esterilizar material de goma como guantes, sondas, etc.:**

a. Autoclave
b. Glutaraldehido
c. Formol
d. Óxido de etileno

**1779. Es función del TCAE:**

a. Preparar al paciente para su traslado
b. Distribuir y administrar comidas
c. Ayudarle a vestirse
d. Todas son correctas

**1780. En la sangre:**

a. A la parte sólida se le denomina plasma
b. Los glóbulos blancos se denominan también hematíes
c. Los hematíes intervienen en la coagulación sanguínea
d. Los glóbulos rojos transportan el oxígeno en la hemoglobina

**1781. Dieta que EVITA alimentos ricos en leche, cacao, chocolate, nueces y vísceras animales:**

a. Dieta baja en residuos
b. Dieta laxante
c. Dieta astringente
d. Dieta baja en calcio y fósforo

**1782. Sobre la calidad en el ámbito sanitario es INCORRECTO:**

a. La calidad es un término relativo
b. La calidad de la asistencia no depende única y exclusivamente del personal sanitario
c. La calidad está ligada a los medios
d. La calidad va ligada a la aptitud y actitud de quienes deben propiciarla

**1783. Sobre los músculos de fibra lisa:**

a. Son de contracción voluntaria
b. Su contracción está regulada por el Sistema Nervioso Vegetativo
c. Forman parte de la musculatura esquelética
d. Forman parte de la musculatura cardiaca

**1784. Estos dispositivos o materiales son métodos de administración de oxígeno, EXCEPTO uno:**

a. Gafas nasales
b. Sonda de Levin
c. Tienda de oxígeno
d. Mascarilla de oxígeno

**1785. Cuando hablamos de 'Purgar' un suero nos referimos a:**

a. Perfundir suero al paciente
b. Abrir la cámara de aire del sistema
c. Abrir la botella para eliminar el vacío
d. Quitar el aire al sistema

**1786. Dieta que aporta un porcentaje muy elevado proteínas:**

a. Hiperproteica
b. Hipoproteica
c. Blanda
d. Baja en grasas y colesterol

**1787. La absorción de un fármaco NO está condicionada por:**

a. La liposolubilidad
b. La superficie de absorción
c. El flujo sanguíneo
d. Las afecciones a nivel renal

**1788. El saturnismo es:**

a. Una intoxicación
b. Una intoxicación por arsénico
c. Una intoxicación por plomo
d. Una crisis neurótica

**1789. Un paciente expulsa sangre fresca por el recto. Eso es:**

a. Melenas
b. Hematemesis
c. Rectorragia
d. Metrorragia

**1790. La saturación de oxígeno es un parámetro que se puede medir de manera sencilla, no traumática, mediante:**

a. Pulsímetro
b. Dedil
c. Pulsioxímetro
d. Caudalímetro

**1791. Escala e índices:**

a. La escala de Pfeiffer consta de 5 items y valora la capacidad funcional
b. El índice de Katz consta de 6 items y valora las actividades avanzadas de la vida diaria
c. El índice de Barthel consta de 10 items y la puntuación para la máxima dependencia es de 100
d. El MEC (Miniexamen cognoscitivo) de Lobo es una escala para la valoración del deterioro intelectual del anciano

**1792. NO se produce la absorción del medicamento por:**

a. Vía rectal
b. Vía vaginal
c. Vía oral
d. Vía intravenosa

**1793. Qué instrucciones daremos para enseñar a un paciente a deambular con la ayuda de un andador:**

a. Desplazará el lado derecho del andador y el pie izquierdo simultáneamente
b. El andador es de uso exclusivo en la sala de fisioterapia
c. Desplazará el lado izquierdo del andador y el pie izquierdo simultáneamente
d. Nunca salir y caminar con el andador por la calle sin ayuda

**1794. NO es un tipo de articulación:**

a. La diartrosis
b. La sinartrosis
c. La muscular
d. La anfiartrosis

**1795. Una aguja 30/7 indica**

a. 30 cm de longitud y 7 mm de grosor
b. 30 mm de longitud y 7 décimas de milímetro de calibre
c. 30 mm de calibre y 7 mm de longitud
d. 30 décimas de milímetro de calibre y 7 mm de longitud

**1796. Sobre el cribado de cáncer de ovario en la población femenina, el programa de actividades de promoción y prevención recomienda:**

a. Realizarse una ecografía anual
b. No hay pruebas científicas para recomendar el cribado sistemático
c. Realizar una citología cada 3-5 años
d. Las tres son correctas

**1797. Trasladamos a un paciente en camilla. Al entrar en un ascensor:**

a. Primero usted de espalda tirando de la cabecera
b. Primero los pies del paciente empujando usted desde la cabecera
c. Primero usted de espalda tirando de los pies del paciente

**1798. Cuando aparece un edema generalizado con derrame en serosas, podemos definirlo como:**

a. Ascitis
b. Enantema
c. Neumotórax
d. Anasarca

**1799. Es propia de atención especializada:**

a. Realización de programas establecidos para la zona básica de salud
b. Atención a la salud buco-dental
c. Puesta en marcha de programas específicos para grupos de población
d. Hospitalización en régimen de internamiento

**1800. Para la valorad riesgo de UPP:**

a. Maslow          b. Norton          c. Katz

| | | | |
|---|---|---|---|
| 1801 **A** | 1826 **C** | 1851 **A** | 1876 **A** |
| 1802 **A** | 1827 **D** | 1852 **B** | 1877 **C** |
| 1803 **D** | 1828 **D** | 1853 **A** | 1878 **A** |
| 1804 **D** | 1829 **B** | 1854 **D** | 1879 **C** |
| 1805 **A** | 1830 **C** | 1855 **A** | 1880 **D** |
| 1806 **A** | 1831 **D** | 1856 **C** | 1881 **D** |
| 1807 **D** | 1832 **C** | 1857 **C** | 1882 **B** |
| 1808 **A** | 1833 **B** | 1858 **B** | 1883 **C** |
| 1809 **A** | 1834 **C** | 1859 **B** | 1884 **C** |
| 1810 **B** | 1835 **C** | 1860 **B** | 1885 **C** |
| 1811 **A** | 1836 **D** | 1861 **C** | 1886 **A** |
| 1812 **D** | 1837 **A** | 1862 **A** | 1887 **D** |
| 1813 **C** | 1838 **B** | 1863 **B** | 1888 **B** |
| 1814 **B** | 1839 **A** | 1864 **D** | 1889 **C** |
| 1815 **C** | 1840 **D** | 1865 **D** | 1890 **D** |
| 1816 **C** | 1841 **A** | 1866 **B** | 1891 **D** |
| 1817 **C** | 1842 **B** | 1867 **B** | 1892 **D** |
| 1818 **B** | 1843 **C** | 1868 **A** | 1893 **C** |
| 1819 **D** | 1844 **D** | 1869 **D** | 1894 **B** |
| 1820 **C** | 1845 **C** | 1870 **C** | 1895 **B** |
| 1821 **C** | 1846 **C** | 1871 **A** | 1896 **C** |
| 1822 **D** | 1847 **A** | 1872 **C** | 1897 **C** |
| 1823 **B** | 1848 **C** | 1873 **A** | 1898 **D** |
| 1824 **A** | 1849 **C** | 1874 **A** | 1899 **B** |
| 1825 **C** | 1850 **A** | 1875 **A** | 1900 **B** |

FALLOS:

## 1801. Sobre el lavado de manos, es FALSO:

a. Frotar las manos entre sí, con movimientos rotatorios
b. Mojar las manos y antebrazos antes de aplicar el jabón
c. Cepillar las uñas y espacios subungueales e interdigitales
d. Aclarar con abundante cantidad de agua, para eliminar los restos de jabón

## 1802. Junto con el autoclave, es uno de los métodos de esterilización más extendido en los hospitales:

a. Óxido de Etileno
b. Peróxido de hidrógeno
c. Tindalización
d. Radiación en frío

## 1803. Sobre el Sistema Nervioso:

a. La corteza cerebral está constituida por sustancia gris
b. Las fibras nerviosas se unen formando los nervios
c. En el bulbo raquídeo se encuentra el centro reflejo respiratorio
d. Son correctas todas las respuestas

## 1804. El aseo corporal del anciano encamado

a. Alivia las rigideces articulares
b. Alivia el dolor
c. Reduce el prurito que origina la piel seca
d. Las tres cosas

## 1805. NO es un eslabón de la cadena epidemiológica

a. Ciclo reproductivo
b. Fuente de infección
c. Reservorio
d. Mecanismo de transmisión

## 1806. La sonda de silicona se cambia:

a. Cada 30 días
b. Cada 15 días
c. Cada 8-10 días

## 1807. Capa de la pared del corazón constituida por tejido muscular estriado:

a. Endocardio
b. Riocardio
c. Pericardio
d. Miocardio

## 1808. La demencia senil es una enfermedad frecuente en las personas mayores y caracterizada por:

a. La disminución generalizada de las funciones intelectuales
b. Afectar solo a las mujeres
c. La pérdida progresiva de los sentidos
d. Actividad diurna y aletargamiento nocturno

## 1809. La cama de Judet es:

a. La cama ortopédica
b. La cama articulada
c. La cama metálica de somier rígido
d. Todas son válidas

## 1810. Los centros hospitalarios:

a. Desarrollarán funciones estrictamente asistenciales en régimen de internamiento
b. Desarrollarán, además de las áreas estrictamente asistenciales, funciones de promoción de la salud, prevención de enfermedades y de investigación y docencia
c. Se encargan de los internamientos clínicos y su actividad no se considera complementaria de las realizadas en la red de atención primaria

## 1811. La educación para la salud busca:

a. Insertar en la comunidad la idea de la salud como un valor fundamental
b. Reducir el riesgo de recurrencia de algunas enfermedades
c. Reorientar los servicios sanitarios para lograr una corresponsabilidad de la promoción de la salud entre los profesionales, los individuos, la comunidad, las administraciones y los gobiernos
d. Las tres cosas

## 1812. En Atención Primaria se puede utilizar la clasificación:

a. NANDA
b. CIE9
c. IC-Process-PC
d. Las tres

## 1813. Cuáles son dos determinaciones antropométricas en nutrición:

a. Peso y tamaño de pies
b. Talla y perímetro torácico
c. Perímetro braquial y pliegues cutáneos
d. Pliegues cutáneos y grosor del cuello

## 1814. Dependiendo de hacia dónde liberen su producto, las glándulas se suelen clasificar en:

a. 2 tipos
b. 3 tipos
c. 4 tipos
d. 5 tipos

## 1815. No realizar tareas determinadas en el momento indicado es:

a. Daño intencionado
b. Agravio
c. Negligencia
d. Olvido

## 1816. Indique la FALSA:

a. Los hongos son formas complejas de vida que presentan una estructura vegetal
b. La toxoplasmosis es una enfermedad producida por parásitos
c. El pie de atleta es una enfermedad producida por bacterias
d. El asma es una enfermedad producida por hongo

## 1817. Qué es una zona séptica:

a. Zona desinfectada
b. Zona infectada
c. Zona sucia

## 1818. Dilatación de los bronquios:

a. Bronquiolitis
b. Bronquiectasia
c. Bronquitis
d. Bronquiotomía

**1819. Señala la INCORRECTA:**

a. Una muestra aleatoria de orina se obtiene a cualquier hora en un periodo de 24 horas

b. La primera orina matutina se obtiene inmediatamente después de que el paciente se levante

c. La orina matutina se obtiene aproximadamente 1 ó 2 horas después de que el paciente haya evacuado la orina de la noche

d. Todas las anteriores son correctas

**1820. Para hacer la cama con la mayor comodidad posible la sábana bajera se doblará:**

a. Con el revés hacia dentro y a lo ancho

b. Con el revés hacia fuera y a lo ancho

c. A lo largo y con el derecho hacia dentro

d. A lo largo y con el revés hacia dentro

**1821. Son enfermedades de transmisión sexual:**

a. Sífilis, uretritis, otitis

b. Sarna, sinusitis, hepatitis

c. Sida, herpes genital, chancro blando

d. Condiloma acuminado, vulvovaginitis, epicondilitis

**1822. La hectasa y la sacarasa son segregadas por:**

a. El hígado

b. El páncreas

c. El estómago

d. Las células de la mucosa intestinal

**1823. Cama en la que hay un paciente pero que no la ocupa en el momento de hacerla:**

a. Ocupada

b. Abierta

c. Quirúrgica

d. Cerrada

**1824. Al realizar la higiene normal de la cara en un paciente inmovilizado cómo se limpiarán los ojos:**

a. Desde la zona interna hacia la externa

b. Desde la zona externa hacia la interna

c. De arriba abajo

**1825. Cambios en las funciones intelectuales en el anciano. Es FALSO que se dé:**

a. Más deterioro de la memoria a corto plazo

b. Un aumento de sensibilidad

c. Una mayor adaptación a situaciones nuevas

d. Una disminución sensorial, consecuencia del envejecimiento

**1826. Tiempo medio para la administración de un enema, en minutos...**

a. 2    b. 5    c. 20    d. 60

**1827. Cuando la hormona reguladora de las gonadotropinas (GNRH) llega a la adenohipófisis estimula la secreción de:**

a. Andrógenos

b. Estrógenos

c. Oxitocina

d. FSH y LH

**1828. En la toma de muestra de exudado faríngeo:**

a. No es necesario deprimir la lengua

b. Se toca la lengua

c. Se tocan las paredes de la boca

d. Se pasa suavemente por las amígdalas o zona afectada

**1829. Sobre la higiene oral del paciente con oxigenoterapia:**

a. No debe realizarse con solución antiséptica

b. No aplicar sustancias con grasa para la protección e hidratación de labios

c. Aplicar vaselina en labios para hidratarlos y evitar lesiones

d. Colocar al paciente en decúbito supino, con la cabeza recta

**1830. Se ordenan aplicaciones calientes para lograr:**

a. Disminuir el metabolismo celular

b. Causar anestesia local

c. Aumentar la supuración

d. Reducir la temperatura

**1831. NO exime del secreto profesional:**

a. El perjuicio de un tercero

b. El perjuicio al propio médico o sanitario

c. La exigencia legal

d. El estado de gravedad del paciente

**1832. Pretendemos obtener información. Pregunta abierta es la que:**

a. Permite un SÍ o un NO como respuesta

b. Permite responder al tema que prefiera

c. Permite al paciente la expresión libre de una opinión o vivencia sobre un tema

d. Se realiza fuera del centro sanitario

**1833. Salida de un órgano al exterior a través de una herida quirúrgica:**

a. Dehiscencia

b. Evisceración

c. Distensión

d. Atelectasia

**1834. Cuántas muestras se necesitan para la realización de un estudio de parásitos de heces:**

a. Con una muestra es suficiente

b. Dos muestras tomadas en días distintos

c. Tres muestras tomadas en días distintos

d. Ninguna es correcta

**1835. Se conoce como Menarquia:**

a. Menstruación dolorosa

b. Desaparición de la menstruación

c. Primera hemorragia menstrual

d. Menstruación arrítmica

**1836. La puesta en marcha de una serie de actividades de un programa, nos remite a la fase de...**

a. Planificación

b. Diagnóstico

c. Elaboración

d. Ejecución

**1837. Ventajas del vapor de agua:**

a. Rapidez, economía y seguridad

b. Lentitud, economía y seguridad

c. Rapidez, economía e inseguridad

d. Lentitud, economía e inseguridad

**1838. Señala la INCORRECTA:**

a. El tipo de muestra para un estudio debe recogerse con cuidado

b. Una muestra de sangre puede ser de sangre arterial, venosa o capilar, pero los resultados no difieren por causa del origen de la muestra

c. Las muestras de orina pueden ser aleatorias, del chorro medio o con horario

d. La cantidad de muestra recogida debe ser suficiente para todos los estudios requeridos

**1839. El agua sola no moja bien, el detergente la ayuda a mojar al romper su tensión superficial. Qué propiedad del detergente permite esto:**

a. Poder humectante

b. Dispersión

c. Suspensión

d. Ninguna de las tres

**1840. Respuesta del enfermo ante su nueva situación como paciente:**

a. De ansiedad

b. De angustia

c. Emotiva

d. Son correctas A y B

**1841. Los músculos flexores:**

a. Disminuyen el ángulo de una articulación

b. Elevan una parte del cuerpo

c. Aumentan el ángulo de una articulación

d. Descienden una parte del cuerpo

**1842. Escala que mide las actividades instrumentales de la vida diaria:**

a. Escala de Edmonton

b. Índice de Lawton

c. Mini-mental

**1843. Es FALSO**

a. El inventario consiste en recontar a mano y revisar a la vez todos los materiales almacenados

b. La revisión de existencias es el conjunto de actos que permite saber cuántos artículos de cada tipo tiene disponibles el centro

c. La documentación clínica incluye documentos de asesoría jurídica, salud laboral, orden interno y seguridad, y mantenimiento

**1844. Válvula que comunica la aurícula izquierda con el ventrículo izquierdo:**

a. Tricúspide

b. Mitral

c. Bicúspide

d. Son correctas B y C

**1845. Sobre las heridas:**

a. Pueden ser limpias y sucias

b. Se tratan como sucias si han pasado 6 h.

c. Ambas son correctas

d. Ninguna de las dos lo es

**1846. La OMS define 'Salud' como:**

a. Bienestar físico del individuo, y no sólo la ausencia de enfermedad
b. Estado de la persona fisiológicamente sano
c. Estado completo de bienestar físico, psíquico y social, y no sólo la ausencia de enfermedad
d. Estado físico, psíquico y social de la persona

**1847. Los estándares se clasifican según la fuente en...**

a. Normativos y empíricos
b. Generales y locales
c. Implícitos y explícitos
d. Ponderados y no ponderados

**1848. La anestesia se administra:**

a. En infiltración subcutánea
b. En infiltración intradérmica
c. En infiltración subcutánea perilesional

**1849. Qué nutriente NO se encuentra en la carne de vacuno:**

a. Grasas
b. Proteínas
c. Hidratos de carbono
d. Vitaminas

**1850. Las prótesis bucales en los pacientes inconscientes:**

a. Hay que retirarlas siempre
b. Hay que retirarlas sólo por las noches
c. Hay que dejarlas puestas
d. Hay que retirarlas para limpiarlas y volverlas a colocar

**1851. Tubo plástico flexible, de unos 25 cm de longitud, con punta redondeada y varios orificios en sus últimos 3 centímetros:**

a. Sonda nasal o catéter orofaríngeo
b. Cánula nasal o gafas nasales
c. Mascarilla
d. Ninguna de las tres

**1852. La enfermera/o del Equipo de Atención Primaria tendrá como función y responsabilidad:**

a. Verificación sistemática de las condiciones de infraestructura higiénico-sanitaria de las industrias de alimentación
b. Participar en los trabajos de Educación para la Salud
c. Canalización de reclamaciones y sugerencias
d. Ninguna de las anteriores

**1853. El par craneal II es el nervio:**

a. Óptico
b. Facial
c. Auditivo
d. Glosofaríngeo

**1854. En el análisis macroscópico de esputo valoramos:**

a. Color
b. Olor
c. Consistencia
d. Las tres

**1855. En decúbito supino, la almohada a la altura de los gemelos:**

a. Nos deja los talones al aire, para quitar presión en ellos
b. Evita que las rodillas estén en extensión
c. Ayuda a que el paciente esté más cómodo

**1856. En el cuidado de un paciente con sonda vesical:**

a. Se debe mantener la bolsa de diuresis más baja que la sonda para evitar reflujos
b. Evitar acodamientos de la sonda y del circuito de drenaje para facilitar la salida de la orina
c. Son correctas A y B

**1857. Los métodos de desinfección son:**

a. Físicos, molares y cáusticos
b. De expansión, de situación y de composición
c. Térmicos, físicos y químicos
d. Lentos, rápidos y exprés

**1858. El embrión se convierte en feto a partir de la semana:**

a. 2     b. 8     c. 10     d. 12

**1859. Esfínter inferior del estómago que comunica éste con el duodeno:**

a. Cardias
b. Píloro
c. Cecal
d. Ninguno de los tres

**1860. Órgano del aparato respiratorio formado por anillos cartilaginosos en forma de C:**

a. Faringe
b. Tráquea
c. Laringe
d. Pleura

**1861. Músculo que por su función se opone directamente a la acción de otro:**

a. Agonista
b. Sinérgico
c. Antagonista
d. Pronador

**1862. En la gráfica de un enfermo de la unidad de cuidados intensivos está anotado el resultado de una medición de la presión venosa central, la de la aurícula derecha. Cuáles deberían ser sus valores normales:**

a. 0 y 4 cm. De agua
b. 6 y 12 cm. De agua
c. 14-18 cm. De agua
d. 20 y 22 cm. De agua

**1863. En la prevención de UPP sería INCORRECTO:**

a. Mantenerlo bien hidratado
b. Mantenerlo húmedo
c. Movilización del paciente
d. Mantenerlo seco

**1864. Predispone a trombosis venosas:**

a. Obesidad
b. Puerperio
c. Postoperatorio
d. Todas las anteriores

**1865. Según su composición, la vacunación puede ser:**

a. Polivalente
b. Monovalente
c. Combinada
d. Todas son correctas

**1866. Glándulas que vierten su contenido al exterior a través de un conducto:**

a. Endocrinas     b. Exocrinas
c. Merocrinas     d. Externas

**1867. Frente a una estancia prolongada en cama debemos:**

a. No mover en absoluto a la persona
b. Practicar cambios posturales periódicos
c. Poner únicamente almohadas debajo de las piernas
d. Cambiar la cama dos veces al día

**1868. Movimiento de separación del miembro inferior derecho del plano medio-sagital:**

a. Abducción
b. Adducción
c. Rotación
d. Flexión

**1869. Cuando en las condiciones ambientales de una unidad de hospitalización el aire tiene una humedad relativa del 50% será previsible que:**

a. Se favorezcan la transmisión de enfermedades bucolaríngeas
b. Se agraven las enfermedades cardíacas
c. Se agraven las enfermedades reumáticas
d. Todas ellas

**1870. Primer alimento complementario a la lactancia que se introduce en el bebé sano:**

a. Cereales con gluten
b. Verdura
c. Fruta
d. Huevo

**1871. En cualquier proceso de enfermedad terminal en el anciano, uno de los objetivos es:**

a. La atención diaria de las necesidades del anciano
b. La elaboración de un testamento vital
c. La atención debe centrarse en la presencia de la muerte

**1872. Sobre el efecto sobre el metabolismo de la hormona insulina, es FALSO que aumente:**

a. la captación celular de glucosa
b. la síntesis de proteínas
c. la lipólisis
d. la captación de aminoácidos

**1873. En la vía tópica el fármaco se administrará:**

a. Sobre la piel y mucosas del organismo
b. Atravesando la piel del organismo
c. Atravesando las mucosas del organismo
d. En el tejido celular subcutáneo del organismo

**1874. Sistema del cuerpo para drenar sustancias líquidas o gaseosas:**

a. Sistema linfático
b. Cadena gangliolar
c. Sistema urinario

**1875. Sobre el lavado en la cama de los genitales externos, es FALSO:**

a. La higiene se hará de la zona anal a la genital, nunca a la inversa
b. Las piernas del paciente estarán separadas y flexionadas
c. Después del baño se cambiará el pijama o camisón y, por último, la cama
d. Si el estado del paciente lo permite, se le ofrecerá la posibilidad de realizarlo él mismo

**1876. Es material de 'Hemostasia':**

a. Pinzas de Pean y Kocher
b. Separadores autorretentivos
c. Pinzas de Pean y Depresor Lingual
d. Pinzas de Duval y Michael

**1877. Movilización de un paciente que sufre un traumatismo pélvico para cambiarle las sábanas:**

a. Decúbito supino y luego decúbito lateral derecho e izquierdo
b. Decúbito prono y luego decúbito lateral derecho e izquierdo
c. Decúbito supino y luego levantando al paciente 'en plancha' entre varios profesionales
d. Decúbito lateral izquierdo y luego llevando a cabo rotación sacro ilíaca

**1878. Según la OMS: 'El proceso que capacita a los individuos y a la comunidad para aumentar su control sobre los determinantes de su salud y, por tanto, mejorarlas':**

a. Promoción de la salud
b. Prevención de la enfermedad
c. Educación para la salud
d. Salud pública

**1879. En una valoración estructurada por Necesidades Básicas de Virginia Henderson, en la Necesidad 2 Alimentación-Hidratación NO se recoge:**

a. Problemas de dentición
b. Apetito
c. Estado de la piel
d. Necesidad de ayuda para alimentarse

**1880. En la posición de Fowler la cabecera de la cama estará incorporada en un ángulo de:**

a. 20°    b. 25°    c. 35°    d. 45°

**1881. En qué posición debe estar un paciente en la cama para administrarle alimentación por sonda nasogástrica:**

a. Decúbito supino
b. Trendelenburg
c. Decúbito lateral derecho
d. Fowler

**1882. La sonda de Couvelaire tiene la punta:**

a. roma
b. de pico de flauta o bisel
c. acodada
d. fungiforme

**1883. Los hospitales en los que se atiende de urgencia todas las especialidades médicas se consideran de nivel:**

a. 1    b. 2    c. 3    d. 4

**1884. Erosión de la mucosa gástrica o duodenal que alcanza o sobrepasa la muscularis mucosae:**

a. Gastritis aguda
b. Gastritis crónica
c. Ulcera péptica
d. Colitis ulcerosa

**1885. Un medicamento viene etiquetado con el símbolo de termolábil:**

a. Es sensible a la luz
b. Es para bajar la temperatura
c. Hay que guardar en frigorífico y mantener la cadena del frío
d. Es dispensado con receta médica

**1886. La Morfina y la heroína son...**

a. Opiáceos    b. Anfetaminas
c. Cannabis    d. Estimulantes

**1887. El cerebro presenta fibras:**

a. Ascendentes y sensitivas
b. Descendentes y motoras
c. Motoras y ascendentes
d. Son correctas A y B

**1888. En qué fase del PAE se incluiría: 'riesgo de estreñimiento relacionado con inmovilidad prolongada':**

a. Valoración
b. Diagnóstico de enfermería
c. Planificación de la intervención
d. Ejecución

**1889. El control biológico de esterilización para el oxido de etileno es:**

a. Bacillus cereus
b. Bacillus pumillis
c. Bacillus subtilis
d. Bacillus stearothermophilus

**1890. Es un derecho del paciente:**

a. Respetar la integridad física de los profesionales sanitarios
b. Acudir a las visitas médicas
c. Cuidar las instalaciones sanitarias
d. Recibir información sobre su proceso

**1891. Predispone a la infección respiratoria:**

a. Traqueotomía
b. Equipos de anestesia
c. Tubos endotraqueales
d. Las tres

**1892. Grupo receptor universal:**

a. AB(-)
b. O(-)
c. O(+)
d. AB(+)

**1893. En la tienda de oxígeno, manteniendo un flujo de 15 litros por minuto, se obtienen concentraciones de oxígeno del...**

a. 20-30%
b. 30-40%
c. 50-60%
d. 40-50%

**1894. Catión más abundante en el compartimento extracelular:**

a. Potasio    b. Sodio
c. Calcio     d. Magnesio

**1895. Dependiendo de si el paciente puede o no realizar los movimientos las movilizaciones son:**

a. Primarias y Secundarias
b. Activas y Pasivas
c. Dirigidas y No Dirigidas
d. Propias e Impropias

**1896. Material imprescindible que debe formar parte del carro de reanimación cardiopulmonar:**

a. Cloruro potásico
b. Gasas estériles
c. Laringoscopio
d. Sonda de Sengstaken

**1897. En relación con las grapas:**

a. Aguantan bien las tensiones
b. No provocan rechazo
c. Ambas son correctas
d. Ninguna lo es

**1898. Son manifestaciones avanzadas de una demencia:**

a. Defectos al articular palabras
b. Dificultad para la memoria reciente
c. Dificultad para identificar fechas
d. Pérdida de emociones

**1899. Causa frecuente de incontinencia urinaria en personas mayores:**

a. Demencia severa
b. Infecciones
c. Enfermedad neurológica avanzada

**1900. La esterilización por medio de aire caliente se aplica para:**

a. Vendas, textiles
b. Aceites libres de agua y grasas, ceras, parafinas, petrolatun
c. Caucho
d. Productos sanitarios ópticos sensibles

| | | | |
|---|---|---|---|
| 1901 C | 1926 D | 1951 B | 1976 C |
| 1902 B | 1927 C | 1952 C | 1977 D |
| 1903 B | 1928 D | 1953 D | 1978 A |
| 1904 D | 1929 C | 1954 D | 1979 B |
| 1905 A | 1930 D | 1955 D | 1980 A |
| 1906 C | 1931 B | 1956 D | 1981 B |
| 1907 C | 1932 B | 1957 D | 1982 A |
| 1908 B | 1933 C | 1958 C | 1983 B |
| 1909 B | 1934 C | 1959 C | 1984 B |
| 1910 C | 1935 D | 1960 A | 1985 D |
| 1911 C | 1936 B | 1961 B | 1986 D |
| 1912 B | 1937 B | 1962 B | 1987 B |
| 1913 B | 1938 D | 1963 C | 1988 D |
| 1914 A | 1939 B | 1964 B | 1989 A |
| 1915 B | 1940 D | 1965 D | 1990 B |
| 1916 A | 1941 A | 1966 B | 1991 A |
| 1917 B | 1942 D | 1967 B | 1992 B |
| 1918 D | 1943 C | 1968 A | 1993 C |
| 1919 A | 1944 B | 1969 D | 1994 B |
| 1920 B | 1945 B | 1970 A | 1995 D |
| 1921 D | 1946 D | 1971 B | 1996 B |
| 1922 A | 1947 D | 1972 B | 1997 B |
| 1923 D | 1948 C | 1973 D | 1998 D |
| 1924 A | 1949 B | 1974 A | 1999 B |
| 1925 C | 1950 B | 1975 C | 2000 B |

FALLOS: 

## 1901. Esguince es:

a. Desplazamiento del hueso de su posición normal, con pérdida del contacto con el hueso que debería estar articulado, pudiendo haber rotura parcial o total del complejo cápsulo-ligamentoso

b. Lesión producida por traumatismo articular abierto, caracterizada por la distensión o rotura indirecta de los ligamentos periarticulares, producida por una separación brusca de las superficies, sin llegar a luxarlas

c. Lesión producida por traumatismo articular cerrado, caracterizada por la distensión o rotura indirecta de los ligamentos periarticulares, producida por una separación brusca de las superficies, sin llegar a luxarlas

d. Todas son incorrectas

## 1902. Pedazo de franela o toalla caliente y húmeda que se aplica a la piel del paciente para crear calor superficial:

a. Compresas calientes
b. Fomentos
c. Freezbag
d. Almohadilla Aquamatic

## 1903. Puntuación Norton con estos resultados:
### —Estado general: bueno
### —Estado mental: alerta
### —Actividad: encamado
### —Movilidad: inmovilizado
### —Incontinencia: urinaria y fecal

a. 10    b. 11    c. 12    d. 13

## 1904. Dolor de oídos:

a. Hipoacusia
b. Acúfenos
c. Otorrea
d. Otalgia

## 1905. Método de limpieza que tiene por misión destruir los gérmenes patógenos pero que no elimina todos los microorganismos ni sus formas de resistencia:

a. Desinfección
b. Esterilización
c. Antisepsia
d. Descontaminación

## 1906. El plano sagital medio divide el cuerpo humano en dos mitades:

a. Superior e inferior
b. Media y distal
c. Izquierda y derecha
d. Ventral y dorsal

## 1907. En el tercer grado del Alzheimer el deseo compulsivo de tocar y examinar cada objeto se llama:

a. Hiperoralidad
b. Nerviosismo
c. Hiperetamorfosis
d. Agrafia

## 1908. La crioterapia está contraindicada:

a. Para disminuir el dolor
b. Cuando existan lesiones cutáneas
c. Para bajar la temperatura corporal
d. Ante inflamaciones

## 1909. Las heridas contaminadas

a. Se suturarán después de la limpieza
b. No se suturan
c. Para unir bordes se usará aguja recta

## 1910. Indica la correcta

a. Melenas son heces sin coloración
b. Hematemesis es una hemorragia procedente de las vías respiratorias
c. Esteatorrea es la presencia de grasa en las heces
d. Rectorragia son heces negras y pegajosas

## 1911. Realizaremos el lavado higiénico del paciente con un jabón de PH...

a. Ácido
b. Básico
c. Neutro
d. Cualquiera de los tres

## 1912. El auxiliar de enfermería se comportará con el enfermo:

a. Dando poca información sobre los procedimientos a seguir
b. Con educación, simpatía y respeto. Se le informará del procedimiento a realizar
c. Dando información únicamente a los familiares, seguir los protocolos de actuación y no hablar con el paciente
d. Con educación, simpatía y respeto. No se le dará información de los procedimientos a seguir para no generarle ansiedad

## 1913. Qué factores fisiológicos modifican la acción de los fármacos:

a. Interacciones de otros fármacos
b. Sexo, edad, peso, temperatura
c. Toxicidad de los fármacos
d. Depende de la vía de administración

## 1914. Fuente de infección que ocurre por microorganismos que están de forma habitual en el hombre y que son saprofitos no patógenos y en buenas condiciones de inmunidad:

a. Infección autógena
b. Hábitat del sujeto enfermo
c. Característica del agente causal
d. Ninguna de las tres

## 1915. Un paciente dice oír voces que le incitan al suicidio. Sufre:

a. Trastorno conductual
b. Alucinación
c. Déficit cognitivo
d. Desviación psicosexual

## 1916. Entre los objetivos de la asistencia en la enfermedad crónica está:

a. Fomentar la adaptación a la enfermedad
b. Curación de la enfermedad
c. Ambas
d. Ninguna de las dos

**1917. Una pieza de lencería de cama es el hule impermeable y sus dimensiones aproximadas son de:**

a. 0,5 x 1 m
b. 0,9 x 1,15 m
c. 1,3 x 2 m
d. 1,9 x 2,5 m

**1918. En cuántos grupos se distribuyen los productos sanitarios:**

a. 18    b. 19    c. 10    d. 17

**1919. La 'Zona básica de salud':**

a. Es el marco territorial de intervención de la Atención Primaria y donde se desarrolla la actividad, el Centro de Salud
b. Es el territorio que rodea a los Centros de Salud
c. Es la zona donde desarrollan su actividad los profesionales

**1920. En la clasificación del material según su peligrosidad infectiva se clasifica en**

a. Material fungible y material inventariable
b. Critico, semicrítico y no critico
c. Desinfectado, asepsia y antiséptico
d. Material fungible
e. Critico y semicrítico

**1921. Es una necesidad básica del paciente según Virginia Henderson:**

a. Comunicarse con otros
b. Jugar o participar en diversas actividades de ocio y recreación
c. Evitar los peligros del entorno y evitar lesiones a otros
d. Todas las anteriores lo son

**1922. Desde el punto de vista del objetivo que se persigue en la realización de una intervención quirúrgica, cuál es la finalidad de la cirugía ablativa:**

a. Extirpar una parte enferma (órgano, tumor, etc.)
b. Fortalecer zonas debilitadas
c. Determinar la causa de los síntomas
d. Aliviar los síntomas sin curar la enfermedad

**1923. Las quemaduras de tercer grado:**

a. Son más dolorosas por su profundidad
b. Presentan flictenas
c. El tiempo de curación oscila entre diez y quince días
d. El tratamiento es siempre quirúrgico

**1924. Proteínas en leche materna (en gramos por cada 100 ml):**

a. 1,2    b. 1,3    c. 1,4    d. 1,5

**1925. Todo el personal que desarrolle sus tareas en el medio sanitario con contacto directo o indirecto con sangre u otros fluidos de pacientes deberá vacunarse contra:**

a. Hepatitis A
b. Gripe
c. Hepatitis B
d. Tétanos y difteria

**1926. Lóbulo del cerebro que controla la sensación visual:**

a. Temporal       b. Parietal
c. Frontal        d. Occipital

**1927. El equipo de cuidados paliativos debe facilitar los cuidados:**

a. En el Hospital
b. En el domicilio
c. Donde el paciente y su familia decidan, acompañándoles en el proceso, y respetando esta decisión

**1928. Invasión y entrada en el organismo humano de agentes extraños vivos: bacterias, virus u hongos:**

a. Asepsia           b. Antisepsia
c. Desinsectación    d. Infección

**1929. Para poner en marcha los cuidados post-mortem es necesario que el personal que los lleve a cabo utilice los guantes, bata, mascarilla y gorro:**

a. Cuando la enfermedad de que ha muerto el paciente haya sido contagiosa
b. Cada hospital tiene su propio protocolo
c. Siempre
d. Cuando así lo indique el médico o la enfermera

**1930. Instrumento de exploración usado para visualizar la fosa nasal:**

a. Otoscopio
b. Estetoscopio
c. Espejo laríngeo
d. Rinoscopio

**1931. Esta formada por células epiteliales y no posee vasos sanguíneos ni terminaciones nerviosas:**

a. Dermis
b. Epidermis
c. Melanita
d. Estrato córneo

**1932. Ante un paciente que no puede comer por sí mismo, el auxiliar:**

a. Le animará a que coma sólo
b. Le ofrecerá la comida en el orden que quiera
c. Las dos cosas

**1933. Los objetivos de la atención en residencias geriátricas son:**

a. Atención de las necesidades personales básicas, terapéuticas y socioculturales de los mayores
b. Mantener el máximo grado de autonomía de los mayores que se alojen en las mismas
c. Ambas son correctas
d. Ninguna lo es

**1934. Si el laboratorio indica que para poder hacer la prueba solicitada por el médico necesita una muestra de orina estéril, de qué prueba se trata:**

a. Control de diuresis
b. Análisis elemental
c. Urocultivo
d. Análisis básico

**1935. Orden correcto de la lencería al hacer una cama:**

a. Colchón, entremetida, encimera, manta
b. Colchón, hule, encimera, colcha
c. Funda, bajera, encimera, manta, colcha
d. Colchón y funda, bajera, entremetida, encimera, manta, colcha, almohada y su funda

**1936. En las unidades de psiquiatría, los dispositivos más utilizados para la sujeción mecánica utilizan un sistema:**

a. Digital
b. Magnético
c. Manual
d. Eléctrico

**1937. Respiraciones normales (/min.):**

a. 5/10    b. 12/18    c. 20/30    d. 60/70

**1938. Un fuerte olor en la orina del paciente puede deberse a:**

a. Beber líquidos isotónicos
b. Determinados alimentos
c. Infección urinaria
d. Son correctas B y C

**1939. El pulmón derecho se encuentra dividido en:**

a. Lóbulo medio inferior
b. Lóbulo superior, medio e inferior
c. Lóbulo superior e inferior
d. Lóbulo derecho, medio e izquierdo

**1940. Ritmo de insuflaciones en la respiración artificial aplicada a un niño:**

a. 12 por minuto
b. 1 cada 2 segundos
c. 30 por minuto
d. 1 cada 3 segundos

**1941. Células óseas que se encargan de la osteogénesis:**

a. Osteoblastos
b. Osteoclastos
c. Osteoclitos
d. Osteocitos

**1942. En la valoración física de un paciente con desnutrición NO aparece:**

a. Palidez en la conjuntiva
b. Cabellos frágiles
c. Uñas quebradizas
d. Parestesias

**1943. ¿Puede el ser humano ser fuente de infección?**

a. Sí
b. No
c. Sí, como enfermo o sin presentar la patología de la infección
d. Sólo como portador

**1944. Registro gráfico de los movimientos correspondientes a la ventilación pulmonar:**

a. Espirometría
b. Espirografía
c. Gasometría
d. Auscultación

**1945. El 'Apéndice xifoides' está en:**

a. La escápula
b. El esternón
c. El intestino grueso
d. Ninguna las tres

**1946. A cuántas Kilocalorías equivale 1 gramo de grasa:**

a. 4     b. 5     c. 7     d. 9

**1947. Los cuidados post mortem:**

a. Se efectúan una vez el médico firma el certificado de defunción
b. No se debe manipular el cadáver en presencia de los familiares u otros pacientes
c. Hay que prestar los cuidados antes de que aparezca el rigor mortis y después de retirar el cadáver todos los apósitos sucios, vendajes, sondas
d. Las tres son correctas

**1948. Puntuación mínima y máxima en la escala de Norton:**

a. 4 a 15
b. 5 a 15
c. 5 a 20

**1949. Temperatura del agua para el aseo e higiene del paciente:**

a. 17º     b. 37º     c. 20º     d. 47º

**1950. El material a esterilizar previamente se:**

a. Limpiará y empaquetará
b. Limpiará, secará, lubricará y empaquetará
c. Descontaminará y lubricará
d. Desinfectará y secará

**1951. Las denominadas úlceras yatrogénicas aparecen en:**

a. El pie diabético
b. Boca, nariz y meato urinario
c. En el acromion y pabellón auricular
d. Ninguna es cierta

**1952. Pegada al cerebro se encuentra:**

a. La duramadre
b. La aracnoides
c. La piamadre
d. El espacio subaracnoideo

**1953. Qué característica tienen los compuestos catiónicos:**

a. Son antisépticos y desinfectantes de uso externo
b. El cloruro de benzalconio tiene efectividad sobre el virus VIH
c. Tiene acción germicida lenta
d. Las tres son correctas

**1954. Métodos 'DDD', de saneamiento específico, como medida de prevención sobre los mecanismos de transmisión de las enfermedades:**

a. Desinfección, desparasitación, desratización
b. Desparasitación, desinsectación, desratización
c. Desinfección, declaración, desinsectación
d. Desinfección, desinsectación, desratización

**1955. La frecuencia respiratoria:**

a. En un recién nacido es de 30-40 r.p.m
b. En el primer año de vida es de 26-30 r.p.m
c. En un adulto oscilan entre 12-18 r.p.m
d. Todas son correctas

**1956. No es necesario para la administración de oxígeno:**

a. Humidificador
b. Caudalímetro
c. Manorreductor
d. Toma de vacío

**1957. La neurosis puede ser:**

a. Psicótica
b. Esquizofrénica
c. Neurótica
d. Ninguna es correcta

**1958. En la limpieza del instrumental de quirófano, para eliminar los restos de materia orgánica antes de someterlo a esterilización:**

a. Hay que lavarlo en primer lugar con agua corriente y fría para suprimir los restos de materia orgánica
b. En segundo lugar debe lavarse con agua caliente, jabón y cepillo
c. Son correctas ambas respuestas

**1959. Al final del puerperio el útero ha reducido su volumen:**

a. 200 veces
b. 20 veces
c. 100 veces
d. 10 veces

**1960. Causa inmovilidad en el anciano:**

a. Traumatismos
b. Retención urinaria
c. Ulceras por presión
d. Estreñimiento

**1961. Las pinzas Doyen:**

a. Son material de disección
b. Sirven para fijar compresas a los bordes de la herida quirúrgica
c. Son pinzas hemostáticas
d. Se utilizan como material de sutura

**1962. Finalidad de la suspensoterapia:**

a. Proporcionar un movimiento pasivo continuo en las articulaciones
b. Suprimir el efecto de la gravedad, de tal manera que con una mínima contracción muscular sea posible conseguir movilizar un miembro
c. Se aplica a pacientes que presentan atrofia o parálisis de los grupos musculares proximales

**1963. Cuando un paciente se va de alta hospitalaria deberá comunicarse al servicio de:**

a. Recepción
b. Dietética
c. Admisión
d. Administración

**1964. Si actuamos en fase de latencia de una enfermedad es el nivel:**

a. Prevención primaria
b. Prevención secundaria
c. Prevención terciaria
d. Sobre la latencia no se puede actuar

**1965. Sobre la aplicación terapéutica de frío:**

a. Produce vasoconstricción periférica
b. Disminuye el metabolismo basal
c. Favorece la sedación
d. Las tres son correctas

**1966. Plano que atraviesa de delante a atrás el cuerpo perpendicularmente:**

a. Transversal
b. Sagital
c. Longitudinal
d. De latitud

**1967. Paciente encamado en posición de decúbito lateral. Tenderá a desarrollar úlceras en:**

a. Sacro
b. Cadera
c. Glúteos
d. Nuca

**1968. Los espirilos son:**

a. Bacterias
b. Virus
c. Hongos
d. Parásitos

**1969. El tratamiento de un trastorno mental con psicofármacos es:**

a. Psicoterápico
b. Con psicoanálisis
c. Psicoconductual
d. Psiquiátrico

**1970. Para mejorar el riego sanguíneo en extremidades inferiores:**

a. Morestin
b. Roser
c. Trendelenburg
d. Sims

**1971. Rechazaremos material esterilizado si:**

a. se comprueba en los registros que se ha alcanzado la presión, temperatura y tiempos estipulados
b. los indicadores colorimétricos no han cambiado de color
c. en los controles biológicos no se ha producido crecimiento en los medios de cultivo

**1972. En el aseo del enfermo encamado lo último que debe lavarse es:**

a. Las piernas y los pies
b. La región genital
c. Ojos
d. Espalda y nalgas

**1973. Son factores que afectan al estado nutricional del anciano todos, EXCEPTO:**

a. La soledad
b. Dentadura defectuosa
c. Disminución de la sensibilidad gustativa
d. Aumento de la actividad física

**1974. Posición para realizar una exploración del aparato genital a una mujer:**

a. Litotomía
b. Decúbito supino
c. Decúbito prono
d. Genupectoral

**1975. El enema carminativo sirve:**

a. para exploración con Rayos X
b. para limpiar
c. para expulsar gases de colon
d. Ninguna de las anteriores

**1976. Síntomas tempranos que aparecen en un paciente con enfermedad de Alzheimer:**

a. Olvido en la realización de las tareas domésticas y en el manejo del dinero
b. Falta de concentración y aislamiento social
c. Irritabilidad e insomnio

**1977. El páncreas**

a. Se aloja entre el duodeno y el bazo
b. Es una glándula exocrina y endocrina
c. Interviene en la mayoría de los procesos metabólicos del organismo
d. Son correctas A y B

**1978. En los pulpejos de los dedos se usará anestesia:**

a. Sin vasoconstrictor
b. Con vasoconstrictor
c. Con vasodilatador

**1979. Promedio de tensión arterial del recién nacido:**

a. 120/80 mm Hg
b. 70/40 mm Hg
c. 100/60 mm Hg
d. 90/60 mm Hg

**1980. En la entrevista semiestructurada, fase donde se trasmite al paciente la información de los problemas haciendo los planes para la resolución de los mismos y donde se realizan tareas de persuasión y negociación:**

a. Resolutiva
b. Enunciativa
c. Exploratoria
d. De escucha

**1981. En la colocación de los electrodos en un electrocardiograma (ECG), corresponde al miembro inferior izquierdo el color:**

a. Negro
b. Verde
c. Rojo
d. Amarillo

**1982. Métodos de esterilización más frecuentes:**

a. Calor húmedo, gas, agua hirviendo y radiación
b. Vapor, óxido, agua y luz
c. Antisépticos, jabón, cloro y fenol

**1983. Si usamos vaselina líquida o aceite para hidratar, la piel:**

a. Tendrá que estar bien seca
b. Tendrá que estar húmeda
c. De ambas formas se hidrata la piel

**1984. Cuando hay un exceso de pigmento melánico en la piel:**

a. Telangiectasia
b. Hiperpigmentación
c. Hipertelangiectasia
d. Hemocromatosis

**1985. La laringe está situada a la altura de las vértebras:**

a. Dorsales 3 y 5
b. Cervicales 1 y 2
c. Dorsales 1 y 2
d. Cervicales 4 y 6

**1986. El par craneal IV es el nervio:**

a. Óptico
b. Facial
c. Auditivo
d. Oculomotor patético

**1987. En cuanto al baño caliente:**

a. Es una aplicación tibia y seca
b. Alivia la rigidez muscular
c. Es vasoconstrictor
d. Todas las anteriores son falsas

**1988. Vamos a anotar en la gráfica del paciente las cifras de la tensión arterial usamos bolígrafo de color:**

a. Rojo
b. Negro
c. Azul
d. Verde

**1989. Volumen de orina producido por los riñones en 24 horas:**

a. Diuresis
b. Isostenuria
c. Anuria

**1990. Es FALSA:**

a. El peso es el mejor indicador global de nutrición y crecimiento
b. Se produce una pérdida inicial en la primera semana de 800 grs
c. El peso normal en el momento del nacimiento es de 2,72 a 4,09 Kgs
d. A los seis meses el niño dobla el peso y, al año, lo triplica

**1991. El olor particular del aliento en algunas enfermedades suele ser:**

a. Un signo
b. Un síntoma
c. Un síndrome
d. Ninguna de las tres

**1992. Vamos a anotar en la gráfica del paciente las cifras de la frecuencia respiratoria usaremos bolígrafo de color:**

a. Azul
b. Negro
c. Verde
d. Rojo

**1993. La irrigación por colostomía puede estar contraindicada en:**

a. Ancianos
b. Pacientes con estreñimiento
c. Pacientes que reciben radioterapia
d. Pacientes con incontinencia fecal

**1994. El enema estimulante está dentro del grupo de los enemas:**

a. De aceite
b. Medicamentosos
c. Comerciales desechables
d. Salinos

**1995. Sobre la tiña o dermatofitos:**

a. Es una infección (micosis cutánea) producida por hongos
b. Afecta a la piel, las uñas, pelos y cabello
c. En las zonas cubiertas de pelo, cuero cabelludo producen zonas de alopecia
d. Las tres son correctas

**1996. Necesidad de orinar por la noche:**

a. Polaquiuria
b. Nicturia
c. Tenesmo vesical
d. Disuria

**1997. Sobre la técnica de recogida de orina de 24 horas:**

a. Es un técnica estéril
b. Se recoge la orina desde la segunda micción del primer día
c. La segunda micción del primer día se desecha
d. Se recoger todas las micciones excepto la última del segundo día

**1998. NO corresponde a los riesgos laborales más significativos:**

a. Posturales
b. Químicos
c. Psicológicos
d. Sociales

**1999. Ante una herida grave NO debemos:**

a. Asegurar el mantenimiento de las constantes vitales
b. Extraer el cuerpo extraño que esté clavado
c. Traslado a un centro hospitalario
d. Contener la hemorragia

**2000. La nueva 'Rueda de los alimentos' del Ministerio de Sanidad está compuesta por cuántos grupos:**

a. 4     b. 6     c. 9     d. 10

| | | | |
|---|---|---|---|
| 2001 **A** | 2026 **B** | 2051 **A** | 2076 **D** |
| 2002 **C** | 2027 **A** | 2052 **D** | 2077 **B** |
| 2003 **D** | 2028 **A** | 2053 **D** | 2078 **B** |
| 2004 **C** | 2029 **C** | 2054 **A** | 2079 **C** |
| 2005 **C** | 2030 **B** | 2055 **B** | 2080 **C** |
| 2006 **B** | 2031 **B** | 2056 **D** | 2081 **C** |
| 2007 **B** | 2032 **C** | 2057 **B** | 2082 **A** |
| 2008 **B** | 2033 **D** | 2058 **A** | 2083 **C** |
| 2009 **C** | 2034 **B** | 2059 **A** | 2084 **A** |
| 2010 **A** | 2035 **B** | 2060 **B** | 2085 **A** |
| 2011 **B** | 2036 **B** | 2061 **C** | 2086 **B** |
| 2012 **A** | 2037 **D** | 2062 **A** | 2087 **C** |
| 2013 **B** | 2038 **A** | 2063 **C** | 2088 **B** |
| 2014 **D** | 2039 **C** | 2064 **C** | 2089 **D** |
| 2015 **D** | 2040 **C** | 2065 **B** | 2090 **B** |
| 2016 **C** | 2041 **C** | 2066 **B** | 2091 **C** |
| 2017 **C** | 2042 **C** | 2067 **C** | 2092 **C** |
| 2018 **D** | 2043 **D** | 2068 **D** | 2093 **A** |
| 2019 **C** | 2044 **C** | 2069 **D** | 2094 **D** |
| 2020 **C** | 2045 **B** | 2070 **B** | 2095 **C** |
| 2021 **C** | 2046 **B** | 2071 **B** | 2096 **A** |
| 2022 **D** | 2047 **B** | 2072 **B** | 2097 **D** |
| 2023 **D** | 2048 **D** | 2073 **D** | 2098 **A** |
| 2024 **A** | 2049 **D** | 2074 **C** | 2099 **A** |
| 2025 **B** | 2050 **D** | 2075 **C** | 2100 **D** |

FALLOS:

**2001. La Ley Orgánica para la igualdad de mujeres y hombres, en los términos previstos en la normativa laboral, reconoce a los progenitores:**

a. El derecho a un permiso y a una prestación por paternidad
b. No se reconoce permiso de paternidad
c. No se reconoce prestación de paternidad
d. Sólo se reconoce el permiso y la prestación por maternidad

**2002. Miedo a las multitudes:**

a. Obsesión
b. Trastorno adaptativo
c. Fobia
d. Manía

**2003. NO es una forma de administrar oxígeno:**

a. Mascarilla facial
b. Cánula nasal
c. Catéter nasofaríngeo
d. Sonda gástrica

**2004. La Taquipnea es frecuencia...**

a. ... Cardiaca superior a lo normal
b. ... Respiratoria inferior a lo normal
c. ... Respiratoria superior a lo normal
d. ... Cardiaca inferior a lo normal

**2005. A un paciente se le ha colocado en la posición de Sims:**

a. Se le ha colocado acercando al paciente al lateral de la cama o a la cabecera de forma que la cabeza quede colgando
b. Se le ha colocado en decúbito supino
c. Se le puede aplicar un enema
d. Se le ha colocado en decúbito prono

**2006. Según la OMS "Ciencia y arte de impedir la enfermedad, prolongar la vida y fomentar la salud mediante el esfuerzo organizado de la comunidad para que el individuo y la comunidad se encuentren en condiciones de gozar de su derecho natural a la salud y a la longevidad":**

a. Salud comunitaria
b. Salud pública
c. Promoción de la salud
d. Protección de la salud

**2007. Escala Norton para la valoración de las úlceras por presión se considera riesgo 'Evidente' (puntos):**

a. 16 o menos
b. 14 o menos
c. 12 o menos
d. 11 o menos

**2008. Primera fase del ciclo menstrual:**

a. Fase luteínica
b. Fase foliculínica
c. Ovulación
d. Corion

**2009. Según su punta las agujas son:**

a. Triangulares o atraumáticas
b. Cilíndricas o traumáticas
c. Ninguna de las dos

**2010. El flujómetro forma parte del equipo de administración de oxigenoterapia. También se conoce como:**

a. Caudalímetro
b. Manorreductor
c. Gafa nasal
d. Humidificador

**2011. Causa principal de mortalidad materna:**

a. Infecciones post-parto
b. Hemorragias
c. Abortos
d. Hipertensión Arterial

**2012. Nódulo aurículo-ventricular que recoge los potenciales procedentes de las aurículas:**

a. Aschoff Tawara
b. Purkinje
c. Keith Flack
d. Haz de His

**2013. La primera causa de muerte en la adolescencia son**

a. Los procesos diarreicos
b. Los accidentes
c. Los procesos infecciosos
d. Los tumores malignos

**2014. Antisepsia:**

a. Conjunto de procedimientos científicos destinados a preservar de gérmenes infecciosos en el organismo
b. Ausencia de materia séptica, libre de infección
c. Etimológicamente significa sin putrefacción
d. Método que consiste en combatir o prevenir padecimientos infecciosos destruyendo los microbios que los causan

**2015. 'Falta de apetito':**

a. Astenia
b. Caquexia
c. Apatía
d. Anorexia

**2016. La oxigenoterapia está indicada como terapia de elección en caso de:**

a. Anemia
b. Talasemia
c. Hipoxemia
d. Bacteriemia

**2017. Ausencia total de orina:**

a. Disuria
b. Poliuria
c. Anuria
d. Polaquiuria

**2018. Los preparados comerciales alimenticios tienen la ventaja de que...**

a. Su composición es constante y conocida
b. Tienen un valor nutritivo completo
c. El riesgo de contaminación es menor, pues no se manipulan
d. Las tres son correctas

**2019. Dieta que proporciona todos los componentes esenciales de la nutrición, sin variación importante:**

a. Hiperproteica
b. Hipercalórica
c. Basal
d. Blanda

**2020. El traslado forzoso sólo podrá imponerse como consecuencia de…**

a. Faltas leves
b. Faltas graves
c. Faltas muy graves
d. Son correctas B y C

**2021. Qué posición corporal de las siguientes NO se incluye en un programa de cambios posturales:**

a. Decúbito supino
b. Decúbito lateral
c. Litotomía

**2022. En la dieta pobre en grasas se permite el consumo de:**

a. Embutidos
b. Nata
c. Chocolate
d. Huevo cocido o en tortilla

**2023. El óxido de etileno:**

a. Es bactericida
b. Se encuentra en estado gaseoso
c. Puede ser cancerígeno, teratogénico
d. Las tres son correctas

**2024. Tensión arterial de 160/95 mmHg:**

a. Hipertensión
b. Normotensión
c. Hipotensión
d. Taquicardia

**2025. NO es una función del TCAE:**

a. Llevar la cuña al enfermo
b. Colaborar en la administración de medicamentos por vía oral y parenteral
c. Colaborar en la recogida de datos termométricos
d. Trasladar comunicaciones verbales y escritas

**2026. Los huesos del cráneo son:**

a. 14    b. 8    c. 18    d. 4

**2027. Las suturas sintéticas:**

a. Son muy inertes
b. No tienen gran capacidad de estiramiento
c. Ambas son correctas
d. Ninguna lo es

**2028. Práctica que es utilizada en todas las intervenciones para mantener una zona u objeto libre de microorganismos y esporas:**

a. Técnica estéril
b. Técnica médica
c. Técnica limpia

**2029. En un paciente en decúbito lateral la zona con riesgo de sufrir úlceras por presión será:**

a. Talón
b. Rodilla
c. Trocánter mayor
d. Región sacra

**2030. Un enfermo con hemorragia importante suele presentar como signos básicos:**

a. Hipertensión, taquipnea y frialdad de piel
b. Taquicardia, hipotensión y taquipnea
c. Hipertensión, taquicardia y agitación
d. Hipotensión, bradicardia y frialdad de piel

**2031. Se anota en la hoja de observaciones que un paciente presenta febrícula ya que su temperatura es de:**

a. 36-37ºC
b. 37,1-37,9ºC
c. 38-38,4ºC
d. 38,5-39ºC

**2032. Técnica de extracción de sangre utilizada para medir la presión de los gases en la sangre arterial:**

a. Hemocultivo
b. Antibiograma
c. Gasometría arterial
d. Venopunción arterial

**2033. Un elemento que actúa en la cadena epidemiológica como fuente puede ser en otro caso reservorio o mecanismo de transmisión**

a. No es cierto
b. El suelo puede ser reservorio o mecanismo de transmisión
c. Sólo en algunos casos
d. Son correctas la B y la C

**2034. Disminución de leucocitos:**

a. Leucemia
b. Leucopenia
c. Leucocitosis
d. Leucocitemia

**2035. Fármaco constituido por sustancias sin acción farmacológica:**

a. Excipiente
b. Placebo
c. Inofensivo
d. Principio activo

**2036. Glándulas que vierten su contenido directamente a los capilares sanguíneos:**

a. Exocrinas
b. Endocrinas
c. Pancreáticas
d. Correctas B y C

**2037. Una de estas muestras puede mantenerse a temperatura ambiente:**

a. Exudado conjuntival
b. Esputo
c. Coprocultivo
d. Líquido cefalorraquídeo

**2038. El baño de asiento consiste en:**

a. La inmersión de la parte comprendida entre la zona media del muslo y la cresta ilíaca en agua a una temperatura de 43-46ºC
b. Inmersión del cuerpo en agua a 35-38ºC, a la que se le añaden sustancias sedantes
c. Inmersión del cuerpo en agua a 35-38ºC, a la que se le añaden sustancias suavizantes de acción local
d. Son correctas B y C

**2039. Dentro de la higiene y aseos, la conservación en buen estado de los tejidos cutáneos es:**

a. Un fin del auxiliar de enfermería
b. Una labor del auxiliar de enfermería
c. Una meta del auxiliar de enfermería
d. No es una labor del auxiliar de enfermería

**2040. Según Kübbler Ross, 4.ª etapa:**

a. De ira            b. De negación
c. De depresión      d. De negociación

**2041. 'Prevención secundaria:**

a. Evitar que aparezca la enfermedad
b. Reintegrar al paciente a la sociedad
c. El diagnóstico precoz
d. Evitar las complicaciones

**2042. NO forma parte de la farmacocinética de un fármaco:**

a. La absorción
b. La eliminación
c. La interacción
d. La metabolización

**2043. El contenido calórico de una dieta hipercalórica es alrededor de:**

a. 2.000 Kcal/día
b. 2.500 Kcal/día
c. 4.000 Kcal/día
d. 3.000 Kcal/día

**2044. Conjunto de procedimientos físicos, químicos o mixtos, que hace posible la eliminación o reducción de los microorganismos infecciosos:**

a. Desinfección
b. Limpieza
c. Descontaminación
d. Esterilización

**2045. Las quemaduras que forman flictenas (ampollas) y son dolorosas, por afectar a las terminaciones nerviosas, son de grado:**

a. 1º      b. 2º      c. 3º      d. 4º

**2046. El personal estatutario temporal:**

a. No tiene derecho a percibir retribuciones en concepto de trienios, ya que este concepto únicamente lo cobra el personal estatutario fijo
b. Tiene reconocido el derecho a percibir trienios en virtud de lo dispuesto en la Ley 2/2007, de 12 de abril, del Estatuto Básico del Empleado Público
c. No existe
d. Cobran las retribuciones que, en cada caso, su superior inmediato decida

**2047. Para qué se utilizan los enemas medicamentosos:**

a. Examen radiológico
b. Administración de medicamentos
c. Expulsión de gases
d. Facilitar deposición

**2048. Sobre las precauciones al administrar un enema, es FALSO:**

a. Se empleará con precaución en pacientes cardíacos, por provocar reflejo vagal
b. Ante cualquier incidencia (dolor, hemorragia), se suspenderá su administración
c. No se forzará la entrada de la sonda ni de la solución a administrar
d. Las tres son correctas

**2049. En presencia de otitis ¿es correcto poner el termómetro timpánico para medir la temperatura?**

a. No, dado el estado del paciente
b. No, ya que alteraría la temperatura
c. Previamente se deben haber instilado gotas de antibiótico
d. Sí, es correcto

**2050. Drenaje simple o 'pasivo'**

a. Redon
b. Pleur-evac
c. Buleau
d. Tejadillo

**2051. Para evitar una hemorragia intraoperatoria:**

a. Se usará una isquemia digital
b. No usar vasoconstrictor
c. Se usará vasodilatador

**2052. NO necesitará ajustarse a los principios de publicidad, mérito y capacidad únicamente la selección del personal:**

a. Interino
b. Laboral
c. Funcionario
d. Eventual

**2053. Afirma que "Trabajar en calidad consiste en diseñar, producir y servir un bien o servicio que sea útil, lo más económico posible y siempre satisfactorio para el usuario":**

a. Thomas
b. Wilson
c. Kamotto
d. Ishikawa

**2054. Pertenece a las ABVD:**

a. Continencia de esfínteres
b. Tomar medicación
c. Utilizar el transporte público
d. Realizar actividades lúdicas

**2055. Por su forma, el húmero se clasificaría como hueso:**

a. Corto
b. Largo
c. Irregular
d. Plano

**2056. Es método de desrratización pasiva:**

a. Venenos
b. Anticoagulantes
c. Trampas
d. Telas metálicas

**2057. El material de uso único de producción industrial (jeringas, agujas, sondas, catéteres) una vez embalado y etiquetado se esteriliza en:**

a. Autoclave
b. Frío
c. Solución de un desinfectante

**2058. El placebo se utiliza en los enfermos terminales:**

a. Nunca
b. Cuando el estado psicológico del paciente es de miedo extremo
c. Cuando la dosis de opiáceos es muy alta
d. Planificando su utilización

**2059. La inflamación de la pared interna de la vesícula se llama:**

a. Colicistitis
b. Colelitiasis
c. Colédoco
d. Ictericia

**2060. En la aspiración de secreciones traqueobronquiales:**

a. No hace falta colocarse guantes
b. Se realizará con las máximas condiciones de asepsia
c. No precisan condiciones de asepsia
d. La sonda de aspiración desechable se puede esterilizar una vez usada

**2061. La higiene se define como:**

a. La actitud de los individuos que optan por un aseo diario evitando la aparición de gérmenes y otros patógenos
b. La limpieza y el aseo de las personas
c. La parte de la medicina que tiene por objeto el estudio de los medios, procedimientos y hábitos para conservar la salud del individuo y evitar las enfermedades
d. La ciencia médica cuyo objeto es mantener al enfermo en un entorno de aislamiento

**2062. Eliminación de sangre por la boca:**

a. Hemoptisis
b. Hemoptiasis
c. Hemólisis
d. Cianosis

**2063. No es característica de un buen detergente:**

a. Poder humectante
b. Poder solubilizante
c. Poder antidispersante
d. Ser biodegradable

**2064. 'Vector' de la cadena de infección:**

a. Microorganismo que causa la infección
b. Lugar donde crece el microorganismo
c. Portador no humano que transmite el microorganismo
d. La puerta de entrada del microorganismo

**2065. La dieta hipolipídica está indicada en:**

a. Insuficiencia pancreática
b. Insuficiencia renal aguda
c. Anorexia nerviosa
d. Insuficiencia respiratoria

**2066. Proceso de formación del hueso:**

a. Osteoporosis
b. Osteogénesis
c. Osteopenia
d. Neosteosis

**2067. Llamamos 'onicólisis':**

a. A la invasión micótica de las estructuras queratinizadas de las uñas
b. Inflamación de los tejidos blandos que rodean a las uñas
c. A la fragilidad de las uñas y su fácil destrucción por procesos tóxicos o infecciosos

**2068. En la alimentación por SNG:**

a. La dieta debe ser líquida a temperatura ambiente
b. Colocar al paciente en posición correcta 30° elevada la cabeza como mínimo y mantener en dicha posición 30-60 minutos tras la toma
c. Es necesario cambiar el equipo de infusión cada 24 horas
d. Las tres son correctas

**2069. paciente que va a ser sometido a intubación endotraqueal. Posición:**

a. Trendelenburg
b. Trendelenburg invertida
c. Litotomía dorsal
d. Roser

**2070. No es un patrón funcional de Marjory Gordon:**

a. Patrón Actividad-Ejercicio
b. Patrón Seguridad-Protección
c. Patrón Cognitivo-Perceptual
d. Patrón Afrontamiento-Tolerancia al estrés

**2071. El consejo antitabaco en un paciente con infarto agudo de miocardio se considera prevención:**

a. Primaria
b. Secundaria
c. Terciaria
d. Sólo es consejo

**2072. De la definición de cuidados paliativos de la OMS de 2002 se deduce que dichos cuidados NO intentan:**

a. Ayudar a la familia en el duelo
b. Posponer la muerte a toda costa
c. Tratar impecablemente el dolor

**2073. Lugar donde el microorganismo se encuentra alojado y desde el que pasa al huésped:**

a. Fuente de infección
b. Mecanismo de transmisión
c. Reservorio
d. Son correctas A y C

**2074. Valores superiores altos de PCO2:**

a. Hipoxemia
b. Hipoxia
c. Hipercapnia
d. Hipocapnia

**2075. Sobre la célula: orgánulos encargados de la síntesis proteica:**

a. Lisosomas
b. Mitocondrias
c. Ribosomas
d. Ap. Golgi

**2076. NO pertenece a las vías respiratorias inferiores…**

a. La tráquea
b. Los bronquios
c. Los pulmones
d. La laringe

**2077. Modelos de enfermería. Es FALSO:**

a. Modelo de enfermería de Orem centrado en el autocuidado
b. Teoría jerárquica de las necesidades de Maslow
c. Modelo de Virginia Henderson
d. Modelo de sistemas de Callista Roy

**2078. Qué definición es INCORRECTA:**

a. Apnea: cese de la respiración de forma transitoria
b. Taquipnea: disminución de la frecuencia respiratoria
c. Disnea: sensación de dificultad respiratoria
d. Ortopnea. Disnea de decúbito

**2079. La 'Pelagra' es una enfermedad por déficit de vitamina:**

a. B1 o Tiamina
b. Ácido Fólico
c. B3 o Niacina
d. A

**2080. NO pertenecen a los equipos de protección de los riesgos laborales sanitarios:**

a. Guantes
b. Protecciones oculares
c. Máscaras antigás
d. Batas y delantales

**2081. Se usa sonda de Levin en sondaje:**

a. Vesical
b. Rectal
c. Nasogástrico
d. Para gastrostomía

**2082. Sobre la morfología de las bacterias, es FALSO que puedan ser**

a. Virus
b. Bacilos
c. Cocos
d. Espirilos

**2083. El método cerrado en el cuidado de heridas se caracteriza por:**

a. Realizar sólo limpieza y antisepsia de la zona
b. Mantenerla al descubierto una vez realizada la asepsia
c. Emplear un apósito estéril sobre ella tras su asepsia
d. Emplear esparadrapo para sellarla

**2084. La aneuploidia humana caracterizada por la presencia de un cromosoma completo adicional en el par 18 es el 'Síndrome de...**

a. Edwards
b. Tunner
c. Patau
d. Down

**2085. Se llama 'Xerostomía':**

a. Sequedad de boca
b. Sequedad de la piel
c. Maceración de la piel por excesiva humedad de la misma
d. Ninguna de las tres<

**2086. El 'colchón antiescaras' es utilizado en clínica para evitar la aparición de úlceras por presión en los pacientes. También se conoce como:**

a. De muelles
b. Alternating
c. De látex
d. De espuma

**2087. La PCO2 indica la presencia en sangre arterial de CO2 disuelto. El valor normal oscila entre:**

a. 35 y 55 mm Hg
b. 25 y 35 mm Hg
c. 35 y 45 mm Hg
d. 35 y 65 mm Hg

**2088. El ciclo menstrual comienza:**

a. Con la ovulación
b. Con la menstruación
c. Con la fase luteínica
d. Son correctas  B y C

**2089. Los ozonizadores esterilizan:**

a. quirófanos
b. aire ambiente
c. habitaciones de enfermos
d. Las tres

**2090. Es respiración 'eupneica':**

a. Si la frecuencia es menor de 10 respiraciones por minuto
b. Si es suave, silenciosa, amplia y regular
c. Si la frecuencia es de más de 20 respiraciones por minuto
d. Ninguna de las tres

**2091. Sobre las suturas no absorbibles:**

a. No le afectan las encimas de la piel
b. La más utilizada es la seda
c. Ambas son correctas
d. Ninguna lo es

**2092. Por norma general los drenajes:**

a. Deben mantenerse por debajo del nivel del paciente
b. Deben estar numerados
c. Ambas son correctas
d. Ninguna lo es

**2093. Sobre el aparato respiratorio es FALSO:**

a. El bronquio izquierdo es más corto y de menor calibre que el bronquio derecho
b. El pulmón derecho tiene dos cisuras
c. El cese transitorio de la ventilación se denomina apnea
d. No informar al paciente solicitando su colaboración cuando se va a valorar su frecuencia ventilatoria

**2094. El delirio es un problema psiquiátrico frecuente y serio entre los ancianos y se caracteriza por:**

a. Síntomas de embotamiento intermitente de la conciencia
b. Falta de atención
c. Trastorno en el ciclo vigilia-sueño
d. Todas son correctas

**2095. El enema carminativo o lavativa de Harris se administra para:**

a. Suavizar y ablandar la mucosa del colon
b. Eliminar parásitos intestinales
c. Eliminar la flatulencia
d. Limpiar el colon y el recto de materia fecal

**2096. Autora que define el cuidado como un acto individual, dado por uno mismo, en el momento en el que se adquiere la autonomía necesaria:**

a. M.F. Colliére
b. V. Henderson
c. M. Durán
d. C. Roy

**2097. Aislamiento indicado en pacientes con alguna enfermedad que se contagia por medio de excretas o heces infectadas:**

a. Respiratorio          b. Estricto
c. Cutáneo-mucoso          d. Entérico

**2098. Sobre las áreas del servicio de farmacia, es FALSO:**

a. La dosificación de medicamentos citostáticos se realiza en zona estéril con cabinas de flujo laminar horizontal
b. La preparación de dosis especiales de medicamentos se realiza en el área de farmacotecnia
c. La nutrición parenteral se prepara en una zona estéril con cabina de flujo laminar horizontal
d. Los medicamentos termolábiles se conservan en cámaras frigoríficas y congeladores

**2099. La herida con más de 12 horas de evolución se considera:**

a. Sucia y contaminada
b. Sucia y no contaminada
c. Limpia y no contaminada

**2100. Es indicativo de la correcta cicatrización de una herida:**

a. La inflamación de los bordes de la herida pasados los tres días
b. La formación de un queloide
c. La hemorragia
d. La formación de tejido de granulación

| | | | |
|---|---|---|---|
| 2101 **D** | 2126 **D** | 2151 **D** | 2176 **C** |
| 2102 **C** | 2127 **D** | 2152 **B** | 2177 **A** |
| 2103 **D** | 2128 **C** | 2153 **C** | 2178 **D** |
| 2104 **A** | 2129 **D** | 2154 **C** | 2179 **B** |
| 2105 **B** | 2130 **A** | 2155 **A** | 2180 **A** |
| 2106 **C** | 2131 **B** | 2156 **D** | 2181 **C** |
| 2107 **C** | 2132 **C** | 2157 **C** | 2182 **A** |
| 2108 **B** | 2133 **D** | 2158 **C** | 2183 **C** |
| 2109 **C** | 2134 **A** | 2159 **C** | 2184 **D** |
| 2110 **A** | 2135 **D** | 2160 **B** | 2185 **B** |
| 2111 **A** | 2136 **C** | 2161 **D** | 2186 **D** |
| 2112 **D** | 2137 **A** | 2162 **C** | 2187 **D** |
| 2113 **B** | 2138 **D** | 2163 **C** | 2188 **A** |
| 2114 **A** | 2139 **B** | 2164 **D** | 2189 **B** |
| 2115 **D** | 2140 **A** | 2165 **D** | 2190 **B** |
| 2116 **A** | 2141 **D** | 2166 **D** | 2191 **D** |
| 2117 **C** | 2142 **D** | 2167 **C** | 2192 **B** |
| 2118 **B** | 2143 **B** | 2168 **D** | 2193 **C** |
| 2119 **A** | 2144 **B** | 2169 **B** | 2194 **A** |
| 2120 **A** | 2145 **D** | 2170 **D** | 2195 **C** |
| 2121 **C** | 2146 **D** | 2171 **A** | 2196 **D** |
| 2122 **C** | 2147 **B** | 2172 **C** | 2197 **C** |
| 2123 **A** | 2148 **B** | 2173 **B** | 2198 **B** |
| 2124 **D** | 2149 **D** | 2174 **D** | 2199 **A** |
| 2125 **D** | 2150 **B** | 2175 **D** | 2200 **C** |

FALLOS:

**2101. La antigenicidad es:**

a. Grado o cantidad de enfermedad que puede producir el agente causal
b. La capacidad del agente para extenderse
c. Capacidad para provocar una enfermedad
d. La habilidad de un agente causal para producir reacción inmunológica local o general

**2102. Los huesos del cráneo son:**

a. Radiados
b. Cortos
c. Planos
d. Papiráceos

**2103. El cuerpo humano pierde líquidos por:**

a. Orina y heces
b. Vía respiratoria
c. Piel
d. Las tres

**2104. La escala de incapacidad física de la Cruz Roja para medir las actividades básicas de la vida diaria en el anciano (ABVD) consta de:**

a. 6 grados
b. 10 grados
c. 8 grados
d. 5 grados

**2105. Modelo de educación para la salud que fomenta el autocuidado y la responsabilización del individuo y la comunidad en la promoción de su salud, así como la participación activa de los usuarios en todos los niveles de decisión, empleando fundamentalmente la dinámica de grupos como técnica de trabajo:.**

a. Modelo biomédico, asistencial o educación para la salud informativa prescriptiva
b. Modelo comunitario o educación para la salud participativa
c. Modelo preventivo/crítico o educación para la salud basada en el comportamiento
d. Modelo de interacción conocimiento-emancipación

**2106. Cuando se consigue el máximo beneficio con un coste bajo, se ha realizado una gestión:**

a. Eficaz
b. Efectiva
c. Eficiente
d. Útil

**2107. El periodo NEONATAL abarca:**

a. Las primeras 40 semanas de gestación
b. Desde la 2ª semana de gestación hasta el 7º día tras el nacimiento
c. Las 4 primeras semanas de vida
d. El periodo fetal, parto y primer año de vida

**2108. La lámpara Sollux aplica:**

a. Frío
b. Calor
c. Masajes
d. Ninguno de los tres

**2109. Requisito en la preparación de un paciente que va a ser sometido a intervención quirúrgica:**

a. Llevar dentadura postiza
b. Llevar uñas pintadas
c. Identificar al paciente
d. Colocarle siempre en posición lateral

**2110. Tumores benignos del útero:**

a. Miomas
b. Sarcomas
c. Ciomas
d. Todas son correctas

**2111. La cánula nasal administra oxígeno en qué concentración:**

a. Menor del 40%
b. Mayor del 60%
c. Mayor del 80%
d. Entre 50% y 60%

**2112. Es causa de angina de pecho:**

a. Tabaquismo
b. Espasmo coronario
c. Infarto de miocardio
d. Son correctas A y B

**2113. Qué factor externo degrada más a los medicamentos:**

a. El calor más que la humedad
b. La humedad más que el calor
c. No afecta ningún factor externo a los medicamentos
d. El calor no afecta a los medicamentos

**2114. Un enema evacuante está contraindicado:**

a. Si existe obstrucción intestinal.
b. Antes y después del parto
c. Para obtener muestra de heces.
d. En caso de estreñimiento

**2115. La fecundación se produce en:**

a. La vagina
b. El cuerpo del útero
c. El ovario
d. Las trompas

**2116. Característica del anciano frágil:**

a. Sufre una o varias enfermedades, que le producen algún riesgo de incapacidad
b. Sufre problemas mentales
c. Sufre una enfermedad aguda o crónica sin riesgo de incapacidad
d. Generalmente, es menor de 70 años

**2117. La reparación y sutura de heridas cutáneas:**

a. No es un proceso abordable en A.P.
b. No es un proceso seguro en A.P.
c. Ninguna es correcta

**2118. Permite mantener los niveles de calcio y fósforo:**

a. Tejido conjuntivo
b. Tejido óseo
c. Tejido muscular
d. La regulación del páncreas

**2119. Sobre los fármacos, es FALSO:**

a. Los inotrópicos disminuyen la actividad cardíaca
b. Los simpaticolíticos bloquean la acción de los receptores adrenérgicos
c. Los simpaticomiméticos estimulan los receptores adrenérgicos, como la adrenalina, noradrenalina
d. Los antieméticos disminuyen o eliminan el vómito

**2120. Marcha 'oscilante':**

a. La utilizada por personas con parálisis de piernas y caderas
b. La que alterna el movimiento de una y otra muleta
c. La que también es conocida por 'marcha de tres puntos'
d. La que adopta la posición de trípode

**2121. En la cadena epidemiológica, fuente de infección más importante:**

a. El agua y los alimentos
b. Los fómites y artrópodos
c. El ser humano

**2122. Tras la sutura, tiempo estimado para la retirada de puntos:**

a. Al segundo día
b. Entre 4 y 5 días
c. Entre 7 y 10 días
d. Entre 15 y 20 días

**2123. Los datos que registran el peso y la talla son datos:**

a. Antropométricos
b. Bioquímicos
c. Médicos y sociales
d. Dietéticos

**2124. Las faneras están formadas por**

a. Glándulas sudoríparas
b. Glándulas sebáceas
c. Pelo
d. Las tres son correctas

**2125. La dieta laxante…**

a. Está indicada en personas con estreñimiento
b. Los alimentos deben ser ricos en residuos y fibras
c. Aporta un número bajo de proteínas
d. Son correctas A y B

**2126. Cantidad de agua, en litros, que necesita el 'colchón de agua':**

a. 20     b. 40     c. 60     d. 100

**2127. 'Hemorragia en sábana' cuando:**

a. La sangre procede de una vena y su salida es de manera continua
b. La sangre procede de una arteria y sale a 'golpes'
c. La produce una herida por arma blanca
d. Se produce por rotura de capilares

**2128. Entre las siguientes lesiones de piel, se considera 'secundaria':**

a. Mácula purpúrea          b. Nódulo
c. Erosión                  d. Vesícula

**2129. Tipo de cama que utiliza un flujo continuo e intenso de aire que permite que el/la paciente permanezca en suspensión y evitar el contacto con cualquier accesorio de la cama:**

a. De Roto-test
b. Electrocircular
c. De Judet
d. De levitación

**2130. Una enfermedad del sistema eritrocitario es:**

a. Anemias               b. Leucemias
c. Trombopatías          d. Hemofilia

**2131. El corazón está rodeado por…**

a. Endocardio   b. Pericardio     c. Miocardio

**2132. Para realizar un sondaje vesical, preferentemente posición:**

a. Sims
b. Fowler
c. Decúbito supino
d. Decúbito lateral derecho

**2133. Capa de la piel más profunda:**

a. Dermis papilar
b. Dermis reticular
c. Epidermis
d. Hipodermis

**2134. Los guantes de látex estériles se clasifican como material:**

a. Fungible desechable
b. Fungible reutilizable
c. Inventariable
d. Tipo C

**2135. De los siguientes cartílagos que forman las paredes de la laringe, cuál es impar y único:**

a. Aritenoide
b. Corniculado
c. Cuneiforme
d. Cricoide

**2136. Los lípidos ingeridos con la dieta aportan al organismo por gramo:**

a. 4 Cal.            b. 7 Cal.            c. 9 Cal.

**2137. En el anciano, la disminución de la actividad física y de la intensidad de su metabolismo reduce el número de calorías necesarias para mantener el peso normal, por lo que:**

a. La ingestión de proteínas debe permanecer sin cambios en el anciano
b. No necesita hidratos de carbono complejos
c. Su dieta ha de ser alta en sodio
d. Los hidratos de carbono no deben aportar más del 40% de sus calorías diarias

**2138. Acto voluntario mediante el que las personas seleccionan los alimentos que van a consumir:**

a. Dietética
b. Nutrición
c. Comer
d. Alimentación

**2139. La rama de la Psicología que estudia los cambios del ser humano a lo largo de su vida es la psicología…**

a. Conductual
b. Evolutiva
c. Sociocultural
d. Psiquiátrica

**2140. Cuando hablamos de Promoción de la Salud nos dirigimos a:**

a. Toda la población
b. Población marginal
c. Población en riesgo
d. Población sana

**2141. Según la clasificación NANDA, una característica definitoria para el diagnostico "Desequilibrio nutricional por defecto", es que la persona experimente una pérdida de peso igual o superior a:**

a. 5% de su peso corporal en 24 horas
b. 10% de su peso ideal
c. 20% de su peso corporal en una semana
d. 20% de su peso ideal

**2142. El formol se puede utilizar como:**

a. Comprimidos
b. Vapor
c. Polvo
d. De las tres formas

**2143. Con respecto a la calidad:**

a. La calidad es intangible
b. No existe la economía de la calidad
c. Un producto de calidad es un producto de lujo
d. Se origina en el departamento de calidad

**2144. La paroditis se da en:**

a. Adultos         b. Edad escolar          c. Vejez

**2145. Forma el corpúsculo renal:**

a. La nefrona
b. El asa de Henle y los vasos rectos
c. El corpúsculo de Malpighi y el asa de Henle
d. El glomérulo y la cápsula de Bowman

**2146. Los ejercicios pasivos son los que el paciente:**

a. Observa realizar a otros
b. Realiza por sí mismo
c. Realiza con fines relajantes
d. Realiza con ayuda de otra persona

**2147. El glucagón es una hormona producida por:**

a. Tiroides
b. Páncreas
c. Adenohipófisis
d. Cápsulas suprarrenales

**2148. La prueba más eficaz para explorar el tubo digestivo es:**

a. La radiografía simple
b. La endoscopia
c. La ecografía
d. La radiografía de contraste

**2149. El consentimiento informado:**

a. Es un deber del paciente
b. Es un derecho del médico responsable
c. Se prestará siempre de forma escrita
d. Puede ser revocado libremente por el paciente en cualquier momento, cumpliendo los mismos requisitos de forma que en su otorgamiento

**2150. Forma parte de los métodos físicos de desinfección:**

a. Inmersión
b. Hervido
c. Pulverización
d. Fumigación

**2151. 'Portador convaleciente' es:**

a. el que padece la enfermedad y elimina microorganismos
b. el que elimina microorganismos patógenos antes de que se desarrolle la enfermedad
c. el que no padece la enfermedad porque tiene inmunidad
d. el que ha padecido la enfermedad infecciosa, han desaparecido los síntomas, pero elimina microorganismos patógenos

**2152. Bacterias con forma de bastón:**

a. Cocos          b. Bacilos
c. Cocobacilos    d. Vibrios

**2153. Heces negras, pegajosas y malolientes, indican la presencia de sangre digerida correspondiente a:**

a. Tracto digestivo bajo
b. Tracto rectal
c. Tracto digestivo alto
d. Zona rectal

**2154. La calidad total busca que haya:**

a. Cero existencias
b. Cero averías
c. Cero defectos
d. Cero retrasos

**2155. El catgut es fabricado a partir de:**

a. Intestino animal
b. Vegetales
c. Ambas son correctas
d. Ninguna lo es

**2156. Fuente de infección puede ser:**

a. Hombre enfermo
b. Animal enfermo
c. Hombre portador
d. Los tres

**2157. 'Antitrendelenburg' o también:**

a. Roser          b. Fowler
c. Morestin       d. Sims

**2158. Ante un cuadro depresivo:**

a. Debemos potenciar comentarios como: 'Pero si la vida es bella' o 'Es una cobardía matarse'
b. Es conveniente para el paciente tener gran cantidad de visitas
c. Nunca ignorar las señales de suicidio, una medida eficaz es nuestra presencia a su lado, y comunicarlo a su médico

**2159. La aparición de úlceras por presión en la rodilla del paciente se relaciona con la posición Decúbito...**

a. Lateral derecho
b. Supino
c. Prono
d. Lateral izquierdo

**2160. La muestra de sangre arterial se envía a laboratorio:**

a. Puede permanecer varias horas a temperatura ambiente
b. Inmediatamente después de su extracción
c. Puede permanecer 24 h. en nevera a 4ºC
d. Hay que congelarla

**2161. Ante una quemadura:**

a. Pinchar la ampolla para drenar el líquido
b. Aplicar ligera capa de pasta dentífrica
c. Usar algodón impregnado en alcohol
d. Enfriar la zona con abundante agua

**2162. Qué proceso de aislamiento requiere la meningitis meningocócica:**

a. Aislamiento protector
b. Aislamiento estricto
c. Aislamiento respiratorio

**2163. La dieta hiperproteica está recomendada para:**

a. Pacientes con diabetes Mellitus
b. Pacientes con insuficiencia hepática
c. Pacientes con falta de proteínas en los tejidos y sangre
d. Personas muy delgadas

**2164. Disfagia:**

a. Acumulación de gases en el intestino
b. Aparece en diabetes, asociada a polifagia
c. Enfermedad del aparato digestivo
d. Síntoma frecuente en alteraciones patológicas del esófago

**2165. El consumo del tabaco se relaciona con el cáncer de:**

a. Pulmón
b. Esófago
c. Laringe
d. Con los tres

**2166. Al realizar el aseo de la piel del anciano NO se pretende:**

a. Conservar el buen estado de la piel.
b. Estimular la circulación sanguínea.
c. Refrescar al paciente
d. Activar el metabolismo basal

**2167. Para movilizar al encamado:**

a. Procurar no realizar el esfuerzo con los grupos musculares mayores y más fuertes, como piernas y muslos
b. Alejarnos lo más posible de la cama del enfermo para que el esfuerzo sea menor
c. Cuando sea posible debe actuar más de una persona

**2168. A cuántas microgotas equivale un mililitro en un sistema de microgotero:**

a. 20      b. 30      c. 50      d. 60

**2169. Si la muestra de orina no se transporta inmediatamente al laboratorio cómo debe conservarse:**

a. En el congelador
b. Si no se transporta en las tres horas posteriores a la obtención, refrigerar a 4ºC
c. Guardar a 10ºC

**2170. Sobre los tumores malignos:**

a. Epitelioma basocelular no produce metástasis
b. Epitelioma espinocelular puede dar metástasis
c. Melanoma son tumores malignos derivados de los melanocitos más frecuentes en mujeres
d. Las tres son correctas

**2171. Hablamos de eupnea cuando:**

a. La frecuencia respiratoria en un adulto está entre 12-18 respiraciones por minuto
b. La frecuencia respiratoria en un adulto está por debajo de 12 respiraciones por minuto.
c. Hay dificultad respiratoria
d. Hay ausencia de respiración

**2172. El hilo metálico se utiliza en:**

a. Suturas de refuerzo
b. Tendones
c. En ambas
d. En ninguna de las dos

**2173. Los agentes biológicos se clasifican en:**

a. 7 grupos
b. 4 grupos
c. 5 grupos
d. Ninguna es cierta

**2174. Producen enzimas que intervienen en la digestión de las proteínas:**

a. Hígado
b. Glándulas salivales
c. Esófago
d. Páncreas

**2175. NO es cierto que...**

a. Las sustancias perecederas se degradan en poco tiempo
b. El material lábil es el que se estropea fácilmente y deja de ser útil
c. Las sustancias termolábiles son las que se alteran fácilmente por el calor
d. Las sustancias fotosensibles son las que se alteran fácilmente por la acción del agua y de la humedad

**2176. Paciente inconsciente y con sospecha de posible parada cardiorrespiratoria. En qué orden actuar:**

a. Iniciar maniobras de resucitación cardiopulmonar (RCP): 2 insuflaciones y 30 compresiones. A continuación comprobar si hay cuerpos extraños en la vía aérea
b. Colocar al paciente en decúbito lateral, comprobar pulso, respiración y medir la TA
c. Comprobar que el paciente no responde, pedir ayuda e iniciar las maniobras de resucitación cardiopulmonar (RCP)
d. Iniciar masaje cardiaco, pedir ayuda y comprobar si el paciente responde

**2177. Respiraciones por minuto consideradas normal en el recién nacido:**

a. De 30 a 40
b. De 19 a 25
c. De 12 a 18
d. De 6 a 10

**2178. Qué medidas importantes se toman en la desinsectación**

a. Eliminar las basuras para evitar que aniden los artrópodos (moscas etc. .)
b. Desecar las charcas donde ponen sus huevos (mosquitos) que están cerca de centros sanitarios
c. Los parásitos de la ropa se destruyen lavándola con agua caliente
d. Las tres son correctas

**2179. La sonda de Foley se utiliza para:**

a. Sondaje nasogástrico
b. Sondaje vesical
c. Sondaje gastroesofágico
d. Varices esofágicas

**2180. Orden a seguir en el aseo de una persona encamada:**

a. Cara, orejas, cuello, tórax, brazos y manos, abdomen, espalda, muslos, piernas, pies y región púbica
b. Cara, orejas, cuello, tórax, abdomen, región púbica y miembros superiores e inferiores
c. Cara, orejas, cuello, región púbica, tórax, abdomen y miembros superiores e inferiores

**2181. Cuando preparamos el material para llevar a cabo el rasurado de un paciente prequirúrgico NO hace falta incluir:**

a Equipo de afeitar (maquinilla de afeitar desechable, solución jabonosa)
b. Guantes desechables
c. Glutaraldehido al 2%
d. Dos toallas

**2182. Cantidad adecuada para una muestra de esputo:**

a. 5-10 ml.
b. 2-5 ml
c. 7-9 ml
d. 6-8 ml

**2183. Un enema antihelmíntico se administra para:**

a. Destruir microorganismos
b. Ablandar heces
c. Eliminar parásitos intestinales

**2184. 'Posición semiprona', o:**

a. Morestin
b. Decúbito supino
c. Fowler baja
d. Sims

**2185. Un vector es:**

a. Un objeto transmisor de gérmenes
b. Un ser animado transmisor de gérmenes
c. Un fómite
d. Ninguna es correcta

**2186. Sobre la cura del cordón umbilical, lo más recomendado:**

a. Limpieza con alcohol de 96º cada 24 horas
b. Aplicar antibióticos de uso tópico
c. Limpieza con clorhexidina acuosa al 10% cada 12 horas
d. Mantener limpio y seco el cordón umbilical

**2187. Entre los recursos materiales necesarios para el baño completo del paciente NO está:**

a. Guantes desechables
b. Dos palanganas
c. Toallas para secar
d. Todo es preciso

**2188. La toma de muestra de un exudado faríngeo se lleva a cabo:**

a. Con torunda estéril, pasándola por la zona afectada
b. Con asa de siembra sin esterilizar
c. Con jeringa que contenga un medio de cultivo
d. Con torunda que se mantiene 8ºC en nevera

**2189. Mínima cantidad de energía que necesita el organismo para mantener la vida en condiciones de ayuno, relajación, reposo y temperatura exterior apropiada:**

a. Metabolismo total
b. Metabolismo basal
c. Balance energético

**2190. Etapas del Proceso de Atención de Enfermería:**

a. Valoración, planificación, ejecución
b. Valoración, diagnóstico, planificación, ejecución, evaluación
c. Entrevista, observación, exploración
d. Recogida de datos, metodología, registro de documentos

**2191. Dispositivo que permite la salida y el uso del oxígeno, graduado en litros/minuto:**

a. Humidificador
b. Manómetro
c. Manorreductor
d. Flujómetro

**2192. Las trabajadoras, por lactancia de un hijo menor de nueve meses, tendrán derecho a un permiso de:**

a. 2 horas de ausencia del trabajo, que podrán dividir en dos fracciones
b. 1 hora de ausencia del trabajo, que podrán dividir en dos fracciones
c. 3 horas de ausencia del trabajo, que podrán dividir en tres fracciones
d. No pueden ausentarse del trabajo por este concepto

**2193. Es función del TCAE:**

a. Ayudar al personal médico en la ejecución de intervenciones quirúrgicas
b. Administrar medicamentos por vía parenteral
c. Administrar medicación por vía oral, rectal y tópica
d. Aplicación de tratamientos curativos de carácter no medicamentoso

**2194. Los ágrafes son un material de:**

a. Síntesis
b. Disección
c. Exploración
d. Diéresis

**2195. En Glasgow NO se valora:**

a. Respuesta motora
b. Apertura de ojos
c. Movimientos respiratorios
d. Respuesta verbal

**2196. Señala la FALSA:**

a. La prevención tiene como objetivo la conservación de la salud evitando los problemas de salud o controlando las enfermedades
b. Los programas de vacunación son una medida de prevención
c. La educación para potenciar una alimentación equilibrada, la lactancia materna y la regulación de las condiciones de los alimentos para evitar la obesidad son medidas preventivas
d. La OMS propone que la prevención debe basarse en una atención especializada adecuada

**2197. Qué son las petequias:**

a. Bacterias patógenas de la piel
b. Un tipo especial de anticuerpos
c. Hemorragias de tipo puntiforme
d. Una pequeñas proteínas

**2198. Tipo de aislamiento ante un paciente con tuberculosis pulmonar:**

a. Asepsia o aislamiento inverso
b. Asepsia o protección respiratoria
c. Asepsia de protección entérica

**2199. 'Poliuria' es orinar más de:**

a. 2.500 ml
b. 1.500 ml
c. 3.000 ml
d. 500 ml

**2200. Antes de aplicar un vendaje las articulaciones deben estar:**

a. Extendidas
b. Flexionadas
c. Ligeramente flexionadas
d. Es indiferente la posición de la articulación

| | | | |
|---|---|---|---|
| 2201 A | 2226 D | 2251 D | 2276 A |
| 2202 B | 2227 B | 2252 B | 2277 B |
| 2203 D | 2228 C | 2253 C | 2278 D |
| 2204 C | 2229 D | 2254 C | 2279 D |
| 2205 C | 2230 D | 2255 D | 2280 A |
| 2206 C | 2231 A | 2256 A | 2281 D |
| 2207 B | 2232 D | 2257 B | 2282 C |
| 2208 B | 2233 A | 2258 A | 2283 C |
| 2209 D | 2234 C | 2259 C | 2284 B |
| 2210 C | 2235 A | 2260 B | 2285 C |
| 2211 B | 2236 A | 2261 B | 2286 C |
| 2212 A | 2237 D | 2262 A | 2287 A |
| 2213 A | 2238 D | 2263 A | 2288 A |
| 2214 C | 2239 C | 2264 D | 2289 D |
| 2215 D | 2240 B | 2265 A | 2290 B |
| 2216 A | 2241 A | 2266 B | 2291 A |
| 2217 D | 2242 D | 2267 A | 2292 D |
| 2218 C | 2243 C | 2268 B | 2293 C |
| 2219 B | 2244 D | 2269 D | 2294 C |
| 2220 D | 2245 B | 2270 C | 2295 C |
| 2221 A | 2246 D | 2271 D | 2296 B |
| 2222 A | 2247 C | 2272 B | 2297 D |
| 2223 C | 2248 D | 2273 B | 2298 A |
| 2224 C | 2249 D | 2274 A | 2299 C |
| 2225 A | 2250 D | 2275 A | 2300 A |

FALLOS:

**2201. En la escala de Norton a partir de qué puntuación se considera un alto riesgo de formación de úlcera:**

a. 12 ó menos
b. 15 ó menos
c. Entre 7 y 15

**2202. 'Empatía' es:**

a. Estar de acuerdo en todo
b. Ponerse en el lugar de la otra persona
c. Observar a la persona
d. Compartir la misma opinión

**2203. No es una característica de un empleo muy poco estimulante:**

a. Ninguna comunicación
b. Falta de reconocimiento
c. Trabajo sin significado
d. Escasa supervisión

**2204. Efecto terapéutico del calor local:**

a. Disminuye los exudados de las heridas
b. Actúa como vasoconstrictor
c. Actúa como relajante muscular

**2205. La mesoterapia es:**

a. Una terapia estomacal por masajes
b. Parte de la terapia ocupacional
c. Una técnica estética basada en microinyecciones
d. Ninguna de las anteriores

**2206. Tras la muerte, el Rigor Mortis abandona el cuerpo a las:**

a. 48 h    b. 24 h    c. 96 h    d. 15 h

**2207. Una persona con índice de masa corporal entre 25 y 29,9 presenta:**

a. Normopeso
b. Sobrepeso
c. Obesidad
d. Obesidad Mórbida

**2208. Se encarga de coordinar los movimientos musculares uniformes y precisos principalmente:**

a. El cerebro
b. El cerebelo
c. El bulbo raquídeo
d. La médula

**2209. Escenario con varios accidentados. A una víctima se le tiene asignada una etiqueta de color amarillo:**

a. Prioridad absoluta. Peligro vital inmediato
b. No presenta alteraciones sistémicas, con lesiones localizadas. Puede esperar horas
c. Escasa probabilidad de supervivencia
d. Es de segunda prioridad o grave estable

**2210. Sobre medicamentos, es FALSO:**

a. Se definen como la sustancia material que, administrada al organismo y en virtud de una serie de acciones biofísicas o bioquímicas, es capaz de prevenir, corregir o curar una enfermedad
b. Se componen de un principio activo y de un excipiente
c. El excipiente es el responsable de la acción farmacológica del medicamento
d. El placebo es un agente con forma farmacéutica como los medicamentos, pero sin principio activo

**2211. El laboratorio indica que para poder hacer la prueba solicitada por el médico necesita una muestra de heces estéril. Qué prueba será:**

a. Prueba de detección de sangre en heces
b. Coprocultivo
c. Prueba de oxiuros
d. Parche de Jacobs

**2212. Entre los inconvenientes que presenta la esterilización en autoclave destaca el de que:**

a. Deteriora los materiales de plástico
b. Deja residuos
c. Contamina
d. Su utilización es peligrosa

**2213. Ante la pérdida de salud, con el tiempo los mecanismos de defensa fallan:**

a. Aparecen la angustia, la depresión y la agresividad
b. Aparecen estrategias racionales para intentar aceptar la situación
c. Entran en un proceso de negación
d. Son correctas B y C

**2214. Material necesario en el carro de paradas para realizar una intubación orotraqueal pediátrica:**

a. Pinza de Allis
b. Pinza de Michel
c. Pinza de Magyll
d. Pinza de Duval

**2215. El puerperio puede dividirse en:**

a. Puerperio inmediato: abarca hasta las 6 horas tras el parto
b. Puerperio precoz: desde las 6 hasta las 72 horas (3 días) tras el parto
c. Puerperio tardío: desde las 72 horas hasta la recuperación, que tiene un promedio estadístico de 37 días
d. Todas son correctas

**2216. Al realizar la higiene a un paciente y con el fin de prevenir la aparición de úlceras por presión:**

a. Utilizar jabones neutros, evitar la humedad y mantener la hidratación
b. Masajes con colonia o alcohol de romero
c. Mantener la piel húmeda
d. Aplicar cremas mediante masajes en las prominencias óseas

**2217. En caso de una 'enfermedad biliar' se recomienda dieta:**

a. Blanda
b. Hiposódica
c. Hipersódica
d. Pobre en grasas

**2218. El artículo 16 de la ley 41/ 2002 de autonomía del paciente recoge:**

a. El personal sanitario que accede a los datos de la historia clínica en el ejercicio de sus funciones queda sujeto al deber de secreto
b. El personal administrativo que elabora o tenga acceso a la información y documentación clínica está obligado a guardar la reserva debida
c. El personal que accede a los datos de la historia clínica en el ejercicio de sus funciones queda sujeto al deber de secreto

**2219. Foco desde el que se transmiten los gérmenes a un organismo vivo:**

a. Vía de salida
b. Fuente de infección
c. Mecanismo de transmisión
d. Vía de entrada

**2220. Ante una parada cardiorrespiratoria en un lactante, qué laringoscopio de deberá preparar:**

a. Uno de palas rectas
b. Uno de palas curvas
c. Uno de tipo Jackson-Winsconsin
d. Son correctas B y C

**2221. Las personas con dificultades respiratorias suelen sentarse e inclinarse hacia delante para mejorar su situación. Qué postura es:**

a. Ortopneica
b. Apneica
c. Aqua-k
d. Decúbito prono

**2222. Uno de los siguientes trastornos de la personalidad NO pertenece a los del grupo I o Grupo A: 'Sujetos extraños y extravagantes':**

a. Narcisistas
b. Esquizoides
c. Paranoides
d. Esquizotípicos

**2223. Los servicios médico hospitalarios se dividen en:**

a. Especialidades
b. Servicios médico-quirúrgicos
c. Servicios centrales
d. Todas son correctas

**2224. Inflamación de la lengua:**

a. Gingivitis
b. Estomatitis
c. Glositis
d. Ninguna de las tres

**2225. Granuloma:**

a. Masa de células inmunes formada cuando el sistema inmunológico intenta aislar sustancias extrañas que no ha podido eliminar
b. Grano inflamado
c. Masa de granos
d. Ninguna de las tres

**2226. Nos da una medición más exacta de la temperatura corporal:**

a. La axila
b. La boca
c. La vagina
d. El recto

**2227. Es documento sanitario clínico:**

a. Formulario P10
b. Hoja de interconsulta
c. Impreso de derivación
d. Parte EDO

**2228. Para disminuir la temperatura corporal o de alguna extremidad antes de cirugía, utilizaría:**

a. Envoltura fresca y húmeda
b. Fomentos
c. Envolturas heladas
d. Alcohol rebajado con agua

**2229. Sobre la pirámide de Maslow**

a. Es una teoría psicológica sobre la motivación humana
b. Afirma que cuando las necesidades básicas se ven satisfechas, los seres humanos van desarrollando deseos más altos
c. Se suele graficar con una pirámide de cinco niveles
d. Las tres son correctas

**2230. 'Centinelas de cama' son:**

a. Timbres o interruptores de la luz
b. Respaldo regulable que permite colocar al paciente en la posición de Fowler
c. Soporte que se coloca para aliviar el peso de la ropa de cama
d. Almohadillas de polietileno infladas con aire

**2231. Definición de 'sutura quirúrgica':**

a. Cualquier hilo de material utilizado para ligar los vasos sanguíneos o aproximar los tejidos
b. La forma de ligar los vasos sanguíneos o aproximar los tejidos
c. Ninguna de las dos

**2232. Proteinuria es:**

a. Presencia de proteínas en la sangre
b. El % de proteínas por $mm^3$ de sangre
c. Presencia de proteínas en los alimentos
d. Presencia de proteínas en la orina

**2233. Los orificios que presenta la pared de la aurícula izquierda son los de:**

a. Las venas pulmonares
b. Las venas coronarias
c. Arteria aorta
d. Venas cavas

**2234. Sobre la determinación de oxígeno en la sangre:**

a. Hablamos de hipoxemia cuando los valores de presión parcial de oxígeno están por debajo de 98 mm Hg
b. Llamamos hipercapnia a valores de presión parcial de dióxido de carbono superiores a 10 mm Hg
c. La pulsioximetría es una técnica que mide la saturación de oxígeno de la hemoglobina
d. La determinación de gases en sangre, en situaciones de hipoxemia, se realiza mediante gasometría venosa

**2235. Para comprobar si la sonda nasogástrica se encuentra situada correctamente NO se precisa:**

a. Esfigmomanómetro
b. Fonendoscopio
c. Jeringa de 50 ml
d. Radiografía de tórax

**2236. Una urgencia médica es:**

a. Toda situación que lleva al paciente a solicitar asistencia médica inmediata
b. Toda situación que pone en peligro, de forma inminente, la vida del paciente
c. Toda situación que requiera la presencia de un sanitario
d. Ninguna es cierta

**2237. Algunas de las funciones que desempeñan las unidades de prevención de riesgos laborales son:**

a. La información y formación de los trabajadores
b. La elaboración de planes y actuaciones a desarrollar en situaciones de emergencia
c. La evaluación de los factores de riesgo que puedan afectar a la seguridad y salud de los trabajadores en los términos previstos en el artículo 16 de la Ley de Prevención de Riesgos Laborales
d. Todas las anteriores son correctas

**2238. Temperatura ambiental recomendada para la unidad del paciente (en grados centígrados):**

a. 30-32
b. 26-27
c. 18-20
d. 20-22

**2239. En hoja de evolución clínica indica que al tomar la temperatura un paciente está 'apirético', es decir:**

a. Tiene febrícula
b. Tiene fiebre continua
c. Está sin fiebre
d. Tiene fiebre alta

**2240. Cada cuánto tiempo cambiamos de posición al paciente encamado para prevenir UPP:**

a. 15 ó 30 minutos
b. 2 ó 3 horas
c. 12 horas
d. 24 horas

**2241. Etapas en la formación de UPP:**

a. Eritema, vesículas y erosión
b. Erosión, vesícula y eritema
c. Hiperoxia, erosión y eritema
d. Hipoxia, erosión y eritema

**2242. Sobre las zoonosis es FALSO:**

a. Algunas pueden ser consideradas enfermedades profesionales
b. Son infecciones transmitidas de animal a hombre
c. La brucelosis es un ejemplo típico
d. Se pueden transmitir entre personas

**2243. Cuál de las siguientes UPP es más frecuente en decúbito lateral:**

a. Tuberosidad isquiática
b. Mejillas
c. Costillas
d. Sacro

**2244. Un enfermo con problemas respiratorios y cardíacos se colocará en:**

a. Posición de Sims izquierda
b. Posición de Roser
c. Posición genupectoral
d. Posición de Fowler elevada

**2245. Orden de intervención para el tratamiento de una toxicomanía:**

a. Deshabituación, desintoxicación, rehabilitación y reinserción
b. Desintoxicación, deshabituación, rehabilitación y reinserción
c. Abordaje, desintoxicación, reinserción y rehabilitación
d. Deshabituación, estimulación, desintoxicación y reinserción

**2246. En la recogida de muestras de orina para la realización de un urocultivo NO es necesario:**

a. Usar guantes desechables
b. Preparar frascos estériles debidamente etiquetados
c. Preparar el material necesario para realizar previamente el aseo parcial
d. Recoger la primera parte de la micción

**2247. La posición raquídea está indicada para…**

a. Intubaciones endotraqueales
b. Problemas respiratorios
c. Punción lumbar
d. Ninguna de las tres

**2248. NO es enfermedad infecciosa de declaración universal:**

a. Cólera
b. Fiebre amarilla
c. Tifus exantemático
d. Sepsis

**2249. Reproducción de las células sexuales:**

a. Mitosis
b. Midriasis
c. Micosis
d. Meiosis

**2250. Alteración apreciable por el médico:**

a. Somática
b. Síndrome
c. Síntoma
d. Signo

**2251. Sobre la aspiración de secreciones traqueo-bronquiales:**

a. Utilizaré guantes desechables no estériles
b. Utilizaré una sonda nasogástrica estéril
c. La presión de vacío ha de superar los 300 mm Hg
d. La aspiración no debe mantenerse más de 10-15 segundos

**2252. La anorexia nerviosa se caracteriza por actuar como si se estuviera sana. NO aceptar la enfermedad:**

a. Es un mecanismo de defensa denominado represión
b. Es una estrategia psicológica denominada negación
c. La persona no está realmente enferma
d. Sufre una reacción emocional denominada racionalización

**2253. Cuál de estas vías NO se incluye dentro de la vía parenteral:**

a. Intradérmica
b. Intravenosa
c. Sublingual
d. Subcutánea

**2254. Los ejercicios vesicales:**

a. Mejoran la circulación sanguínea del anciano
b. Evitan el dolor de cabeza en el anciano
c. Evitan la incontinencia urinaria en el anciano
d. Mejoran la función hepática en el anciano

**2255. Es una reacción adversas sistémica relacionada con las vacunas:**

a. Fiebre/afectación del estado general
b. Signos articulares (artralgías)
c. Erupciones cutáneas
d. Todas son correctas

**2256. El dato: 'edema en el tobillo derecho' sería incluido en el PAE en la etapa de:**

a. Valoración
b. Diagnóstico
c. Ejecución
d. Evaluación

**2257. Proporción de la población que padece una enfermedad en un momento dado:**

a. Incidencia
b. Prevalencia
c. Proporción
d. Razón

**2258. Hay factores que alteran el metabolismo de los fármacos. Cuál es FALSA:**

a. Los niños metabolizan más rápidamente
b. Las dietas pobres en Ca, Vitamina C y Proteínas disminuyen la actividad metabólica
c. La mayoría de las hormonas favorecen el proceso de biotransformación de los medicamentos
d. Los ancianos metabolizan más lentamente

**2259. La escala o índice Barthel también se conoce como Índice de discapacidad de:**

a. Robertson
b. D. Duerger
c. Maryland
d. Mac Brain

**2260. Qué muestra puede mantenerse a temperatura ambiente o a 37ºC hasta ser procesada en laboratorio:**

a. Esputo
b. Líquido cefalorraquídeo
c. Heces
d. Exudado vaginal

**2261. Vómito con sangre procedente del aparato digestivo:**

a. Hemoptisis
b. Hematemesis
c. Vómito en posos de café
d. Melenas

**2262. Cómo subir a un paciente en la cama hacia el cabecero si él colabora:**

a. Poner la cama en posición horizontal o en ligero Trendelenburg
b. Pedimos al paciente que estire las rodillas y que coloque los pies de tal manera que no pueda impulsarse con ellos
c. Comprobar que la cama no esté frenada

**2263. Todo tratamiento basado en el conocimiento y juicio clínico, que realiza la enfermera/o para favorecer el resultado esperado del usuario:**

a. Intervención de enfermería
b. Actividad de enfermería
c. Objetivo de enfermería
d. Resultado de enfermería

**2264. Ante un derrame de medicamentos citostáticos:**

a. Utilizar el equipo de protección individual (adaptador buco-nasal, gafas protectoras y guantes impermeables)
b. Si el derrame es líquido, absorber el vertido mediante toallas o gasas. Si el derrame es sólido cubrirlo o humedecerlo, retirarlo y limpiar con gasas absorbentes humedecidas
c. Dejar los restos contaminados en un contenedor de residuos. Limpiar las zonas contaminadas con alcohol o con detergente y agua
d. Las tres son correctas

**2265. Inflamación de la conjuntiva ocular producida por infecciones, traumatismos o alergias:**

a. Conjuntivitis
b. Glaucoma
c. Catarata

**2266. En el control de las deposiciones del usuario debemos valorar:**

a. Número, consistencia
b. Número, cantidad, consistencia, color
c. Número, consistencia, color
d. Número, cantidad

**2267. Obtener conclusiones inapropiadas a nivel individual a partir de estudios basados en áreas geográficas:**

a. Falacia ecológica
b. Sesgo de selección
c. Inferencia causal
d. Factor de confusión

**2268. La respiración normal se llama:**

a. Apneica
b. Eupneica
c. Disneica
d. Polipneica

**2269. El 'Drenaje Redón' actúa por:**

a. Gravedad
b. Presión positiva
c. Difusión
d. Aspiración

**2270. Posición para administrar un fármaco por vía rectal:**

a. Fowler
b. Trendelenburg
c. Sims
d. Antitrendelenburg

**2271. La intoxicación por insecticidas organofosforados puede darse por:**

a. Ingestión
b. Inhalación
c. Absorción percutánea
d. Las tres son correctas

**2272. Un paciente que se encuentra en decúbito supino NO es probable que sufra úlceras por presión en:**

a. Talón
b. Rodillas
c. Sacro
d. Codos

**2273. Cambio fisiológico característico del puerperio:**

a. Rotura del saco amniótico
b. Presencia de loquios
c. Dilatación del útero
d. Aparición de vómitos

**2274. Se considera que un adulto tiene bradicardia cuando su frecuencia cardiaca es de: (latidos/min)**

a. 35-55    b. 60-80    c. 81-90   d. 91-110

**2275. 'Comunicación' es:**

a. Transmitir o intercambiar información
b. Estudio de significado de las palabras
c. Idea u opinión que se tiene de una cosa
d. Relación afectiva entre dos personas

**2276. Secuencia recomendada para extracción sanguínea:**

a. Tubo de separación de suero o sin aditivo, tubo de coagulación, tubos con aditivo (citrato, heparina, EDTA, oxalato-citrato)
b. Tubo de coagulación, tubo de separación de suero o sin aditivo, tubos con aditivo
c. Tubos con aditivo, tubos de coagulación, tubos de separación de suero o sin aditivo
d. Ninguna es correcta

**2277. Lavado antiséptico de manos:**

a. Al entrar y salir del centro
b. Antes y después del contacto con pacientes infectados o portadores de gérmenes
c. Antes de una maniobra invasiva
d. Antes de una intervención quirúrgica

**2278. La aplicación de calor está contraindicada para:**

a. Aliviar espasmos musculares
b. Reblandecer exudados
c. Acelerar los procesos de cicatrización
d. Cohibir hemorragias

**2279. Son requisitos para la correcta preparación de las muestras para su transporte todos, EXCEPTO:**

a. Identificar correctamente las muestras
b. Asegurarse que se acompañan de la documentación necesaria
c. Controlar las variables que pueden influir en su estabilidad
d. Exponer las muestras a la luz

**2280. Sobre el uso de guantes estériles:**

a. En todo el proceso de colocación siempre habrá que tener en cuenta contactar estéril con estéril
b. Se considera la parte estéril de los guantes a su parte interna
c. Las manos cuando estén lavadas se consideran estériles
d. Los guantes se empaquetan con los puños doblados hacia dentro

**2281. El colchón de un paciente geriátrico puede ser:**

a. Un colchón cómodo estándar
b. Un colchón inflado con aire
c. Un colchón de agua
d. Las tres son correctas

**2282. Ejercicios que fortalecen el suelo pélvico**

a. Kartmen    b. Kuffman
c. Kegel      d. Kandisnki

**2283. La limpieza de los ojos se debe realizar hacia el ángulo…**

a. Interno de los ojos, en sentido horizontal
b. Interno de los ojos, en sentido vertical
c. Externo de los ojos, en sentido horizontal
d. Externo de los ojos, en sentido vertical

**2284. Tras aplicar la escala de Barthel a una anciana el resultado es 'Dependencia total'. Es decir, que habrá obtenido una puntuación:**

a. Inferior a 30
b. Inferior a 20
c. Superior a 70
d. Superior a 90

**2285. En el autoclave de vapor existe una prueba denominada test de Bowie-Dick usada para:**

a. Limpiar el autoclave
b. Comprobar si el vapor cambia de color y está esterilizado
c. Demostrar la ausencia de aire o cualquier otro tipo de gases
d. Desinfectar el autoclave

**2286. En una herida abdominal grande utilizaría un drenaje:**

a. En cigarrillo
b. Penrose
c. Redón
d. De tejadillo

**2287. Sustancias higroscópicas son:**

a. Las que absorben agua con facilidad, tanto la líquida como la simple humedad del ambiente
b. Las perecederas que se degradan en poco tiempo
c. Las que se estropean fácilmente y dejan de ser útiles
d. Las que se alteran por la acción de la luz

**2288. Ante esguince reciente, emplear:**

a. Compresas frías
b. Compresas calientes
c. Fomentos
d. Son correctas B y C

**2289. Es función de los auxiliares de enfermería en las instituciones sanitarias abiertas:**

a. Recogida de volantes y documentos
b. Escritura de libros de registros, volantes, comprobantes o informes
c. Recogida de signos y manifestaciones espontáneas de los enfermos sobre sus síntomas
d. Todas son correctas

**2290. Eje que atraviesa transversalmente el cuerpo de derecha a izquierda:**

a. Sagital    b. Transversal  c. Longitudinal

**2291. NO es un mecanismos de transmisión directa de enfermedades:**

a. Agua
b. Besos
c. Arañazos de personas
d. Mordeduras de animales

**2292. NO hay en la palma de la mano ni en la planta del pie y son muy abundantes en cara y cuero cabelludo:**

a. Glándulas sudoríparas
b. Pelo
c. Uñas
d. Glándulas sebáceas

**2293. Cuántos dominios presenta la Taxonomía I de la NANDA:**

a. 46    b. 47    c. 13    d. 3

**2294. La administración de flujos altos de O2 en pacientes con EPOC**

a. Es beneficioso, pues mejora la hipoxemia
b. Puede elevar el nivel de Oxígeno en la sangre y desaparece la disnea
c. Elimina el estímulo de la respiración en éstos pacientes
d. Ninguna es cierta

**2295. En hipotermia grave:**

a. El paciente suele responder al choque eléctrico por debajo de 30 grados
b. El paciente suele responder a la adrenalina
c. No podemos confirmar la muerte hasta haber recalentado al paciente
d. El deterioro cerebral es superior a otras circunstancias

**2296. El enema de limpieza debe administrarse antes de un enema:**

a. Medicamentoso
b. Opaco
c. De retención
d. Oleoso

**2297. NO es signo/síntoma de fractura:**

a. El dolor
b. La deformidad
c. Los hematoma
d. La hipotermia

**2298. La alimentación parenteral consiste en administrar:**

a. Nutrientes por vía endovenosa
b. Alimentos por sonda vesical
c. Alimentos por sonda nasogástrica

**2299. El método 'entrecruzamiento de brazos' se utiliza para:**

a. Sentar a una persona en un sillón
b. Poner a una persona encamada en decúbito prono
c. Levantar a una persona de la cama y ponerla de pie
d. Ayudar a una persona a ponerse de pie desde el sillón

**2300. Para asegurar una atención eficaz la auxiliar de enfermería interviene:**

a. Participando en los proyectos de investigación del equipo
b. Proporcionando y manteniendo la felicidad del paciente en todo momento
c. Observando, registrando y conservando sólo los datos proporcionados por el paciente

| | | | |
|---|---|---|---|
| 2301 C | 2326 B | 2351 B | 2376 B |
| 2302 A | 2327 A | 2352 D | 2377 B |
| 2303 B | 2328 D | 2353 B | 2378 C |
| 2304 D | 2329 A | 2354 D | 2379 C |
| 2305 B | 2330 C | 2355 D | 2380 B |
| 2306 A | 2331 C | 2356 B | 2381 B |
| 2307 D | 2332 C | 2357 A | 2382 C |
| 2308 C | 2333 C | 2358 B | 2383 D |
| 2309 C | 2334 C | 2359 C | 2384 A |
| 2310 B | 2335 A | 2360 A | 2385 B |
| 2311 B | 2336 C | 2361 B | 2386 A |
| 2312 B | 2337 D | 2362 D | 2387 D |
| 2313 B | 2338 C | 2363 B | 2388 C |
| 2314 D | 2339 D | 2364 C | 2389 C |
| 2315 C | 2340 B | 2365 B | 2390 B |
| 2316 B | 2341 B | 2366 D | 2391 C |
| 2317 C | 2342 C | 2367 B | 2392 B |
| 2318 C | 2343 C | 2368 C | 2393 B |
| 2319 D | 2344 B | 2369 B | 2394 D |
| 2320 A | 2345 D | 2370 A | 2395 D |
| 2321 C | 2346 A | 2371 C | 2396 D |
| 2322 A | 2347 C | 2372 A | 2397 C |
| 2323 D | 2348 D | 2373 D | 2398 A |
| 2324 D | 2349 B | 2374 D | 2399 C |
| 2325 C | 2350 A | 2375 B | 2400 A |

FALLOS:

**2301. Drenaje de tipo pasivo:**

a. De Penrose
b. De Kehr o tubo en T
c. Ambos
d. Ninguno de los dos

**2302. Respiración característica de quien padece acidosis metabólica:**

a. De Kussmaul
. De Biot
c. De Cheyne-Stokes
d. De Bouchut

**2303. En una dieta pobre en residuos, se eliminan o se reducen:**

a. El plátano y la leche
b. La verdura y las naranjas
c. Los embutidos
d. Las tres cosas

**2304. Al paciente con disentería qué tipo de aislamiento se le aplicará:**

a. Estricto
b. Respiratorio
c. Protector
d. Entérico

**2305. Principal medida para evitar infección nosocomial:**

a. La utilización siempre de mascarilla
b. El lavado de manos
c. El uso de guantes estériles
d. La desinfección del material con glutaraldehido durante 7 minutos

**2306. Las suturas son fáciles de realizar, así que es una técnica:**

a. Que todo el equipo de enfermería debe conocer
b. Muy invasiva
c. Ambas son correctas
d. Ninguna lo es

**2307. La úlcera que afecta a piel, tejido subcutáneo y músculo es de Grado:**

a. I    b. II    c. III    d. IV

**2308. Para calcular la dosis pediátrica de un fármaco con la formula del área de superficie corporal necesitamos:**

a. El peso del niño, el peso del adulto, el área de superficie corporal del niño
b. El área de superficie corporal del adulto, el peso del adulto y la dosis del niño
c. El peso y talla del niño y la dosis del adulto
d. La dosis del adulto, la superficie corporal del adulto y la superficie corporal del niño

**2309. Sobre el drenaje tipo Redón:**

a. Es un drenaje de succión mediante frascos de vacío
b. Se sujeta mediante puntos de sutura
c. Ambas son correctas
d. Ninguna lo es

**2310. Se presenta un usuario con una herida y constatamos su estado de vacunación. Según los Patrones funcionales de Marjory Gordon, estaríamos ante el patrón:**

a. Nutricional/ metabólico
b. Percepción/ mantenimiento de la salud
c. Actividad/ejercicio
d. Sueño/descanso

**2311. En la cirugía contaminada, tasa esperable de infección sin profilaxis:**

a. 15-40%
b. 15-30%
c. 20-40%
d. 25-35%

**2312. NO es sonda vesical:**

a. Foley
b. Levin
c. Robinson
d. Pezzer

**2313. Porcentaje normal de oxígeno en el aire atmosférico:**

a. 10    b. 21    c. 50    d. 80

**2314. Principal estrategia para el control de la tuberculosis:**

a. Realizar la prueba de tuberculina al menos una vez cada 5 años a la población
b. La detección y el tratamiento precoz de los enfermos tuberculosos
c. Búsqueda urgente de contactos
d. Son correctas B y C

**2315. En relación al programa de cambios posturales:**

a. Al realizar los cambios posturales evitaremos arrastrar al paciente
b. La movilización se realizará girando al paciente
c. Ambas son correctas

**2316. Válvula que une la aurícula derecha con el ventrículo derecho:**

a. mitral
b. tricúspide
c. aórtica
d. semilunar

**2317. NO es medida de dispersión:**

a. Rango
b. Varianza
c. Mediana
d. Desviación estándar

**2318. El antiséptico clorhexidina se usa como:**

a. Bacteriostático
b. Yodoformo
c. Ataque a las proteínas de las membranas celulares

**2319. La melanina se forma a partir de:**

a. Estrógenos
b. Prolactina
c. Cortisol
d. Tiroxina

**2320. La cura húmeda consiste en:**

a. Cubrir la herida con sustancias que favorecen la limpieza natural de la herida de las sustancias exudativas
b. Limpieza de arrastre exhaustiva con suero fisiológico
c. Evitar alergias, humedad y maceración de la piel
d. No existe dicho tipo de cura

**2321. Las vitaminas liposolubles son:**

a. Vitamina C, vitamina B1 y B6
b. Vitaminas B1, B2, B6 y B12
c. Vitaminas A, D, E y K
d. Vitaminas: Tiamina, Biotina, Acido Fólico y Niacina

**2322. Qué sutura se reabsorbe preferentemente y no es necesario quitar puntos:**

a. Catgut
b. Seda
c. Agrafes
d. Polivinilo

**2323. Por lo general el material inventariable:**

a. Tiene una vida más larga
b. No es desechable
c. Forma parte del inventario del centro
d. Las tres son correctas

**2324. Posición para realizar una exploración rectal:**

a. Posición de Roser
b. Decúbito lateral
c. Decúbito prono
d. Genupectoral

**2325. Cada cuánto tiempo ha de cambiarse la sonda Foley de látex:**

a. Cada 24 horas
b. Cada 48 horas
c. Cada 15 días
d. Cada mes

**2326. Qué necesita el tiroides para producir hormona tiroidea:**

a. Calcio
b. Yodo
c. Magnesio
d. Hierro

**2327. A todos los pacientes que se sabe o se sospecha que están infectados con microorganismos transmitidos por partículas de menos de 5 micras se les aplica precauciones:**

a. de transmisión por aerosoles
b. de transmisión por gotas
c. de transmisión por contacto
d. universales

**2328. Constituye material séptico:**

a. Cuñas
b. Palanganas
c. Botellas de orina
d. Todas son correctas

**2329. Estructura del SNC responsable del equilibrio:**

a. Cerebelo
b. Corteza cerebral
c. Lóbulo parietal
d. Bulbo raquídeo

**2330. Emisión de orina en pequeñas cantidades y de forma repetida:**

a. Disuria
b. Nicturia
c. Polaquiuria
d. Poliuria

**2331. En un sistema de calidad qué documentación debe existir:**

a. Manual de calidad y de procedimiento
b. Manual de especificaciones y partes, registros certificados, reclamaciones
c. Ambos
d. Ninguno de los dos es obligatorio

**2332. Aplicamos frío sobre la piel cuando queremos:**

a. Relajar el tejido
b. Mejorar el metabolismo
c. Producir vasoconstricción
d. Las tres cosas

**2333. El somier y funda del colchón normalmente se limpian con:**

a. Solución de Glutaraldehido 2%
b. Agua y povidona
c. Agua y lejía
d. Los tres están indicados

**2334. Nuestras vértebras dorsales son**

a. 8     b. 10     c. 12     d. 14

**2335. Tejido que reviste las cavidades del organismo, como es el tubo digestivo:**

a. Epitelial de revestimiento
b. Epitelial glandular
c. Muscular
d. Conjuntivo

**2336. Cuántos pares de costillas tenemos:**

a. 14     b. 13     c. 12     d. 11

**2337. El 'Círculo de la limpieza' de Sinner:**

a. Está compuesto por 5 fases
b. Data de los años 90
c. Su última fase es el 'secado'
d. Ninguna de las tres es correcta

**2338. El logro de un nuevo comportamiento gracias a una experiencia recibe el nombre de:**

a. Hábito
b. Conocimiento
c. Aprendizaje
d. Costumbre

**2339. Un conjunto de medidas que permiten una buena recuperación después de un infarto de agudo de miocardio son 'Prevención...**

a. Primaria
b. Secundaria
c. Terciaria
d. Cuaternaria

**2340. Ostomía practicada sobre el colon sigmoideo:**

a. Colostomía ascendente
b. Colostomía descendente
c. Colostomía transversa
d. Ileostomía

**2341. En la cirugía limpia, tasa esperable de infección sin profilaxis:**

a. 5-10%
b. 1-5%
c. 10-15%
d. 15-20%

**2342. El TCAE trabaja en equipo:**

a. Multidisciplinar, en el que trabajan independientemente según sus funciones definidas en el Estatuto de los Trabajadores
b. De enfermería, con trabajos perfectamente delimitados e independientes
c. En el que intervienen distintas disciplinas y en la que cada profesional complementa a los demás
d. En ocasiones contadas, según lo indique la División de Enfermería

**2343. A la hora de limpiar el instrumental clínico para enviarlo a la central de esterilización realizamos una:**

a. Asepsia-antisepsia
b. Desinfección-esterilización
c. Limpieza-descontaminación
d. Loción-vaporización

**2344. Temperatura habitual del agua para el aseo e higiene del paciente:**

a. 27°C     b. 37°C     c. 47°C

**2345. En los cuidados necesarios en la fase aguda del paciente esquizofrénico NO será necesario:**

a. Insistir en la alimentación e hidratación adecuada
b. Ser rigurosos con la higiene corporal
c. Estar pendiente de los efectos secundarios del tratamiento con fármacos neurolépticos
d. Encomendarle tareas socio-culturales

**2346. Es FALSO que:**

a. Los hilos siempre van montados sobre las agujas
b. Las agujas son parte esencial de las técnicas de sutura
c. Las agujas, dependiendo de su forma, pueden ser rectas o curvas

**2347. El masaje de amasamiento consiste en:**

a. Una sucesión del golpes breves, aplicados con ambas manos
b. Friccionar la espalda con el puño cerrado
c. Pellizcar en la piel y en los músculos
d. Mantener el contacto de la piel con las palmas de las manos extendidas

**2348. Manchas extensas de color rojo-violáceo que aparecen en el cadáver:**

a. Lividices
b. Lividices cadavéricas
c. Livor mortis
d. Son correctas B y C

**2349. Hablamos de hipoglucemia cuando los niveles de glucosa:**

a. ...son superiores a 50 mg/dl.
b. ...son inferiores a 50 mg/dl.
c. ...son superiores a 100 mg/dl.
d. ...se disparan

**2350. Dilatación permanente de los alvéolos pulmonares:**

a. Enfisema
b. Neumotórax
c. Atelectasia
d. Bronquiectasia

**2351. Tipo de ventilación mecánica no invasiva que posibilita una presión positiva continua en las vías respiratorias sin utilizar un ventilador:**

a. BIPAP
b. CPAP
c. NIPSV
d. PEEP

**2352. Con respecto al aseo de la persona a nuestro cargo:**

a. Es aconsejable descubrirla totalmente si está encamada
b. Está desaconsejada su colaboración
c. Deben evitarse las zonas sometidas a presión
d. Se debe completar el aseo de una zona antes de comenzar con la siguiente

**2353. Es factor de riesgo de las infecciones respiratorias los pacientes:**

a. Con sonda Foley
b. Intubados
c. Psiquiátricos
d. Con úlceras por presión

**2354. Cadena epidemiológica de las enfermedades infecciosas:**

a. Virus, bacterias y hongos
b. Fuente de infección y reservorio
c. Virus, bacterias y hombres portadores
d. Fuente de infección, el huésped y el mecanismo de transmisión

**2355. Para asear a una persona portadora de suero:**

a. Sacamos primero la manga del pijama del brazo que tiene el suero y después la manga del brazo que no tiene el suero
b. Cerraremos el sistema, quitamos la botella y quitamos el pijama
c. Cerramos el sistema, quitamos la botella y la colocamos sobre la cama en el lado contrario que vayamos a asear
d. Sacamos primero la manga del pijama del brazo que no tiene el suero y después la manga del suero

**2356. Cambios fisiológicos y morfológicos en la piel asociados al envejecimiento:**

a. Menos vello en zonas como nariz y orejas
b. Uñas hiperqueratósicas en los pies
c. Buena pigmentación
d. Ninguno de los tres

**2357. Algunos hospitales han incorporado un método de cuidado del recién nacido prematuro centrado en la familia, donde los padres son el mayor proveedor de cuidados para sus bebés. Favorece el desarrollo armónico y disminuye el nivel de estrés en niños y padres en el periodo de hospitalización y se llama:**

a. Canguro
b. Monitorización
c. Penfingo
d. Ritter

**2358. La sonda de Foley:**

a. Es acanalada
b. Va provista de un balón hinchable
c. Se utiliza para el control de las varices esofágicas
d. Son correctas B y C

**2359. Para evitar la hiperpigmentación:**

a. Hay que proteger la cicatriz del sol
b. Usar protectores solares
c. Ambas son correctas
d. Ninguna lo es

**2360. Fuente de infección más importante:**

a. El ser humano
b. Los animales
c. El suelo
d. El agua

**2361. Denominamos fecundación:**

a. El desarrollo del embrión
b. La unión del óvulo y el espermatozoide
c. La salida del óvulo a la trompa
d. La formación del feto

**2362. Presencia constante de una enfermedad transmisible en una zona geográfica determinada:**

a. Epidemia
b. Pandemia
c. Esporádica
d. Endemia

**2363. Aumento de secreción vaginal:**

a. Salpingitis
b. Leucorrea
c. Dismenorrea
d. Endometritis

**2364. Objetivo primordial al movilizar pacientes:**

a. Realizar exploraciones de enfermería
b. Realizar una buena higiene
c. Prevenir la aparición de úlceras por presión
d. Ayudar a dormir al paciente

**2365. Qué son los fómites:**

a. Unos virus bastante letales
b. Objetos contaminados por microorganismos que transmiten infecciones
c. Insectos que transmiten enfermedades infecciosas
d. Un tipo de hongos

**2366. En un aislamiento estricto NO es necesario:**

a. Usar mascaras, batas y guantes cuando se entre en la habitación
b. Mantener siempre la puerta cerrada
c. Utilizar vajillas desechables
d. Vacunar al paciente

**2367. Entre las causas de las caídas NO está:**

a. La disminución de la agudeza visual.
b. La anosmia
c. Los cuadros confusionales
d. La presbiacusia

**2368. Sobre la comunicación:**

a. Es lo mismo oír que escuchar
b. Oír implica mostrar interés y atención. Escuchar es un proceso sensorial
c. Escuchar implica mostrar interés y atención. Oír es un proceso sensorial
d. Las respuestas A y C

**2369. En la lectura de la prueba de la tuberculina se mide:**

a. El eritema
b. La induración
c. El eritema y el calor de la reacción
d. La induración y el eritema

**2370. Es de mayor riesgo para la producción de úlceras por presión:**

a. Estados de hipovitaminosis e hipoproteinemia
b. Obesidad
c. Pacientes con cirugía traumatológica
d. Pacientes con cirugía ortopédica

**2371. Una solución que bloquea la multiplicación y crecimiento de las bacterias es:**

a. Esterilizante
b. Bactericida
c. Bacteriostática

**2372. La ergoterapia es:**

a. Rehabilitación a través de trabajos no remunerados
b. Actividad a través de actividades recreativas
c. Rehabilitación en pacientes inmovilizados
d. Rehabilitación a través de trabajos remunerados

**2373. Vacuna NO recomendada a todo el personal sanitario:**

a. Hepatitis B
b. Gripe
c. Sarampión
d. Hepatitis C

**2374. Agrupación de recursos asistenciales que provienen de distintos servicios médicos o quirúrgicos o de soporte que atienden patologías comunes y garantiza una respuesta integral al paciente:**

a. Servicio Clínico
b. Unidad Clínica
c. Unidad Asistenciales
d. Área Clínica

**2375. Lesiones de la piel formadas por crecimientos exagerados del tejido cicatrizal en el sitio de una lesión cutánea:**

a. Retracciones
b. Queloides
c. Infecciones
d. Úlceras

**2376. Posición de elección para los pacientes con hernia de hiato:**

a. Genupectoral
b. Morestin
c. Trendelenburg
d. Sims

**2377. Clasificación general de las drogas. Cuál estimula la actividad del sistema nervioso central:**

a. Heroína
b. Cocaína
c. Alcohol
d. Morfina

**2378. 'Limitación del esfuerzo terapéutico' es:**

a. Omisión que permite que otra causa concomitante e inevitable produzca la muerte del individuo
b. Instrucción o toma de decisión para que no se empleen maniobras de reanimación cardiopulmonar en un paciente que ha dejado de respirar y/o se le ha parado el corazón
c. Decisión de restringir o cancelar algún tipo de medidas cuando se percibe una desproporción entre los fines y los medios terapéuticos, con el objetivo de no caer en la obstinación terapéutica
d. Decisión de descartar el uso de una intervención médica, ya sea no recurriendo a ella, ya sea renunciando a ella, cuando no está cumpliendo con los objetivos terapéuticos perseguidos

**2379. NO pertenece al equipo de intubación endotraqueal**

a. Laringoscopio
b. Fiador
c. Sonda nasal
d. Pinzas de Magill

**2380. La Hepatitis B se transmite principalmente por vía:**

a. Digestiva
b. Parenteral
c. Tópica
d. Ótica

**2381. Aparecen UPP en la zona del occipucio de un paciente. Se relaciona con la posición de decúbito:**

a. Lateral derecho
b. Supino
c. Prono
d. Lateral izquierdo

**2382. Son glándulas andrógeno-dependientes las:**

a. Apocrinas
b. Ecrinas
c. Sebáceas
d. Sudoríparas

**2383. Entre los desinfectantes se puede tomar como referencia la forma de actuar para destruir a los microorganismos**

a. Su acción sobre la pared y las membranas celulares
b. Desarrollan su acción sobre las proteínas y las enzimas
c. Desarrollan sobre el núcleo celular
d. Las tres son correctas

**2384. El sistema nervioso central se divide en:**

a. Encéfalo y médula
b. Simpático y parasimpático
c. Periférico y autónomo
d. Ninguna es correcta

**2385. La dilatación consiste en:**

a. Contracciones rítmicas cada tres minutos
b. El borramiento del cuello uterino
c. La administración de oxitocina a la mujer
d. Ninguna es correcta

**2386. Las plaquetas:**

a. Intervienen en el control de las hemorragias
b. Defienden al organismo en los procesos infecciosos
c. Tienen en su interior hemoglobina
d. Su déficit provoca anemia

**2387. Comunica la faringe con la tráquea:**

a. Epiglotis
b. Cavidad nasal
c. Esófago
d. Laringe

**2388. Procedemos a la limpieza del instrumental clínico tras intervención quirúrgica. Qué haremos con el material que se ha seleccionado pero no se ha utilizado:**

a. Guardarlo porque es material estéril
b. Mandarlo a esterilizar sin lavarlo pues está limpio
c. Lavarlo como el material que se ha utilizado en la intervención y enviarlo a esterilización

**2389. Las vías 'aferentes' son las que transportan el estímulo nervioso...**

a. desde el Sistema Nervioso Central hacia los órganos o sistemas periféricos
b. entre las diferentes partes del SNC
c. desde los órganos receptores hacia el SNC
d. Las tres son correctas

**2390. Ante una RCP el primer paso es:**

a. El masaje cardiaco
b. Comprobar que el paciente está inconsciente y avisar al 112
c. Colocar al paciente en decúbito prono
d. Insuflar aire a los pulmones

**2391. La queratina es responsable de la dureza característica de la uña, y además es rica en:**

a. Sodio
b. Potasio
c. Azufre
d. Cloro

**2392. 'Consentimiento informado'**

a. Documento de obligado cumplimiento para cualquier prueba que así considere el personal de enfermería
b. Conformidad libre, voluntaria y consciente de un paciente ante una actuación que afecte a su salud, una vez recibida toda la información
c. Conjunto de datos de carácter asistencial, en los que no interviene el paciente
d. Documento emitido por el médico responsable al paciente en un centro sanitario

**2393. La válvula pulmonar:**

a. Es aurículo-ventricular
b. Es sigmoidea
c. Ambas son correctas
d. Ninguna lo es

**2394. Le corresponde presentar el proyecto de memoria anual del Área de Salud:**

a. Al Consejo de Dirección del Área
b. Al Consejo de Salud del Área
c. Al Consejo de Salud de la C. Autónoma
d. Al Gerente de Área

**2395. El páncreas segrega:**

a. Insulina y glucagón
b. Amilasa y lipasa
c. Tripsina-quimotripsina
d. Todas son correctas

**2396. Qué alimentos aportan proteínas de alto valor biológico:**

a. Pescado azul
b. Carne de pollo
c. Lentejas
d. Son correctas A y B

**2397. Si en una valoración por patrones funcionales de Marjory Gordon preguntamos «¿Tiene actividades de ocio (tiempo libre)?», qué patrón estamos valorando:**

a. Rol-Relaciones
b. Valores-Creencias
c. Actividad-Ejercicio
d. Cognitivo-Perceptual

**2398. El proceso de atención de enfermería (PAE) como método de trabajo fue descrito por:**

a. Lidia Hall
b. M. Rogers
c. R. Parse
d. Virginia Henderson

**2399. Dieta terapéutica basada en la modificación de la consistencia:**

a. Baja en purinas
b. Hipocalórica
c. Blanda
d. Baja en colesterol

**2400. 'Geriatría':**

a. Promoción de la salud, prevención y tratamiento de las enfermedades en el anciano
b. Recuperación funcional en el anciano
c. Trastornos y enfermedades de la vejez
d. Estudio científico de la vejez y de todos los fenómenos del envejecimiento en general, incluido su nivel social

| | | | |
|---|---|---|---|
| 2401 **C** | 2426 **D** | 2451 **C** | 2476 **D** |
| 2402 **D** | 2427 **D** | 2452 **B** | 2477 **C** |
| 2403 **B** | 2428 **A** | 2453 **D** | 2478 **D** |
| 2404 **D** | 2429 **B** | 2454 **B** | 2479 **A** |
| 2405 **A** | 2430 **A** | 2455 **D** | 2480 **D** |
| 2406 **D** | 2431 **C** | 2456 **A** | 2481 **C** |
| 2407 **A** | 2432 **A** | 2457 **C** | 2482 **D** |
| 2408 **C** | 2433 **A** | 2458 **C** | 2483 **B** |
| 2409 **C** | 2434 **A** | 2459 **C** | 2484 **A** |
| 2410 **D** | 2435 **C** | 2460 **C** | 2485 **D** |
| 2411 **D** | 2436 **D** | 2461 **D** | 2486 **A** |
| 2412 **C** | 2437 **A** | 2462 **B** | 2487 **A** |
| 2413 **C** | 2438 **C** | 2463 **A** | 2488 **A** |
| 2414 **C** | 2439 **A** | 2464 **A** | 2489 **B** |
| 2415 **C** | 2440 **A** | 2465 **C** | 2490 **B** |
| 2416 **C** | 2441 **B** | 2466 **A** | 2491 **A** |
| 2417 **B** | 2442 **D** | 2467 **B** | 2492 **D** |
| 2418 **C** | 2443 **C** | 2468 **B** | 2493 **C** |
| 2419 **B** | 2444 **D** | 2469 **B** | 2494 **C** |
| 2420 **C** | 2445 **C** | 2470 **C** | 2495 **A** |
| 2421 **C** | 2446 **B** | 2471 **C** | 2496 **B** |
| 2422 **D** | 2447 **B** | 2472 **C** | 2497 **A** |
| 2423 **A** | 2448 **B** | 2473 **B** | 2498 **C** |
| 2424 **B** | 2449 **A** | 2474 **A** | 2499 **B** |
| 2425 **D** | 2450 **B** | 2475 **D** | 2500 **A** |

FALLOS:

**2401. Dieta baja en calorías:**

a. Hipercalórica
b. Laxante
c. Hipocalórica
d. Astringente

**2402. Los cambios de la piel como consecuencia del envejecimiento se producen en:**

a. Epidermis, dermis
b. Inervación, anejos cutáneos
c. Hipodermis
d. Las tres son correctas

**2403. Membrana más externa que protege el Sistema Nervioso Central y que está en contacto con el hueso:**

a. Aracnoides
b. Duramadre
c. Piamadre
d. Calota craneal

**2404. Sobre la esterilización por autoclave de vapor, indica la FALSA:**

a. Diariamente y con preferencia en el primer programa de carga se realizará un control biológico en cada autoclave
b. Las cargas no superarán el 75% de la capacidad de las cámaras
c. Los paquetes se colocarán siempre de forma vertical
d. En la carga mixta colocar el material metálico en la parte superior y el textil en la parte inferior

**2405. Tras valorar UPP con Norton se obtiene una puntuación de 5, es decir, Estado general...**

a. Muy malo, estuporoso, encamado, inmovilizado, con incontinencia urinaria y fecal
b. Bueno, alerta, capaz de andar, con movilidad completa y sin incontinencia
c. Malo, apático, capaz de andar, ligera limitación a la movilidad y sin incontinencia
d. Bueno, alerta, en silla de ruedas, movilidad muy limitada y con incontinencia ocasional

**2406. Establecerán los mecanismos que garanticen la autenticidad del contenido de la historia clínica y de los cambios operados en ella, así como la posibilidad de su reproducción futura:**

a. Los Servicios de Salud
b. Los Centros de Salud
c. Las Comunidades Autónomas
d. Las Administraciones Sanitarias

**2407. No es correcta:**

a. Todo material desinfectado está esterilizado
b. Todo material esterilizado está desinfectado
c. El autoclave utiliza calor húmedo como medio de esterilización

**2408. Es un elemento de la bioética:**

a. Dignidad
b. Bienestar
c. Beneficencia
d. Libertad

**2409. Los centros de los reflejos vitales se encuentran en:**

a. El cerebro
b. El cerebelo
c. El bulbo raquídeo
d. La médula

**2410. Con el baño buscamos unos objetivos. Cuál de éstos NO:**

a. Eliminar los restos urinarios y fecales
b. Favorecer el relax
c. Promover el ejercicio físico
d. Todas son correctas

**2411. Respecto a los uréteres:**

a. Son dos tubos, de aproximadamente 20 cm de longitud
b. Sus paredes constan de dos capas
c. Su extremo inferior entra en la vejiga por la cara anterior
d. Tienen un trayecto retroperitoneal

**2412. Ante un atragantamiento, maniobra consistente en abrazar desde la espalda y ejercer una fuerte presión sobre su abdomen:**

a. De Rodeo
b. De Papanicolau
c. De Heimlich
d. De Wersma

**2413. NO constituye una etapa en un proceso de investigación:**

a. Fase preliminar
b. Recogida de datos
c. Fase hipotética
d. Fase de planificación

**2414. Necesidades nutricionales de una adolescente sana de 14 años:**

a. 1.200 cal.
b. 1.500 cal.
c. 2.500 cal.
d. 3.200 cal.

**2415. La valoración de enfermería a pacientes con desprendimiento de retina incluye valorar:**

a. Grado de dilatación de la pupila
b. Presencia de dolor de cabeza e intensidad
c. Si percibe destellos luminosos y manchas o moscas volantes delante del ojo
d. Presencia de enturbiamiento en el cristalino

**2416. Cuando se mide la respiración de un paciente se debe valorar:**

a. Frecuencia, ritmo y simetría
b. Frecuencia, profundidad y ritmo
c. Frecuencia, ritmo, profundidad y simetría
d. Frecuencia, profundidad y simetría

**2417. En cuántos departamentos se divide la organización del Hospital:**

a. 4
b. 3
c. 6
d. 2

**2418. NO es cierto sobre las arterias:**

a. La temporal se localiza encima del hueso temporal, por delante de la oreja y detrás de la ceja
b. La carótida se encuentra en la cara anterior del cuello, a ambos lados de la laringe
c. La humeral se localiza en la cara anterior de la muñeca
d. La poplítea se localiza en la flexura de la rodilla, por la cara posterior

**2419. La función hematopoyética la tienen las células del tejido:**

a. Muscular
b. Óseo
c. Nervioso
d. Conjuntivo

**2420. En la toma de muestras para la investigación de oxiuros utilizando el método Graham:**

a. Recoger la muestra a última hora del día
b. Lavar la zona antes de la recogida de la muestra
c. Recoger la muestra a primera hora de la mañana
d. Recoger la muestra durante 4 días consecutivos

**2421. Es una complicación debida a la inmovilidad de la persona mayor:**

a. Diarrea
b. Hipertensión ortostática
c. Estreñimiento
d. Menor producción de moco

**2422. Parámetros que mide la escala de Norton de valoración de riesgo de aparición de úlceras por presión:**

a. Estado general-raza-edad-sexo-actividad
b. Estado general-estado mental-actividad-edad-alimentación
c. Estado general-sexo-edad-movilidad-alimentación
d. Estado general-estado mental-actividad-movilidad-incontinencia

**2423. Primera deposición del bebé:**

a. Meconio
b. Lanugo
c. Muget
d. Vernix

**2424. Indique la FALSA:**

a. La Administración Pública sirve con objetividad los intereses generales y actúa de acuerdo con los principios de eficacia, jerarquía, descentralización, desconcentración y coordinación, con sometimiento pleno a la ley y al Derecho
b. Los órganos de la Administración del Estado son creados, regidos y coordinados de acuerdo con la ley y el Rey
c. La ley regulará el estatuto de los funcionarios públicos, el acceso a la función pública de acuerdo con los principios de mérito y capacidad

**2425. El 'clapping' es:**

a. Una técnica de fisioterapia respiratoria
b. Se realiza siempre desde la parte superior a la inferior
c. Debe durar de tres a cinco minutos
d. Son correctas A y C

**2426. La adultez media se caracteriza esencialmente por:**

a. Asumir y aceptar los cambios sexuales
b. El primer trabajo
c. La jubilación
d. Ser periodo de gran productividad

**2427. La aplicación de remojos calientes o inmersiones en un paciente se utiliza para:**

a. Alivio del dolor reciente, como esguinces o golpes
b. Limpieza de heridas y quemaduras
c. Aceleración del proceso de supuración
d. Son correctas B y C

**2428. Debemos recoger una muestra de heces para un estudio parasitológico. Usaremos un:**

a. Frasco estéril
b. Frasco normal de bioquímica
c. Un vaso limpio puede servir
d. Frasco para examen básico

**2429. La prevención secundaria busca:**

a. Evitar los problemas de salud antes de que ocurran
b. Diagnosticar y tratar de forma precoz para limitar el desarrollo de la dolencia y reducir el riesgo de recurrencia y las secuelas
c. que cuando la enfermedad o sus secuelas no pueden ser eliminadas completamente causen el mínimo de incapacidad
d. Potenciar el nivel de salud de toda la población en su vida cotidiana

**2430. El primer eslabón de la cadena epidemiológica es:**

a. El agente causal
b. El mecanismo de transmisión
c. La fuente de infección
d. El huésped

**2431. Enfermedad infecciosa que un paciente puede adquirir durante su hospitalización:**

a. Bacteriana
b. Transmisible
c. Nosocomial
d. Infectable

**2432. El líquido cefalorraquídeo circula:**

a. Por el espacio subaracnoideo
b. Por debajo de la piamadre
c. Por el espacio subdural
d. Por el espacio epidural

**2433. La sonda Nelaton es:**

a. Uretral
b. Nasofaríngea
c. De aspiración
d. Ninguna de las tres

**2434. Produce el herpes simple:**

a. Un virus
b. Una Ricketsia
c. Un hongo
d. Un prión

**2435. El linoleico es un ácido graso:**

a. Saturado
b. Altamente saturado
c. Poliinsaturado
d. Parcialmente Insaturado

**2436. Las gráficas ordinarias:**

a. Se las conoce también como gráficas mensuales
b. Sirven para registrar los valores de las constantes vitales del paciente día a día
c. Permiten registrar hasta dos controles al día (mañana y tarde)
d. Todas son correctas

**2437. La punción lumbar para la extracción del líquido cefalorraquídeo se realiza:**

a. En la media del interespacio L-3L4
b. En la media del interespacio L-4L5
c. En la media del interespacio L-2L3
d. Ninguna es correcta

**2438. En un balance hídrico consideramos:**

a. Los ingresos de líquidos en el organismo
b. Las pérdidas de líquidos en el organismo
c. Ambas son correctas
d. Ninguna lo es

**2439. 'Respiración profunda y rítmica con pausas y acidótica':**

a. de Kussmaul
b. de Biot
c. torácica
d. de Cheine-Stockes

**2440. Queremos la muestra de orina de 24 h. de un paciente para un análisis cuantitativo. Le diremos que:**

a. Rechace la primera micción del día y a partir de aquí recoja toda la orina de las micciones sucesivas hasta la primera del día siguiente incluida. (24 horas)
b. Rechace la primera micción del día y a partir de aquí recoja toda la orina de las micciones sucesivas hasta la primera del día siguiente no incluida. (24 horas)
c. Recoja la primera micción del día y a partir de aquí recoja toda la orina de las micciones sucesivas hasta la primera del día siguiente no incluida. (24 horas)
d. Recoja la primera micción del día y a partir de aquí recoja toda la orina de las micciones sucesivas hasta la primera del día siguiente incluida. (24 horas)

**2441. Una persona ha sido tratada en atención a su sexo de manera menos favorable que otra en situación comparable:**

a. Discriminación indirecta
b. Discriminación directa por razón de sexo
c. Información negativa
d. Titularidad mixta

**2442. Las glándulas ecrinas desembocan directamente en la piel y se distribuyen por toda la superficie corporal, EXCEPTO:**

a. Labios
b. Glande
c. Los labios menores
d. Las tres son correctas

**2443. Qué medicación debería ir a buscar a la nevera, en vez de al carro de paradas, si me la piden en una parada cardiorrespiratoria:**

a. La atropina
b. La adrenalina
c. El anectine
d. El bicarbonato

**2444. Cuántas piezas componen la dentición temporal en el niño:**

a. 32
b. 16
c. 24
d. 20

**2445. La esterilización en frío usa:**

a. Radiaciones Alfa
b. Radiaciones Beta
c. Radiaciones Gamma

**2446. El principio que consiste en buscar el bien de la persona es el de:**

a. Autonomía
b. Beneficencia
c. Justicia
d. Legalidad

**2447. Une el riñón con la vejiga urinaria:**

a. La uretra
b. El uréter
c. El túbulo proximal
d. El túbulo distal

**2448. Articulaciones fijas unidas por tejido fibroso:**

a. Anfiartrosis
b. Sinartrosis
c. Diartrosis

**2449. Higiene de una persona que ha defecado en el pañal:**

a. De ano hacia la espalda
b. De ano hacia genitales
c. Es indiferente
d. De cintura hacia abajo

**2450. El contenido de heces normales se divide en:**

a. 1/4 de agua y 3/4 de sustancias sólidas
b. 3/4 de agua y 1/4 de sustancias sólidas
c. 1/2 de agua y 1/2 de sustancias sólidas

**2451. Déficit persistente y adquirido de la función intelectual que compromete por lo menos a tres áreas del funcionamiento mental:**

a. El Delirium
b. El Trastorno de la personalidad
c. La Demencia

**2452. La teoría del Autocuidado fue desarrollada por:**

a. Callista Roy
b. Dorotea Orem
c. Virginia Henderson
d. Nancy Roper

**2453. Coloración azulada de la piel:**

a. Cianosis
b. Enfermedad de Addison
c. Dificultades respiratorias en cardíacos
d. Son correctas A y C

**2454. La vacuna 'triple vírica' previene:**

a. Tétanos, Difteria y Tosferina
b. Sarampión, Rubeola y Parotiditis
c. Tétanos, Difteria y Parotiditis
d. Ninguna de las anteriores es correcta

**2455. Colchón que funciona con aire:**

a. Alternating
b. De agua
c. De aire
d. Son correctas A y C

**2456. Complicación y causa más habitual de muerte en un gran quemado:**

a. Infección
b. Hematuria
c. Hipertermia
d. Sibilancias

**2457. Pertenece al material 'no critico'**

a. Prótesis de cadera
b. Mascarillas
c. Orinales
d. Válvulas cardiacas

**2458. 'Antitrendelenburg' o también:**

a. Supina
b. Dorsal
c. Morestin
d. Semiprona

**2459. Con cuál de estos síntomas NO está indicada la oxigenoterapia:**

a. Disnea
b. Ortopnea
c. Eupnea
d. Cianosis

**2460. El autoclave es un mecanismo de esterilización:**

a. Biológico
b. Mecánico
c. Fraccionado
d. Químico

**2461. La recogida de muestras para coprocultivo debe realizarse:**

a. Con torunda estéril
b. En recipiente estéril debidamente etiquetado
c. Enviar directamente al laboratorio para su análisis
d. Las tres son correctas

**2462. 'Sustancia apta para el consumo humano capaz de aportar las sustancias necesarias para la vida"**

a. Nutriente
b. Alimento
c. Hidratos de carbono

**2463. Cuántos litros de agua necesita el 'colchón de agua con bolas de poliuretano':**

a. 10-12
b. 40
c. 60
d. 80

**2464. Sobre el genograma, es FALSO:**

a. Informa acerca de las relaciones familiares con el entorno
b. Debe contener como mínimo tres generaciones
c. Es útil para la prevención, diagnóstico y tratamiento de los problemas de salud
d. Recoge información sobre las relaciones afectivas de la familia a estudio

**2465. La historia clínica, con las hojas que la forman y cualquier estudio que contenga la información clínica que se produzca durante la estancia del paciente, se denomina:**

a. Anamnesis
b. Historia general
c. Documentación clínica
d. Documentación particular

**2466. El interior de las fosas nasales está tapizado por una capa de tejido:**

a. Epitelial
b. Conectivo
c. Cartilaginoso
d. Conjuntivo

**2467. Las maniobras de RCP se suspenderán si se comprueba de forma indiscutible que se iniciaron demasiado tarde −10 minutos tras la parada−, EXCEPTO en qué casos:**

a. Electrocutamiento, envenenamiento o traumatismo craneal
b. Ahogamiento, hipotermia accidental o intoxicación con barbitúricos
c. En todos esos casos se suspenderá
d. En ninguno de ellos

**2468. Posición para realizar los cuidados orales al paciente inconsciente:**

a. Sims
b. Decúbito Lateral
c. Fowler
d. Decúbito Supino

**2469. Una parte importante del trabajo de la auxiliar de enfermería es:**

a. Acompañar enfermos incapacitados
b. Levantar, mover y transportar enfermos incapacitados
c. Levantar y acompañar enfermos incapacitados
d. Lavar y acompañar enfermos incapacitados

**2470. Fiebre moderada:**

a. 36ºC - 37ºC
b. 40,5ºC - 41ºC
c. 38,5ºC - 39,4ºC
d. 37,5ºC - 38ºC

**2471. Si el enfermo tiene dificultad para expectorar a la hora de recoger la muestra de esputo:**

a. No se le recogerá la muestra
b. Nos sirve la saliva
c. Se le puede provocar el esputo mediante inhalación de suero salino en aerosoles
d. En cualquier caso se le entuba siempre para recoger con seguridad muestras de esputo de buena calidad

**2472. Cuando se administra una vacuna se produce inmunidad:**

a. Artificial pasiva
b. Natural activa
c. Artificial activa
d. Natural pasiva

**2473. La estomatitis es inflamación:**

a. De la mucosa gástrica
b. De la mucosa bucal
c. De las encías
d. Del estómago

**2474. 'Alimentación' es:**

a. La forma de proporcionar al organismo los alimentos que le son indispensables
b. El conjunto de procesos materiales y esenciales para el mantenimiento de la vida
c. El conjunto de procesos gracias a los que el organismo recibe y utiliza las sustancias químicas contenidas en los alimentos
d. La absorción a nivel intestinal de los alimentos ingeridos

**2475. Posición más adecuada para administrar enemas:**

a. Morestin
b. Decúbito lateral derecho
c. Roser
d. Sims

**2476. 'Cannabis' en la jerga callejera:**

a. Griffa
b. Kifi
c. Hachís
d. Las tres son correctas

**2477. No es un criterio de clasificación de los fármacos:**

a. Su forma de acción
b. Su forma de administración
c. El tiempo que tardan en actuar
d. Su composición química

**2478. Posición para realizar la higiene bucal en paciente inconsciente:**

a. De Fowler
b. Decúbito supino con la almohada puesta
c. Semisentado
d. Decúbito lateral sin almohada

**2479. Las articulaciones que conforman la rodilla son:**

a. 2    b. 3    c. 4    d. 5

**2480. La laringe es un órgano del aparato respiratorio situado a nivel de las vértebras...**

a. Dorsales 3 y 5
b. Cervicales 1 y 2
c. Dorsales 1 y 2
d. Cervicales 4 y 6

**2481. Catión más abundante en el compartimento intracelular:**

a. Calcio
b. Cloro
c. Potasio
d. Sodio

**2482. Para la esterilización del material quirúrgico NO se suele usar:**

a. Radiaciones ionizantes
b. Autoclave
c. Flameado
d. Filtros de flujo laminar

**2483. La mezcla preparada para la nutrición parenteral debe utilizarse en:**

a. Las primeras 12 horas de su preparación
b. Las 24 horas siguientes a su preparación
c. Las 36 horas siguientes a su preparación
d. No importa el tiempo transcurrido desde su preparación

**2484. Zonas de riesgo de lesiones de estructuras nobles:**

a. Cara, cuello, axila, ingle
b. Mandíbula, palma de la muñeca
c. Ambas son correctas
d. Ninguna lo es

**2485. Para realizar la higiene bucal al paciente inconsciente SOBRA:**

a. Guantes
b. Toalla
c. Gasas
d. Cepillo dental

**2486. La quemadura en la que se ha producido necrosis de los tejidos y que evoluciona hacia la formación de escara es de grado:**

a. 3    b. 2    c. 4

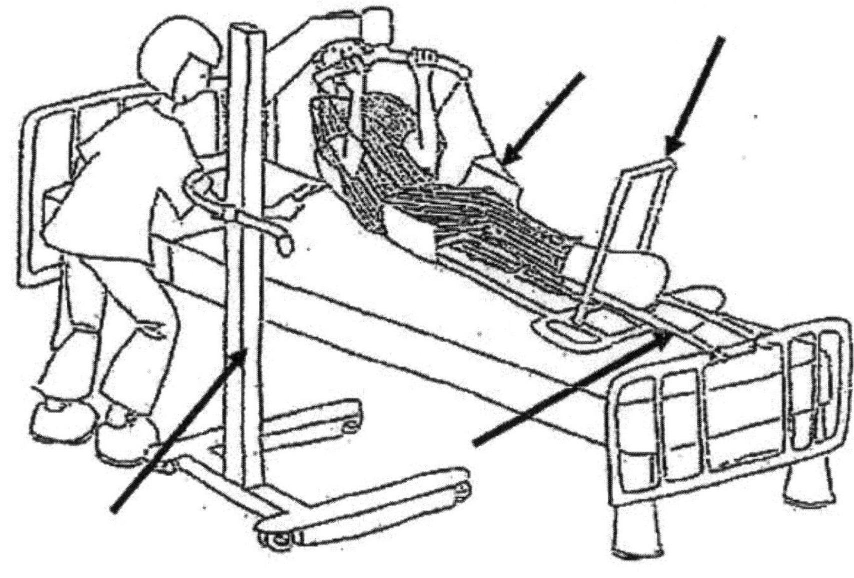

**2487. Causa más frecuente de mortalidad en edad escolar:**

a. Accidentes
b. Malformaciones congénitas
c. Tumores malignos
d. Infecciones generalizadas

**2488. En la ilustración superior se señala con flechas 4 dispositivos usados movilizar al paciente y para la sujeción del miembro inferior traumatizado:**

a. Grúa, arnés, férula de Braun, equipo de tracción
b. Transfer, arnés, férula de Denis Browne, barras paralelas
c. Grúa, arnés, barras paralelas, cinta de inmovilización
d. Grúa, entremetida, férula de Brown, equipo de tracción

**2489. Las glándulas sudoríparas están distribuidas por todas las regiones de la piel excepto**

a. Cara
b. Tímpano
c. Oído
d. Pies

**2490. Alimentos compuestos principalmente por proteínas y calcio:**

a. Energéticos
b. Plásticos
c. Reguladores
d. Light

**2491. Según Virginia Henderson, las necesidades fundamentales del ser humano son:**

a. 14    b. 5    c. 7    d. 10

**2492. Cuando se aísla a un enfermo 'Inmunodeprimido', estamos realizando:**

a. Aislamiento entérico
b. Aislamiento de contacto
c. Aislamiento respiratorio
d. Aislamiento protector o inverso

**2493. Los ejercicios vesicales:**

a. Mejoran la circulación sanguínea del anciano.
b. Evitan el dolor de cabeza del anciano
c. Evitan la incontinencia urinaria del anciano
d. Mejoran la función hepática del anciano

**2494. La parte del estómago denominada píloro comunica:**

a. el duodeno con el fundus
b. el cardias con el estómago
c. el estómago con el duodeno
d. el fundus con el antro

**2495. La enuresis es la persistencia de micciones:**

a. Incontroladas
b. Dolorosas o con dificultades
c. Con manchas de sangre
d. Con poco líquido muchas veces al día

**2496. Sobre el clapping, es FALSO:**

a. Es un método de fisioterapia respiratoria
b. Es un método para estimular el apetito
c. Ayuda a expulsar las mucosidades
d. La percusión debe ser suave y rítmica

**2497. Podrá concederse excedencia voluntaria al personal estatutario sujeto a la Ley 55/2003 del Estatuto marco:**

a. Cuando lo solicite el interesado por interés particular
b. Mediante resolución del Director General de Salud Pública
c. Cuando sea declarado en la situación de suspensión firme
d. Por jubilación

**2498. Son 'Precauciones universales':**

a. Los protocolos de actuación
b. Los procedimientos
c. Las medidas de protección sistémicas y generalizadas
d. Las medidas de aislamiento

**2499. El secreto profesional afecta:**

a. Al personal médico y de enfermería
b. A todo el personal que actúa en el ámbito de la asistencia sanitaria
c. Sólo al médico
d. A los médicos especialistas

**2500. Cuál de estos desinfectantes es el más aconsejable en clínica humana para las heridas superficiales:**

a. Agua oxigenada
b. Compuestos Catiónicos
c. Alcohol etílico de 70º

| | | | |
|---|---|---|---|
| 2501 C | 2526 D | 2551 D | 2576 C |
| 2502 C | 2527 A | 2552 D | 2577 C |
| 2503 C | 2528 B | 2553 D | 2578 A |
| 2504 B | 2529 D | 2554 C | 2579 C |
| 2505 D | 2530 B | 2555 B | 2580 C |
| 2506 D | 2531 D | 2556 C | 2581 C |
| 2507 C | 2532 D | 2557 B | 2582 C |
| 2508 C | 2533 C | 2558 B | 2583 C |
| 2509 C | 2534 D | 2559 D | 2584 C |
| 2510 C | 2535 B | 2560 C | 2585 D |
| 2511 B | 2536 A | 2561 B | 2586 A |
| 2512 D | 2537 D | 2562 D | 2587 D |
| 2513 A | 2538 B | 2563 D | 2588 C |
| 2514 D | 2539 C | 2564 D | 2589 B |
| 2515 C | 2540 C | 2565 A | 2590 B |
| 2516 B | 2541 A | 2566 D | 2591 A |
| 2517 A | 2542 B | 2567 C | 2592 A |
| 2518 A | 2543 C | 2568 D | 2593 D |
| 2519 A | 2544 B | 2569 C | 2594 A |
| 2520 D | 2545 C | 2570 C | 2595 A |
| 2521 C | 2546 A | 2571 D | 2596 A |
| 2522 B | 2547 C | 2572 A | 2597 A |
| 2523 C | 2548 D | 2573 C | 2598 B |
| 2524 A | 2549 D | 2574 B | 2599 D |
| 2525 B | 2550 C | 2575 C | 2600 A |

FALLOS:

**2501. Para dar de comer a un paciente subiremos el respaldo de la cama:**

a. 20º     b. 35º     c. 45º     d. 90º

**2502. Paciente erguido, con los miembros inferiores y superiores pegados al cuerpo y las palmas de las manos mirando al frente:**

a. Decúbito supino
b. Decúbito prono
c. Anatómica
d. Ninguna es correcta

**2503. El calibre de la sutura nos indica:**

a. El diámetro del hilo
b. El diámetro de la aguja
c. Las dos son correctas

**2504. Un paciente tiene un balance de líquidos positivo, es decir:**

a. Pierde líquidos
b. Retiene líquidos
c. Está deshidratado
d. Tiende a hipertensión

**2505. En la intoxicación por cáusticos está contraindicada:**

a. La colocación del SNG
b. La administración de leche
c. La inducción del vómito
d. Son correctas A y C

**2506. 'Archivo' es:**

a. El conjunto de documentos producidos y conservados por personas o entidades
b. La institución que administra una documentación
c. El lugar donde se conservan los documentos
d. Las tres son correctas

**2507. El paciente es ingresado contra su voluntad y por requerimiento judicial. Su hospitalización es:**

a. Voluntaria
b. Involuntaria
c. Forzosa
d. Ilegal

**2508. Qué orden se debe seguir en la colocación de prendas que se necesitan para la asepsia quirúrgica:**

a. Calzas, gorro, bata, guantes, mascarilla
b. Calzas, gorro, bata, mascarilla, guantes
c. Calzas, gorro, mascarilla, bata, guantes

**2509. Una de las acciones del sistema nervioso simpático es:**

a. Aumento de los movimientos y secreciones intestinales
b. Disminución de la presión arterial
c. Dilatación de los bronquios
d. Todas son correctas

**2510. Por efectos secundarios de un fármaco entendemos:**

a. Sólo los efectos indeseables
b. Los efectos inesperados
c. Cualquier efecto distinto al efecto principal
d. Sólo los efectos tóxicos

**2511. Las glándulas sudoríparas son del tipo:**

a. Endocrino
b. Exocrino
c. Mixtas
d. Sebáceas

**2512. Para administrar un enema colocaremos al paciente en posición de:**

a. Trendelenburg
b. Antitrendelenburg
c. Decúbito supino
d. Sims

**2513. 'Decúbito supino':**

a. Tumbado sobre la espalda
b. De lado izquierdo
c. De lado derecho
d. Tumbado sobre el abdomen

**2514. La piel del anciano se arruga porque con la edad...**

a. Pierde adrenalina
b. Gana sales minerales
c. Sus células pierden la membrana externa
d. Pierde elasticidad

**2515. Conjunto de técnicas que tratan de evitar la aparición de enfermedades profesionales:**

a. Ergonomía
b. Riesgos posturales
c. Higiene en el trabajo
d. Sanidad laboral

**2516. Cuando se produce una lesión articular en la que hay pérdida de contacto con las superficies articulares y lesión en los ligamentos se ha producido:**

a. Un esguince
b. Una luxación
c. Un traumatismo físico
d. Una rotura

**2517. El baño o ducha en el paciente cumple estas finalidades, EXCEPTO:**

a. Modificar el Ph de la piel para evitar sudoración
b. Estimular la circulación sanguínea
c. Favorecer la propia autoestima

**2518. Según las unidades de energía usadas en nutrición, cuántas calorías son 10 julios:**

a. 2,39     b. 18,25   c. 25,70   d. 18,21

**2519. El formol sirve para:**

a. Desinfectar materiales instrumentales
b. Esterilizar materiales instrumentales
c. Esterilizar el aire

**2520. Es material fungible o 'no inventariable':**

a. Bisturí
b. Tijeras
c. Material de vidrio
d. Las tres son correctas

**2521. Cuando la eliminación de orina en 24 h es de hasta 500 cc., nos encontramos ante un paciente con:**

a. Anuria
b. Poliuria
c. Oliguria
d. Retención urinaria

**2522. Nuestras vértebras lumbares son:**

a. 3    b. 5    c. 7    d. 9

**2523. El intercambio gaseoso ocurre en:**

a. Bronquios
b. Tráquea
c. Membrana alveolocapilar
d. Fosas nasales

**2524. Según la NANDA, «Respuestas humanas a estados de salud/procesos vitales que pueden desarrollarse en un individuo, familia o comunidad vulnerables»:**

a. Diagnóstico enfermero de riesgo
b. Diagnóstico enfermero de salud
c. Diagnóstico enfermero real
d. Síndrome

**2525. Si 600 cc. de levulosa al 5% tienen que pasar en 4 h. Cuántas gotas pasarán cada minuto:**

a. 25    b. 50    c. 20    d. 60

**2526. Es un tipo de sonda vesical:**

a. Levin
b. Salem
c. Sengstaken-Blakemore
d. Foley

**2527. Los supositorios son formas farmacéuticas…**

a. Sólidas
b. Semisólidas
c. De ambos tipos
d. Ninguna es correcta

**2528. Transportan el oxígeno:**

a. Linfocitos
b. Hematíes
c. Glóbulos blancos
d. Los tres

**2529. Sobre el acné, es FALSO:**

a. Es una enfermedad de origen multifactorial y de base seborreica
b. Se puede definir como una enfermedad inflamatoria crónica
c. Entre las causas están los trastornos gastrointestinales relacionados con el déficit de enzimas
d. Se produce como consecuencia o debido a la evolución sufrida por lesiones primarias

**2530. Representantes de los trabajadores con funciones específicas en materia de prevención de riesgos laborales:**

a. Delegados de Personal
b. Delegados de Prevención
c. Comité de Empresa
d. Comité de Seguridad y Salud

**2531. La edad fisiológica se define por:**

a. La edad cronológica, la edad social y la edad psíquica
b. Haber cumplido 75 años
c. Haber cumplido 65 años
d. Envejecimiento de los órganos y tejidos

**2532. Aumento en la frecuencia de las micciones nocturnas:**

a. Poliuria
b. Oliguria
c. Cisturia
d. Nicturia

**2533. Es causa de incontinencia urinaria por rebosamiento**

a. La atrofia vaginal
b. El prolapso uterino
c. La hipertrofia prostática.
d. La litiasis

**2534. Indica la FALSA:**

a. Las escalas de A.B.V.D son de mayor utilidad en ancianos institucionalizados
b. Las escalas de A.I.V.D son más útiles para detectar los primeros grados de deterioro funcional del anciano en el domicilio
c. En las escalas de A.I.V.D se utilizan ítems relacionados con tareas domésticas
d. En las escalas de valoración de la salud mental se valoran conjuntamente la función cognitiva y afectiva

**2535. Es una causa principal de estreñimiento duradero en el anciano:**

a. Diverticulitis
b. Disminución de la ingesta de líquidos
c. Depresión
d. Alteraciones neurológicas

**2536. Respecto a los recipientes de recogida de orina, es FALSO:**

a. El recipiente será siempre estéril
b. La tapa debe cerrar herméticamente
c. Debe poderse pegar una etiqueta aún en condiciones de refrigeración
d. Primero se lavará cuidadosamente el meato urinario

**2537. Más o menos esférica, de más de 2 cm. de diámetro, superficial, que se traduce en una elevación firme, con o sin límites definidos y de un color igual o diferente de la piel:**

a. Quiste
b. Roncha
c. Nódulo
d. Tumor

**2538. Sobre la forma de tomar la temperatura corporal, es FALSO:**

a. En la boca se coloca el bulbo del termómetro debajo de la lengua del paciente
b. En caso de que el paciente esté agitado, se tomará la temperatura en la boca
c. Secar la axila del paciente con una gasa, pues la humedad falsea el registro
d. Colocar el bulbo del termómetro en la axila del paciente, cruzar su antebrazo sobre el tórax y esperar seis-siete minutos

**2539. En la lucha contra las enfermedades transmisibles, las vacunas, alimentación, conocimientos y nivel de vida, son medidas referidas a:**

a. Agente
b. Reservorio
c. Huésped
d. Mecanismo de transmisión

**2540. 'Portador sano' es aquél que:**

a. Padece la enfermedad y elimina microorganismos
b. Elimina microorganismos patógenos antes de que se desarrolle la enfermedad
c. No padece la enfermedad porque tiene inmunidad frente al agente etiológico que porta
d. Ha padecido la enfermedad infecciosa, han desaparecido los síntomas, pero elimina microorganismos patógenos

**2541. Los músculos del brazo son:**

a. Coracobraquial, Braquial anterior, Bíceps y Tríceps
b. Deltoides, Bíceps, Triceps y Braquial anterior
c. Supraespinoso, Coracobraquial, Bíceps y Tríceps
d. Deltoides, Supraespinoso, Infraespinoso y Bíceps

**2542. Entre las ayudas psicológicas a los pacientes terminales estará:**

a. Visitas de la familia a cualquier hora
b. Acompañamiento espiritual y religioso, si el paciente lo requiere
c. Distraerlo para que se olvide
d. Mostrar una actitud despreocupada

**2543. Orden de los elementos de la cadena epidemiológica:**

a. Huésped, mecanismo de transmisión, fuente de infección
b. Fuente de infección, huésped, mecanismo de transmisión
c. Fuente de infección, mecanismo de transmisión, huésped
d. Mecanismo de transmisión, fuente de infección, huésped

**2544. Una contusión es una lesión:**

a. Traumática sin solución de continuidad en la piel
b. Traumática con solución de continuidad en la piel
c. Infecciosa de la piel

**2545. Entre las complicaciones de la nutrición parenteral se encuentra:**

a. Broncoaspiración
b. Náuseas y vómitos
c. Fiebre
d. Lesiones en tubo digestivo

**2546. Necesidades calóricas aconsejadas para la población anciana**

a. 2.000 Kcal
b. 3.000 Kcal
c. 1.500 Kcal
d. 3.500 Kcal

**2547. Dilatación patológica de la pared de los vasos sanguíneos:**

a. Arteriosclerosis
b. Shock
c. Aneurisma
d. Síndrome varicoso

**2548. A la hora de hacer un balance hídrico el medio principal de excreción de líquidos es:**

a. Heces
b. Sudor
c. Transpiración
d. Orina

**2549. El sondaje nasoentérico consiste en la introducción de una sonda a través de las fosas nasales o boca hasta:**

a. El duodeno
b. El yeyuno
c. El ileon proximal
d. Todas son correctas

**2550. Qué procedimientos son abordables en atención primaria:**

a. Extirpación de lesiones cutáneas
b. Cirugía de la uña
c. Las dos

**2551. Las afecciones broncopulmonares son debidas a polvos de:**

a. Metales duros
b. Escorias de Thomas
c. Aluminio
d. Las tres

**2552. NO ES una posible complicación de la Nutrición Parenteral:**

a. Flebitis
b. Infección del punto de inserción del catéter
c. Neumotórax
d. Broncoaspiración del contenido alimenticio

**2553. Como consecuencia del envejecimiento se producen cambios en los órganos de los sentidos. Cuál NO:**

a. Menor capacidad de acomodación visual
b. Disminución del número de papilas gustativas
c. El umbral medio para los tonos puros, aumenta con la edad para todas las frecuencias.
d. Aumento en la agudeza del sentido del tacto

**2554. El 'clapping' es…**

a. Una dieta para adelgazar
b. Una técnica para favorecer la circulación venosa
c. Una técnica de fisioterapia respiratoria
d. Un proceso de deambulación precoz

**2555. La sujeción de los vasos sanguíneos es función del tejido:**

a. Muscular
b. Conjuntivo
c. Epitelial
d. Nervioso

**2556. Las microvellosidades están en:**

a. El recto
b. El colón
c. El intestino delgado
d. Ninguna de las tres

**2557. El control de calidad de la asistencia sanitaria cuenta con (fases):**

a. 3     b. 4     c. 5     d. Todas falsas

**2558. Tiempo que trascurre entre la entrada del agente infeccioso en el huésped hasta la aparición de los síntomas de la enfermedad:**

a. Infección
b. Periodo de incubación
c. Tiempo previo
d. Pródromos

**2559. Es un signo...**

a. La angustia
b. La hipertensión
c. La fiebre
d. Son correctas B y C

**2560. Elevación de la cantidad de dióxido de carbono en la sangre por encima de los valores normales**

a. Hipocapnia
b. Hipoxia
c. Hipercapnia
d. Fiperoxia

**2561. A qué grupo de residuos sanitarios pertenecen los restos de tejidos:**

a. I     b. II     c. III     d. IV

**2562. Indique la FALSA. Los huesos anatómicamente se dividen en:**

a. Cortos
b. Largos
c. Irregulares
d. Regulares

**2563. 'Infección nosocomial' es:**

a. La adquirida en el hospital, que aparece durante la hospitalización
b. Infección que no se hallaba presente, o en periodo de incubación en el momento de admisión del enfermo en el hospital
c. La OMS la define como enfermedad microbiana
d. Las tres son correctas

**2564. Las teorías conductistas del desarrollo parten de las ideas de:**

a. Freud
b. Piaget
c. Vygotsky y Wallon
d. Watson, Pavlov, y Skinner

**2565. Según la forma de la gráfica, 'temperatura que va ascendiendo y descendiendo paulatinamente':**

a. Ondulante A
b. Recurrente
c. Intermitente
d. Remitente

**2566. Los glúcidos o hidratos de carbono según su estructura química son:**

a. Monosacáridos, derivados de ácidos grasos y esteroides
b. Monosacáridos, polisacáridos y albúmina
c. Lípidos, proteínas y vitaminas
d. Monosacáridos, disacáridos y polisacáridos

**2567. Numerador de cobertura en la evaluación del Servicio Atención al Consumidor Excesivo de Alcohol**

a. Todos los mayores de 14 años que consuman alcohol, independientemente de la cantidad
b. La población con factores de riesgo para consumir alcohol
c. Los mayores de 14 años que cumplan el criterio de inclusión
d. Las personas que han conseguido disminuir el consumo tras el plan terapéutico

**2568. En infección nosocomial, NO es mecanismo de transmisión directo:**

a. Las manos del personal sanitario
b. Las gotas de Flügge expulsadas al hablar, toser o estornudar
c. Las ropas contaminadas por agitación de las mismas
d. Los gérmenes resistentes que se transmiten a través de medicamentos, perfusiones, etc

**2569. En el lavado higiénico del paciente hospitalizado debe utilizarse en la medida de lo posible:**

a. Jabones neutros
b. Biombo de aislamiento cuando hay que asearlo en una habitación compartida
c. Son correctas A y B

**2570. La fructosa es un glúcido:**

a. Polisacárido
b. Disacárido
c. Monosacárido
d. Multisacárido

**2571. Temperatura de 38,7° C**

a. Febrícula
b. Fiebre ligera
c. Fiebre alta
d. Fiebre moderada

**2572. La insulina es segregada por:**

a. Las células β del páncreas
b. Las células α del páncreas
c. Las células α y β del páncreas
d. Ninguna es correcta

**2573. Qué es un coprocultivo:**

a. Un estudio del exudado vaginal
b. Un estudio del exudado laríngeo
c. Un estudio bacteriológico de las heces
d. Ninguna de las anteriores es correcta

**2574. Documento que registra la entrada y salida de los materiales y, por lo tanto, controla la cantidad de existencias almacenadas:**

a. Punto de pedido
b. Ficha de almacén
c. Inventario permanente
d. Depósito activo

**2575. Forma más frecuentes de Diabetes Mellitus:**

a. Diabetes tipo I
b. Diabetes estacional
c. Diabetes tipo II
d. Diabetes gestacional

**2576. Oligoelementos son:**

a. Las proteínas
b. Los hidratos de carbono
c. Elementos como el zinc, cobre, cromo y manganeso
d. Las vitaminas

**2577. Ante un ingreso debemos:**

a. Comprobar que está identificado y presentarnos
b. Presentarnos y tomarle la temperatura
c. Avisar a la enfermera, comprobar que está identificado y presentarnos

**2578. PH de la orina:**

a. 4,8 a 7,5
b. 5,7 a 8,4
c. 7,8 a 9,5
d. 4,2 a 6,7

**2579. Se considera que una persona está en una segunda fase de la intoxicación etílica cuando el grado de alcoholemia oscila entre:**

a. 0,5 - 0,8 g./litro
b. 1,5 – 5 g./litro
c. 0,8 – 1,5 g./litro
d. 0,3 – 1,6 g./litro

**2580. Definimos TAQUIPNEA como:**

a. Aceleración del pulso
b. Aceleración del ritmo cardiaco
c. Aceleración de la respiración
d. Deceleración de la PVC

**2581. Los sueros bicarbonatados son soluciones:**

a. Nutritivas
b. Energéticas
c. Electrolíticas
d. Soluciones mixtas

**2582. La anestesia:**

a. Es un fármaco
b. Se usa para bloquear la sensibilidad táctil y dolorosa de un paciente
c. Ambas son correctas
d. Ninguna lo es

**2583. Orden en que se realizará el lavado en cama:**

a. Tórax, nalgas, abdomen, manos y cara
b. Cuello, tórax, pies y región genital
c. Cara, mamas, abdomen y región genital

**2584. Posición intermedia entre decúbito prono y decúbito lateral:**

a. Roser
b. Fowler
c. Sims
d. Decúbito supino

**2585. Sobre los aldehídos:**

a. Son bactericidas que actúan desnaturalizando las proteínas y alterando el ADN de los microorganismos
b. El formaldehído es un desinfectante que también puede usarse en la conservación de tejidos biológicos
c. El glutaraldehido se aplica en solución acuosa al 2% sobre superficies y aparatos o por inmersión
d. Las tres son correctas

**2586. El índice de Apgar indica el nivel de adaptación del recién nacido:**

a. Al minuto y a los cinco minutos de nacer
b. A la hora del nacimiento
c. A las 24 horas de nacer
d. A las 48 horas de nacer

**2587. Desde el punto de vista histológico podemos diferenciar en la epidermis varios estratos, desde la superficie hasta la parte profunda. Cuál es FALSO:**

a. Estrato córneo
b. Estrato granuloso
c. Estrato basal o estrato germinativo
d. Estrato basal o estrato evolutivo

**2588. Artículo 7 de la LO 15/1999, de protección de datos: "Los ficheros creados con la finalidad exclusiva de almacenar datos de carácter personal que revelen la ideología, afiliación sindical, religión, creencias, origen racial o étnico..."**

a. Sólo podrán crearse con el consentimiento expreso de la persona afectada
b. Podrán recabarse por motivos de interés general
c. Quedan prohibidos
d. Se tratarán al igual que el resto de datos

**2589. Trastorno por afán de orden, perfeccionamiento y control:**

a. Narcisista
b. Obsesivo-compulsivo
c. Histriónico
d. Dependiente

**2590. Los osteoblastos:**

a. Son células
b. Son células jóvenes con función de formar el tejido óseo
c. Son células óseas maduras
d. Tienen como función destruir el tejido óseo

**2591. Estatuto marco del personal estatutario. En situación de incapacidad temporal se halla en:**

a. Servicio activo
b. Servicios especiales
c. Suspensión de funciones
d. Excedencia forzosa

**2592. Sobre el aseo del enfermo: Es FALSO:**

a. La temperatura del agua debe ser de 20 C
b. Hay que cambiar el agua cada vez que sea necesario
c. Hay que estimular al paciente para que colabore con su aseo
d. Hay que evitar las corrientes de aire en la habitación

**2593. 'Infestación:**

a. Entrada de varios tipos de microorganismos en el huésped
b. Infección que abarca a gran cantidad de población
c. Contaminación por gérmenes
d. Entrada en el huésped de protozoos

**2594. La cama circoeléctrica se utiliza en pacientes cuya patología sea:**

a. Lesión medular
b. Ulcera por presión
c. Insuficiencia renal
d. Problemas de retorno venoso

**2595. Unidad de energía empleada tradicionalmente en nutrición:**

a. Caloría
b. Julio
c. Newton
d. Voltio

**2596. Inflamación de las encías:**

a. Gingivitis
b. Estomatitis
c. Glositis
d. Ninguna es correcta

**2597. Para prevenir contagios ante manipulación de sangre o fluidos biológicos para su seguridad qué métodos utilizaría:**

a. Lavado de manos, guantes, mascarilla
b. Anteojos, calzado antideslizante, bata
c. Vestimenta especial, lavado de manos

**2598. Centros residenciales destinados a la estancia temporal o permanente de ancianos con autonomía y asistidos:**

a. Centros de asistidos
b. Centros mixtos
c. Residencias de válidos
d. Centros de día

**2599. En la posición de Fowler, la cabecera de la cama estará incorporada en un ángulo de cuántos grados:**

a. 20      b. 25      c. 35      d. 45

**2600. Una de las características que definen a un grupo es que:**

a. Está formado por dos o más personas que confían en el trabajo en colaboración
b. Los miembros no tienen contacto entre ellos
c. Existen intereses personales
d. No existe división de responsabilidad

| | | | |
|---|---|---|---|
| 2601 D | 2626 A | 2651 D | 2676 A |
| 2602 B | 2627 A | 2652 B | 2677 D |
| 2603 D | 2628 B | 2653 C | 2678 A |
| 2604 A | 2629 C | 2654 B | 2679 D |
| 2605 A | 2630 D | 2655 A | 2680 A |
| 2606 C | 2631 C | 2656 D | 2681 D |
| 2607 B | 2632 A | 2657 B | 2682 A |
| 2608 B | 2633 D | 2658 D | 2683 B |
| 2609 A | 2634 A | 2659 D | 2684 B |
| 2610 A | 2635 A | 2660 B | 2685 C |
| 2611 A | 2636 C | 2661 D | 2686 A |
| 2612 D | 2637 B | 2662 B | 2687 C |
| 2613 C | 2638 C | 2663 C | 2688 C |
| 2614 C | 2639 C | 2664 D | 2689 B |
| 2615 A | 2640 C | 2665 C | 2690 D |
| 2616 B | 2641 C | 2666 D | 2691 A |
| 2617 D | 2642 B | 2667 D | 2692 B |
| 2618 C | 2643 B | 2668 C | 2693 C |
| 2619 A | 2644 A | 2669 D | 2694 D |
| 2620 C | 2645 C | 2670 B | 2695 D |
| 2621 A | 2646 C | 2671 B | 2696 D |
| 2622 A | 2647 D | 2672 C | 2697 B |
| 2623 B | 2648 D | 2673 C | 2698 D |
| 2624 A | 2649 B | 2674 B | 2699 B |
| 2625 C | 2650 A | 2675 B | 2700 B |

FALLOS:

**2601. Intercambio de gases que se produce en los pulmones al respirar:**

a. Inspiración-espiración
b. Transporte
c. Perfusión
d. Hematosis

**2602. Según la Ley 41/2002, de autonomía del paciente, 'consentimiento informado' es:**

a. La autorización del médico para aplicar un tratamiento
b. La conformidad del paciente para que tenga lugar una actuación que afecte a su salud
c. El formulario previo a cualquier actuación sanitaria
d. La expresión de conformidad del médico para aplicar el tratamiento según su criterio profesional

**2603. En el carro de parada NO es imprescindible:**

a. Ambú
b. Guantes
c. Sondas vesicales
d. Apósitos hidrocoloides

**2604. El lavado de los genitales del paciente encamado se realiza:**

a. De delante hacia atrás (de pubis a ano)
b. Colocando una cuña debajo de la pelvis
c. Ambas son correctas
d. Ninguna lo es

**2605. NO es una etapa del proceso de Enfermería:**

a. Entrevista
b. Valoración
c. Ejecución
d. Evaluación

**2606. En cuanto al orden del lavado en el paciente lo último en lavar será:**

a. Las nalgas y espalda
b. Piernas y pies
c. Región genital
d. Cara

**2607. La ansiedad ante la enfermedad es un síntoma:**

a. Somático
b. Emocional
c. Social
d. Corporal

**2608. Especialidad médica que estudia las enfermedades del Sistema Nervioso Central y periférico:**

a. Neumología
b. Neurología
c. Psiquiatría
d. Reumatología

**2609. 'Enfermedad orgánica' afecta a:**

a. Un órgano de un sistema
b. Todo el organismo
c. El sistema inmunológico
d. El órgano sexual

**2610. La Farmacología clínica estudia:**

a. Las propiedades de los fármacos en su aplicación al hombre
b. Los factores que influyen sobre la cantidad de fármaco presente en el sitio de acción en cada momento, desde su administración
c. El empleo en el hombre de los fármacos, con el fin de curar
d. Los efectos nocivos de los medicamentos y su mecanismo

**2611. Enrojecimiento de la piel por congestión de capilares:**

a. Eritema
b. Congestión
c. Supuración
d. Anestesia

**2612. Ergonomía es:**

a. El tratamiento por que se intenta adaptar el trabajo a las condiciones anatómicas y fisiológicas de la persona
b. Conseguir la reeducación de los pacientes para que sean capaces de realizar un trabajo normal
c. Una disciplina que se complementa con fisioterapia, terapia ocupacional, laborterapia, etc.
d. Las tres son correctas

**2613. No es segregada por el páncreas**

a. Lipasa          b. Amilasa
c. Lactasa         d. Tripsina

**2614. Si durante el protocolo de actuación de la reanimación cardiopulmonar básica en un adulto, el paciente se recupera, a continuación:**

a. Administrar dos insuflaciones de rescate
b. Disminuir la frecuencia de las compresiones torácicas ajustándolas a un ritmo de 15:2
c. Colocar a la víctima en decúbito lateral de seguridad
d. Suministrar una ampolla de 1 mg de adrenalina

**2615. Entre las recomendaciones para la atención de personas con demencia, NO está:**

a. Evitar la rutina en las actividades cotidianas
b. Colocar en lugar visible objetos que le ayuden a recordar y orientarse
c. Establecer un horario de comidas fijo
d. Utilizar siempre la misma secuencia al vestirse

**2616. Antiséptico para el lavado quirúrgico de manos en hospital:**

a. El jabón líquido neutro
b. El jabón con povidona yodada
c. Los compuestos clorados
d. El alcohol

**2617. La cólera, hepatitis A requieren aislamiento…**

a. Respiratorio
b. Estricto
c. Protector o inverso
d. Entérico

**2618. Cuál de los siguientes pasos en el protocolo de actuación de cambio de bolsa de ostomía es INCORRECTO:**

a. Lavarse las manos con agua y jabón
b. Ponerse los guantes y explicar al paciente lo que se le va a hacer
c. Retirar la bolsa de abajo a arriba
d. Limpiar el estoma con agua y jabón neutro en forma circular

**2619. Según la norma para el tratamiento de residuos sanitarios, en los envases azules se recogerán:**

a. Jeringas con citotóxicos
b. Material de venopunción
c. Gasas y compresas de VIH
d. Guantes tras cirugía general

**2620. Utilizar insecticidas de acción rápida, duradera y no tóxica para la especie humana y los animales es una medida a tomar en**

a. Asepsia          b. Antisepsia
c. Desinsectación   d. Infección

**2621. La presencia de gérmenes en la sangre se produce en:**

a. Septicemia       b. Epidemia
c. Hemofilia        d. Hemoptisis

**2622. En el cuidado de las uñas…**

a. Las de las manos se cortarán ovaladas y en los pies rectas
b. Las de las manos se cortarán rectas y en los pies ovaladas
c. Ambas se cortarán rectas
d. Ambas se cortarán ovaladas

**2623. Úlceras por presión:**

a. Es un órgano de protección
b. Son lesiones de la piel en los que afecta a la dermis, epidermis y capas profundas
c. Es un epitelio pavimentoso, estratificado, queratizado
d. Es una capa de tejido conjuntivo

**2624. Precauciones que se deben tomar en el aseo a un paciente encamado:**

a. Respetar su intimidad
b. Desconectar sondas, sueros y drenajes
c. La temperatura del agua será estable sin tener en cuenta la opinión del paciente
d. Se realizará siempre en la cama aunque el paciente sea independiente

**2625. En que supuesto se utilizará un brazo con una Fístula o una derivación Arteriovenosa de diálisis para insertar un catéter venoso:**

a. Siempre
b. Cuando se administren soluciones con CIK
c. Nunca
d. Cuando ese brazo tenga buenas vías

**2626. La declaración de Alma-Ata fue adoptada por aclamación por la Conferencia Internacional sobre Atención Primaria de Salud en:**

a. 1978   b. 1979   c. 1976   d. 1986

**2627. El patrón de referencia del control de calidad es 'Conjunto...**

a. ...indicador-criterio-estándar
b. ...dimensión-extensión-capacitación
c. ...criterio-dimensión-control
d. Ninguna de las anteriores

**2628. No facilita el buen desarrollo de los equipos multidisciplinares:**

a. Capacidad de realizar autocrítica
b. Una jerarquía clara y bien diferenciada
c. Mantener las normas bien claras

**2629. Bajada de frecuencia respiratoria:**

a. Ortopnea
b. Taquipnea
c. Bradipnea
d. Disnea

**2630. No es un accesorio de la cama hospitalaria:**

a. Los centinelas de cama
b. El pupitre
c. La férula de acero
d. La mitra

**2631. La etapa de evaluación del proceso de atención de enfermería consiste en:**

a. Analizar el estado de salud del paciente
b. Llevar a cabo las actividades propuestas en el plan de cuidados de enfermería
c. Analizar el logro de los objetivos, valorar el plan de cuidados de enfermería y la satisfacción del paciente
d. Registrar el resultado obtenido en la hoja clínico-estadística del paciente

**2632. Cómo se conserva el exudado de abscesos si no se envía al laboratorio de inmediato:**

a. En estufa a 36-37ºC
b. En nevera a 4ºC
c. A temperatura ambiente
d. Ninguna de las tres es correcta

**2633. Para la toma de frotis, citología vaginal y toma endocervical, la posición adecuada será:**

a. Sims          b. Morestin
c. Fowler        d. Decúbito supino

**2634. Qué principio ético supone el reconocimiento del derecho del paciente a participar en la toma de las decisiones sanitarias que le puedan afectar:**

a. Principio de Autonomía
b. Principio de Beneficencia
c. Principio de Justicia
d. Principio de no Maleficencia

**2635. Conducto terminal de las vías urinarias:**

a. Uretra         b. Uréter
c. Ureteros       d. Glomérulo

**2636. Los testículos son glándulas...**

a. Endocrinas    b. Exocrinas    c. Mixtas

**2637. Sobre el lavado de manos:**

a. No es necesario en los hospitales
b. Es una de las medidas más eficaces para luchar contra las infecciones
c. Sólo es necesario después de prestar cualquier cuidado

**2638. En la formación de las úlceras por presión qué factores intrínsecos predisponen:**

a. La fricción
b. La presión
c. El sobrepeso
d. La humedad

**2639. 'Encarnizamiento terapéutico':**

a. Eutanasia activa
b. Eutanasia pasiva
c. Distanasia
d. Adistanasia

**2640. Medio de aplicación de crioterapia clasificado como 'medio sólido':**

a. Baños fríos
b. Nieve carbónica
c. Bolsa de hielo
d. Sprays de vapor frío

**2641. Son parasomnias:**

a. Síndrome de apnea del sueño
b. Las neuropatías
c. Sonambulismo
d. Narcolepsia

**2642. Son tipos de insulina:**

a. Ultrarrápida, Rápida, Intermedia y Veloz
b. Ultrarrápida, Regular, NPH y Prolongada
c. Rápida, Regular, Intermedia y HPA
d. Rápida, NPH, Prolongada y Detenida

**2643. La vacuna de la parotiditis se administra por vía:**

a. Intradérmica     b. Subcutánea
c. Intraarterial    d. Intravenosa

**2644. Entre las competencias del auxiliar en salud mental NO está:**

a. En general, realizará todas aquellas actividades que tengan un carácter profesional sanitario
b. Colaborar en cualquier tarea urgente no prevista en el Plan individualizado de Tratamiento
c. Vigilar y observar la conducta de los enfermos, con el fin de prevenir

**2645. El vendaje en ocho se utiliza sobre todo en:**

a. Cabeza     b. Dedos     c. Articulaciones

**2646. Ante una hemorragia:**

a. La primera medida sería la aplicación de un torniquete en la zona afectada
b. Presionar la arteria femoral si la hemorragia se produce en el miembro superior
c. Controlar las constantes vitales
d. Presionar la arteria braquial colocando la mano sobre la ingle para detener la hemorragia

**2647. Pequeña lesión cutánea elevada, de paredes finas, de contenido líquido y tamaño inferior a 0,5 cm:**

a. Quiste
b. Tumor
c. Goma
d. Vesícula

**2648. 'Reservorio' es:**

a. Un agente infeccioso
b. Una persona portadora, pero sin síntomas
c. Una persona enferma
d. Lugar en que los gérmenes patógenos viven y se multiplican

**2649. A la hora de confeccionar una dieta equilibrada, el porcentaje aproximado de lípidos en un día sería:**

a. 55%    b. 30%    c. 15%    d. 5%

**2650. Para retirar grapas, el quitagrapas:**

a. Ejerce presión sobre el punto medio de la grapa y así los extremos salen con facilidad
b. Ejerce presión sobre los extremos y estos salen con facilidad
c. Se utiliza por comodidad del profesional

**2651. Desequilibrio de la nutrición por exceso r/c consumo excesivo de hidratos de carbono y sedentarismo m/p sobrepeso del 23 %. Corresponde con diagnóstico:**

a. ...de Salud
b. ...de Riesgo
c. ...Potencial
d. ...Real

**2652. NO es una característica de la cama hospitalaria:**

a. Estar equipada con ruedas
b. Poseer un colchón articulado
c. Tener un sistema de freno para bloquearla
d. Los colchones deben ser duros

**2653. Se definen como 'criterios para la evaluación':**

a. Resultados de la medición del criterio
b. Medida que combina dos variables, lo que hemos hecho en relación a lo que deberíamos hacer
c. La comparación de la actividad asistencial con una serie de normas previamente establecidas, como parámetros de buena calidad
d. Nivel óptimo de aplicación

**2654. Enfermo con incontinencia:**

a. Tiene hemorragias digestivas
b. No controla sus micciones
c. No tiene apetito
d. Tiene líquidos en la cavidad pleural

**2655. El 'DRUM' sirve para canalizar:**

a. Una vena central desde un acceso periférico
b. Una vena central directamente
c. Una arteria central directamente
d. Una arteria central desde un acceso periférico

**2656. La sustancia cancerígena por excelencia en el humo del tabaco es:**

a. Nicotina
b. Monóxido de Carbono
c. Óxido Nitroso
d. Alquitrán

**2657. Zumbido de oídos:**

a. Hipoacusia
b. Acúfenos
c. Otorrea
d. Otalgia

**2658. La OMS señala como finalidad de los cuidados paliativos:**

a. Calmar el dolor y controlar los síntomas de la enfermedad
b. Proporcionar apoyo psicológico, social y espiritual, tanto a la familia como al enfermo
c. Mantener la vida, sin alargarla ni acortarla
d. Las tres son correctas

**2659. Principal síntoma de pediculosis:**

a. Escozor
b. Inflamación
c. Dolor
d. Prurito

**2660. Dificultad respiratoria por un déficit de aporte de oxígeno:**

a. Apnea
b. Disnea
c. Taquipnea
d. Asmática

**2661. NO es instrumental de hemostasia:**

a. Pinzas de Pean
b. Pinzas de Kocher
c. Pinzas Mosquito
d. Pinzas de Jones

**2662. Qué es la disfagia:**

a. Necesidad de beber mucha agua
b. Dificultad para tragar
c. Acumulación de gases en el intestino
d. Falta de apetito

**2663. Parámetros de la escala Norton:**

a. Estado general, estado mental, actividad, incontinencia e hidratación
b. Estado general, estado mental, movilidad, incontinencia y alimentación
c. Estado general, estado mental, movilidad, incontinencia y actividad
d. Ninguna de las anteriores es correcta

**2664. Para aliviar la flatulencia:**

a. Sedante          b. Emoliente
c. Expectorante     d. Carminativo

**2665. El drenaje simple es:**

a. Aquel sobre el que no realizamos ninguna presión
b. Favorece la salida de la sustancia acumulada
c. Ambas son correctas

**2666. Unidad que indica el grado de vibraciones en una unidad hospitalaria:**

a. Vrad
b. Lux
c. Pal
d. Decibelio

**2667. La vasodilatación está indicada para:**

a. Alivio de la congestión e hinchazón
b. Alivio del dolor e inflamación
c. Alivio de los calambres musculares y contracturas traumáticas
d. Para todo lo mencionado

**2668. "Evaluación retrospectiva de la práctica asistencial realizada por los propios profesionales responsables de la asistencia encaminada a encontrar soluciones prácticas a los problemas que se detectan":**

a. Acreditación
b. Indicador
c. Método 'Audit'
d. Adecuación

**2669. Qué NO es cierto en relación a las direcciones de los movimientos:**

a. Abducción: alejamiento del plano medio
b. Aducción: acercamiento al plano medio
c. Rotación: movimiento de giro sobre un eje
d. Eversión: cambio de dirección hacia dentro

**2670. Para la recogida de un exudado conjuntival es necesario:**

a. Hisopo no estéril
b. Hisopo humedecido en suero salino
c. Lavar los ojos antes de recoger la muestra
d. Si el paciente está con colirios antibióticos no recoger la muestra hasta pasadas 12 h

**2671. Quién nombra al Gerente del Área de Salud:**

a. El Consejero del Departamento correspondiente de la Comunidad Autónoma
b. La Dirección del Servicio de Salud de la Comunidad Autónoma
c. El Ministro de Sanidad y Consumo
d. El Consejo de Salud de la C Autónoma

**2672. En la nueva 'Rueda de los alimentos' del Ministerio de Sanidad el grupo VI es el de:**

a. Plásticos (como alimentos de origen lácteo)
b. Plásticos (como hortalizas y verduras)
c. Reguladores (como frutas)
d. Reguladores (como hortalizas y verduras)

**2673. En un centro de salud se usan como indicadores o testigos de esterilización:**

a. Biológicos, como esporas de bacterias altamente resistentes
b. Químicos, como testigos termosensibles que cambian de color
c. Ambos tipos
d. Ninguno de los dos

**2674. Las vacunas muertas o inactiva-das producen:**

a. Inmunidad de aparición inmediata
b. Inmunidad de corta duración
c. Inmunidad de aparición tardía y duradera
d. Son correctas A y C

**2675. Sobre el tratamiento con calor, es FALSO:**

a. Está indicado en dolores musculares
b. Está indicado para disminuir el peristaltismo
c. Está contraindicado en pacientes que toman medicación anticoagulante
d. Está indicado en el tratamiento de absce-sos, para favorecer la cicatrización

**2676. Tras alimentar a un paciente con sonda nasogástrica el procedi-miento es irrigar 30 ml. de agua para:**

a. Evitar la formación de costras, obstrucción de la sonda y reproducción de bacterias
b. Hidratar al paciente
c. Evitar que el alimento refluya por la sonda

**2677. En la prueba A1c de Diabetes un nivel de 6% se consideraría:**

a. Normal
b. Diabetes tipo 1
c. Diabetes tipo 2
d. Prediabetes

**2678. Los pesos de 10 personas toma-das al azar son: 69,2; 75,8; 89,1; 97,2; 86,3; 67,3; 78,5; 99,8; 77,6; 81,5. Cuál es la mediana:**

a. 80,0
b. 81,5
c. 79,8
d. 78,6

**2679. Produce raquitismo en los lac-tantes la carencia de vitamina...**

a. A    b. B    c. C    d. D

**2680. Una cama abierta en abanico la-teral nos hará pensar que se espera efectuar una recepción de un pa-ciente:**

a. Quirúrgico
b. Sin información específica previa
c. Ambulatorio
d. Todas ellas

**2681. No es un eslabón de la cadena epidemiológica:**

a. Reservorio o fuente de infección
b. Mecanismos de transmisión
c. Huésped susceptible
d. Microorganismo patógeno

**2682. Un paciente inconsciente pre-senta un vómito:**

a. Colocarle en decúbito lateral o girar la ca-beza a un lado
b. Preparar el aspirador con una sonda Yan-kauer
c. Poner un empapador
d. Darle a oler alcohol para que le pasen las náuseas

**2683. De acuerdo con el estatuto Marco del Personal Estatutario, la suspensión firme determinará la pérdida del puesto de trabajo cuando exceda de:**

a. Un año
b. Seis meses
c. Dos años
d. Tres años

**2684. Norma fundamental de mecá-nica corporal para prevenir lesiones:**

a. No utilizar puntos de apoyo
b. No juntar los pies
c. Cargar el peso alejado lo más posible del cuerpo
d. Sujetar el objeto para que haga de contra-peso

**2685. NO se realiza en Atención prima-ria:**

a. Incisión y drenaje de abscesos
b. Reparación y sutura de heridas
c. Lesiones malignas

**2686. Durante una intervención qui-rúrgica, una de las actividades de la enfermera circulante consiste en:**

a. Valorar, planificar, realizar y evaluar las ac-tividades de enfermería para satisfacer las necesidades individuales de cada paciente
b. Colaborar con el cirujano y ayudante du-rante la intervención
c. Ayudar a contar las agujas, hojas de bisturí e instrumentos utilizados durante la inter-vención usando el procedimiento estable-cido de recuento
d. Preparar los aparatos y material estéril que se necesita para la intervención

**2687. La Asociación Española de Pe-diatría aconseja administrar la se-gunda dosis de la vacuna contra la varicela a los:**

a. 18-30 meses
b. 6-8 años
c. 3-4 años
d. 9-12 años

**2688. El autoclave esteriliza:**

a. Por métodos químicos
b. Sus características, que le diferencian de otros métodos de esterilización, son la eco-nomía, seguridad y lentitud
c. Por calor húmedo
d. Todas las anteriores son incorrectas

**2689. El lavado genital se realizará:**

a. De arriba abajo y de afuera hacia dentro
b. De dentro afuera y de arriba hacia abajo
c. De afuera adentro y de abajo hacia arriba

**2690. Para el estudio de un paciente por los enfermeros, anamnesis es:**

a. La exploración de un paciente
b. Los resultados del laboratorio
c. La documentación previamente recogida
d. Una entrevista verbal al paciente

**2691. Según la definición de la OMS de 'calidad de la asistencia sanitaria'. Cuál de los siguientes NO es un cri-terio al que responda:**

a. Criterio práctico
b. Criterio técnico
c. Criterio interpersonal
d. Criterio económico

**2692. El déficit de vitamina B12 pro-duce:**

a. Fatiga
b. Anemia perniciosa
c. Lesiones renales

**2693. El fármaco antiemético está in-dicado en un paciente con:**

a. Diarrea
b. Tos
c. Vómitos
d. Estreñimiento

**2694. NO es una fuente de información del control de calidad:**

a. Informes de altas hospitalarias
b. Observación directa
c. Estadísticas
d. Las tres lo son

**2695. El aislamiento protector o in-verso está indicado para:**

a. Pacientes inmunodeprimidos
b. Procesos cancerígenos
c. Quemados
d. Los tres casos

**2696. Capacidad funcional residual es:**

a. El volumen máximo que los pulmones pue-den alcanzar tras un esfuerzo inspiratorio
b. La cantidad máxima de aire que podemos inspirar tras una espiración normal
c. La cantidad máxima de aire que una per-sona puede eliminar tras llenar los pulmo-nes al máximo
d. La cantidad de aire que permanece en los pulmones tras una espiración normal

**2697. Es una patología laboral fre-cuente derivada de las posturas for-zadas:**

a. Artrosis
b. Lumbalgia
c. Artritis
d. Gripe

**2698. En el hígado de los animales, leche y huevos, se encuentran canti-dades importantes de vitaminas:**

a. B2    b. B1    c. B6    d. B12

**2699. En qué tipo de quemaduras apa-recen vesículas:**

a. En las de tercer grado
b. En las de segundo grado
c. En las de primer grado
d. Ninguna de las anteriores

**2700. Porcentaje de agua en la orina:**

a. 60%    b. 90%    c. 50%    d. 80%

| | | | |
|---|---|---|---|
| 2701 **D** | 2726 **A** | 2751 **C** | 2776 **B** |
| 2702 **D** | 2727 **B** | 2752 **B** | 2777 **C** |
| 2703 **B** | 2728 **A** | 2753 **C** | 2778 **D** |
| 2704 **D** | 2729 **A** | 2754 **D** | 2779 **A** |
| 2705 **D** | 2730 **B** | 2755 **C** | 2780 **B** |
| 2706 **C** | 2731 **C** | 2756 **A** | 2781 **D** |
| 2707 **B** | 2732 **C** | 2757 **B** | 2782 **A** |
| 2708 **C** | 2733 **D** | 2758 **C** | 2783 **C** |
| 2709 **C** | 2734 **A** | 2759 **A** | 2784 **D** |
| 2710 **C** | 2735 **A** | 2760 **C** | 2785 **B** |
| 2711 **D** | 2736 **A** | 2761 **A** | 2786 **C** |
| 2712 **C** | 2737 **B** | 2762 **C** | 2787 **A** |
| 2713 **C** | 2738 **D** | 2763 **B** | 2788 **D** |
| 2714 **D** | 2739 **D** | 2764 **D** | 2789 **D** |
| 2715 **D** | 2740 **D** | 2765 **D** | 2790 **A** |
| 2716 **B** | 2741 **A** | 2766 **B** | 2791 **A** |
| 2717 **D** | 2742 **A** | 2767 **B** | 2792 **D** |
| 2718 **B** | 2743 **C** | 2768 **B** | 2793 **D** |
| 2719 **A** | 2744 **D** | 2769 **D** | 2794 **C** |
| 2720 **A** | 2745 **B** | 2770 **C** | 2795 **D** |
| 2721 **A** | 2746 **B** | 2771 **A** | 2796 **C** |
| 2722 **B** | 2747 **D** | 2772 **B** | 2797 **C** |
| 2723 **B** | 2748 **D** | 2773 **A** | 2798 **B** |
| 2724 **B** | 2749 **C** | 2774 **B** | 2799 **B** |
| 2725 **B** | 2750 **B** | 2775 **C** | 2800 **D** |

FALLOS:

**2701. La prevención de UPP en ancianos encamados consiste en:**

a. Administrar vitamina A a todos los ancianos mayores de 65 años
b. Movilización dos veces al día
c. Procurar no limpiar diariamente la piel para evitar la maceración
d. Practicar cuidados a la piel y movilizar

**2702. Características del pulso:**

a. La frecuencia
b. El ritmo
c. La amplitud o el volumen
d. Las tres son correctas

**2703. Antiséptico hace referencia a:**

a. Uso de productos químicos para desinfectar objetos y materiales clínicos
b. Uso de productos químicos utilizados en la desinfección de tejidos vivos
c. Técnicas para crear una ambiente libre de microorganismos
d. Técnicas para impedir el acceso de microorganismos al campo de trabajo

**2704. Según la composición de las vacunas, éstas pueden ser:**

a. Monovalentes como la del Sarampión
b. Combinadas como la de la D.T.P
c. Polivalentes como la de la Gripe
d. Todas las anteriores son correctas

**2705. Los trastornos de personalidad se pueden presentar como:**

a. Demencias
b. Alucinaciones
c. Pérdida de la realidad
d. Agresividad

**2706. Para la realización de la cama del usuario NO es necesario:**

a. Cubrecolchón
b. Sábanas
c. Bacinilla
d. Funda de almohada

**2707. Los ácidos grasos saturados se encuentran en gran cantidad en grasas:**

a. De semillas
b. Animales
c. Aceite de oliva
d. Pescado azul

**2708. Componente nutricional que tiene una función plástica:**

a. Los hidratos de carbono
b. Los glúcidos
c. Las proteínas
d. Todas son correctas

**2709. En la técnica para el uso de muletas, en el apoyo sobre tres puntos, el paciente debe avanzar primero:**

a. La muleta derecha y la pierna afectada
b. La muleta izquierda y la pierna afectada
c. Ambas muletas y la pierna afectada
d. Ambas muletas y la pierna sana

**2710. Para realizar la lectura de la temperatura rectal, esperar (min):**

a. 5
b. 5 a 7
c. 3
d. 5 a 10

**2711. Mecanismo de acción de desinfectantes y antisépticos. El cloro es un agente que actúa sobre...**

a. la membrana citoplasmática
b. la pared celular
c. el núcleo
d. las proteínas y enzimas

**2712. Pupila anormalmente dilatada:**

a. Miosis
b. Anisocoria
c. Midriasis
d. Isocoria

**2713. Neuronas que transmiten el impulso nervioso desde el SNC a la periferia:**

a. Sensitivas
b. Aferentes
c. Motoras
d. Ninguna es correcta

**2714. Es parte de la actuación de un auxiliar de enfermería para prevenir el estreñimiento en el anciano:**

a. Los auxiliares no intervienen
b. Marcar el tratamiento
c. Extraer la masa fecal
d. Sentar al anciano en el inodoro después del desayuno y de la comida

**2715. Cuál puede ser vía de administración de nutrición enteral:**

a. La boca
b. Una sonda nasoentérica
c. Una ostomía
d. Las tres

**2716. Tres elementos fundamentales del proceso de la comunicación:**

a. Destino, Codificación y Retroalimentación
b. Mensaje, Destino y Fuente
c. Fuente, Mensaje y Codificación

**2717. Es característico de la historia clínica en atención primaria:**

a. Incluir actividades de prevención y promoción de la salud
b. Que exista una continuidad en la relación médico-paciente
c. Estar orientada al diagnóstico y tratamiento
d. Las respuestas A y B son correctas

**2718. Una hormona hipoglucemiante es fundamentalmente:**

a. El glucagón
b. La insulina
c. Los glucocorticoides
d. La adrenalina

**2719. Para la administración de un enema utilizaremos la posición:**

a. Decúbito lateral
b. Decúbito ventral
c. Semifowler
d. Morestin

**2720. ¿La enfermera puede delegar en algunos casos en el TCAE la administración de medicación, rectal, oral o tópica?**

a. Sí puede delegar en algún caso este tipo de medicación
b. Siempre puede delegar
c. No puede delegar
d. Sólo en unidades de cuidados intensivos

**2721. Presencia de parásitos en el organismo humano:**

a. Infestación
b. Enfermedad infecciosa
c. Infección
d. Ninguna es correcta

**2722. El autoclave esteriliza por método:**

a. Físico por calor seco
b. Físico por calor húmedo
c. Químico por gases
d. Químico por líquido

**2723. En la preparación del material para recoger muestra de hemocultivo es necesario:**

a. Un único frasco
b. Dos frascos diferentes, una para microorganismos aerobios y otro para microorganismos anaerobios
c. Tres frascos en condiciones de asepsia
d. Tres frascos con diferentes medios de cultivo

**2724. Artículo 29 de la Ley General de Sanidad: los centros y establecimientos sanitarios, cualesquiera que sea su nivel y categoría o titular:**

a. No precisarán autorización administrativa
b. Precisarán autorización administrativa previa para su instalación y funcionamiento
c. Únicamente precisarán autorización administrativa posterior a su instalación y funcionamiento
d. Únicamente precisarán autorización administrativa en los supuestos de centros y establecimientos sanitarios privados

**2725. La Enfermería actual entiende al ser humano como un ser:**

a. Social
b. Bio-psico-social
c. Biológico
d. Ninguna de las tres

**2726. Una hematemesis es:**

a. Salida de sangre por la boca procedente de aparato digestivo
b. Presencia de sangre en la orina
c. Expectoración de sangre
d. Expulsión de sangre digerida por el recto

**2727. La disminución de la concentración de hematíes en el volumen sanguíneo en las gestantes:**

a. Es debido a la disminución de la producción de hematíes por parte de la médula ósea
b. Es debido a la hemodilución que se produce por el aumento del volumen plasmático
c. La causa es hemolítica por la presión intrauterina sobre los vasos
d. La causa es hemolítica al atravesar la barrera placentaria

**2728. Crisis epilépticas que cursan sin afectación de la conciencia:**

a. Crisis parciales simples
b. Crisis parciales complejas
c. Petit Mal
d. Crisis Tónico-clónicas

**2729. Efecto terapéutico que produce la aplicación del frío sobre el organismo:**

a. Actúa como anestésico local
b. Mejora la actividad metabólica
c. Actúa como relajante muscular
d. Actúa como vasodilatador

**2730. Se llama periodo prodómico a:**

a. El intervalo comprendido entre la entrada del microorganismo en un huésped y la aparición de los primeros síntomas de la enfermedad
b. Aparición de signos inespecíficos y de carácter general de la enfermedad
c. A la aparición de los síntomas y signos que definen la enfermedad
d. Ninguna de ellas es correcta

**2731. La colostomía es la exteriorización de un tramo del colon a la piel. Según la porción abocada, puede ser**

a. Ascendente, transversa y convexa
b. Transversa, sigmoide, ascendente y gastrostomizada
c. Sigmoide o descendente, transversa y ascendente
d. Ascendente, yeyunostomizada, transversa y sigmoide

**2732. Cantidad aproximada de diuresis en 24 h en condiciones normales:**

a. 1,0 l    b. 2,2 l    c. 1,5 l    d. 2,5 l

**2733. NO es un sistema de acceso a función pública:**

a. Oposición
b. Concurso-oposición
c. Concurso
d. Libre designación

**2734. Si acude un adulto a un centro de salud con herida limpia y más de 3 dosis de tétanos-difteria (Td) según tarjeta vacunal que aporta:**

a. No vacunar Td si hace menos de 10 años de última dosis documentada. No inmunoglobulina (IG)
b. No vacunar Td si hace menos de 10 años de última dosis documentada. Sí IG
c. Sí vacunar Td si hace menos de 10 años de última dosis documentada. No IG
d. Ninguna es correcta

**2735. Hay que pinzar sonda vesical si la cantidad de orina emitida de una vez es superior a:**

a. 300 ml
b. 500 ml
c. 700 ml
d. 900 ml

**2736. Cuando el electrocardiograma es plano se ha producido un cese de la función:**

a. Cardíaca
b. Respiratoria
c. Cerebral
d. Las tres

**2737. Posición preferente ante un edema perimaleolar:**

a. Con los brazos levantados
b. Elevando las piernas por encima de la horizontal
c. En posición sentado
d. Ninguna de las anteriores

**2738. La punción lumbar se realiza:**

a. Con fin terapéutico
b. Con un fin diagnóstico
c. Para determinar el nivel de inmunidad
d. Son correctas A y B

**2739. Entre las manifestaciones clínicas de las demencias NO se encuentra:**

a. Las jergafraxias
b. La agnosia del espejo
c. La apraxia en el vestir
d. La orientación temporo-espacial

**2740. Para inhibir la formación y absorción de tóxicos bacterianos usaremos:**

a. Compresas frías
b. Compresas calientes
c. Compresas heladas
d. Son correctas A y C

**2741. Cuando a partir de un hemocultivo el laboratorio ha aislado el microorganismo responsable del cuadro clínico del paciente y queremos saber cuál de los posibles antibióticos a usar en el tratamiento es el más efectivo contra él, el médico solicitará un:**

a. Antibiograma
b. Espectograma
c. Halograma
d. Ninguna es correcta

**2742. Entre las localizaciones más frecuentes de las UPP NO está:**

a. Abdomen    b. Sacro    c. Talón

**2743. 'Diagnóstico de enfermería'**

a. Problema potencial o real que puede aparecer como complicación de la enfermedad primaria, pruebas diagnósticas, tratamientos médicos o quirúrgicos
b. Epígrafe que da una descripción concisa de un problema de salud
c. Problema de salud real o potencial (de un individuo, familia o grupo) que las enfermeras pueden tratar de forma legal e independiente, iniciando las actividades de enfermería para prevenirlo, resolverlo o reducirlo
d. Problema de salud que ha afectado puede afectar o afecta a un paciente o familia

**2744. Las necesidades emocionales básicas son:**

a. De aceptación
b. De suficiencia y necesidad de afecto
c. De pertenencia a un grupo
d. Son correctas A y B

**2745. Sobre la eliminación, la falta de movilidad en el mayor producirá frecuentemente**

a. Anuria
b. Estreñimiento
c. Poliuria
d. Diarreas

**2746. 'Asepsia' es:**

a. Utilizar productos químicos para intentar destruir los microorganismos contaminantes
b. Conjunto de técnicas utilizadas que garantizan la eliminación de microorganismos infecciosos, de los objetos, materiales, superficies etc.
c. Conjunto de técnicas destinadas a eliminar a los artrópodos
d. Ninguna es cierta
e. Las tres lo son

**2747. La difusión de oxígeno alveolar hacia los capilares depende de:**

a. La capacidad de la membrana alveolocapilar para permitir el intercambio gaseoso
b. La capacidad de los capilares para acumular sangre y la distribución de este en su interior
c. La gran extensión de las superficies alveolocapilares
d. De las tres cosas

**2748. 'Diabetes glucosúrica', o:**

a. Diabetes Mellitus
b. Diabetes sacarina
c. Diabetes juvenil
d. Son correctas A y B

**2749. Frecuencia de 50 respiraciones por minuto:**

a. Hipernea
b. Apnea
c. Taquipnea
d. Bradipnea

**2750. La sensación de control emocional es un comportamiento:**

a. Agresivo
b. Asertivo
c. Pasivo
d. Pasivo-Agresivo

**2751. Las variaciones en la composición de la orina son:**

a. Poliuria, anuria, oliguria
b. Polaquiuria, disuria, nicturia
c. Piuria, leucocituria, proteinuria

**2752. Los ácidos grasos hiperoxigenados cumplen las siguientes funciones EXCEPTO:**

a. Aumentan la tonicidad cutánea
b. Tienen efecto antiséptico
c. Mejorar la microcirculación
d. Evitan la deshidratación de la piel

**2753. Una de las siguientes precauciones generales en la administración de fármacos es INCORRECTA:**

a. Administrar la dosis a la hora indicada
b. Anotar cada medicación administrada
c. Preparación y administración del fármaco por varias personas
d. Comprobar que el medicamento está ordenado y firmado

**2754. Higiene del cordón umbilical: una es FALSA:**

a. El desprendimiento del cordón umbilical tiene lugar a la semana de vida
b. El cordón se debe mantener limpio y seco en todo momento
c. El cordón se trata como una herida
d. Se debe emplear para curar povidona yodada
e. No se debe sumergir al niño en agua para evitar la infección a nivel de la herida umbilical

**2755. En la campana de oxígeno, si se administra un flujo de oxígeno de 5 litros por minuto, se obtiene una concentración del…**

a. 30%
b. 40%
c. 45%
d. 50%

**2756. La prevención primaria de la salud mental busca reducir:**

a. La incidencia
b. La prevalencia
c. La transcendencia

**2757. La Educación para la Salud pretende:**

a. Ser un instrumento para la Epidemiología
b. Ayudar a desarrollar estilos de vida saludables
c. Ser una herramienta para medir la calidad de vida
d. Todas son correctas

**2758. Valora estos aspectos: Estado físico general, estado mental, actividad, movilidad e incontinencia:**

a. Glasgow
b. Barthel
c. Norton
d. Karnofsky

**2759. Entramado de fibras que recorren las paredes de los ventrículos:**

a. Fibras de Purkinje
b. Fibras endoteliales
c. Fibras de Keith Flack
d. Fibras de Aschoff Tawara

**2760. En una persona con sospecha de ser diabético cómo se denomina un volumen de orina eliminado superior a 2.500 ml./día:**

a. Oliuria
b. Polaquiuria
c. Poliuria
d. Retención urinaria

**2761. Los esfacelos son:**

a. Restos inflamatorios y necróticos de tejidos
b. Restos de sangre coagulada
c. Heridas sucias

**2762. Según la OMS entre los componentes de la atención médica que deben ser tenido en cuenta para diseñar un programa de control de calidad, NO está:**

a. La utilización de recursos
b. La gestión del riesgo
c. El enfoque del análisis
d. La práctica profesional

**2763. Referente a la mecánica corporal, es FALSO:**

a. Al levantar un objeto pesado no hay que doblar la cintura
b. Se deben utilizar preferentemente los músculos de la espalda
c. Se debe ampliar la base de sustentación, separando los pies
d. Se debe trasladar el objeto manteniéndolo cerca del cuerpo

**2764. Influye en las personas a través del medio ambiente:**

a. Agentes biológicos
b. Factores psicológicos y psicoculturales
c. Agentes físicos
d. Todo lo anterior

**2765. Los sistemas de información:**

a. Facilitan el trabajo y las metas de la organización sanitaria
b. Facilitan las actividades de planificación y vigilancia epidemiológica
c. Orientan en la de toma de decisiones ante un problema de salud
d. Son correctas A y B

**2766. Método de esterilización caracterizado por necesitar una temperatura más alta durante más tiempo:**

a. Vapor a presión
b. Calor seco
c. Vapor de baja temperatura
d. Óxido de etileno

**2767. Después de la expulsión de la placenta**

a. Se liberan los receptores de la prolactina y empieza la producción de la misma
b. Se liberan los receptores de la prolactina y se aumenta la producción de la misma
c. Se disminuye la secreción de estrógenos y aumenta la progesterona
d. Aumenta la secreción de estrógenos permitiendo la acción de la prolactina

**2768. Se define salud como:**

a. Ausencia de alteraciones fisiológicas
b. Bienestar físico, psíquico y social
c. Ausencia de enfermedad
d. Integración de la persona en la sociedad

**2769. Cuando el paciente está en bipedestación y puede caminar, a veces será necesario el empleo de medidas auxiliares como:**

a. Andadores
b. Cuando el paciente mantiene la bipedestación no necesita ninguna ayuda
c. La ayuda del personal de enfermería
d. Son correctas A y C

**2770. Posición 'de Roser', o también:**

a. Morestin
b. Semiprona
c. Proetz

**2771. Los elementos vasculares y nerviosos de la piel se encuentran en:**

a. Dermis
b. Queratodermis
c. Epidermis
d. Hipodermis

**2772. Las funciones de las intervenciones del auxiliar de enfermería se clasifican en "Asistencial...**

a. ...administrativa e investigadora
b. ...administrativa, docente e investigadora
c. ...docente y administrativa
d. ...docente, administrativa y rehabilitadora

**2773. Según la NANDA, «todo tratamiento basado en el conocimiento y juicio clínico que realiza un profesional de enfermería para obtener resultados sobre el paciente /cliente»:**

a. Intervención enfermera
b. Diagnóstico del enfermero
c. Resultado enfermero
d. Ninguna de las tres

**2774. Unidad funcional del riñón:**

a. Cáliz
b. Nefrona
c. Túbulo
d. Glomérulo

**2775. Cuánto tiempo medio transcurre después de la última ingesta alcohólica hasta que aparece el síndrome del delirium tremens en una persona diagnosticada como alcohólica:**

a. Entre 12 y 18 horas
b. En las primeras 24 horas
c. Entre 2 y 3 días
d. A partir de una semana

**2776. Temperatura ambiental mientras se lleva a cabo el baño del niño**

a. 22-23
b. 22-24
c. 22-25
d. 21-23

**2777. Que un niño enferme hace que:**

a. Se sienta invulnerable
b. Siga sintiendo que todo lo puede
c. Tome conciencia del riesgo y del peligro
d. Se sienta fuerte y omnipotente

**2778. La fase avanzada del Alzheimer se caracteriza por:**

a. Incapacidad para reconocer a los familiares próximos
b. Alteración de esfínteres
c. Aparición de un estado vegetativo
d. Todas son correctas

**2779. Hematuria es:**

a. Presencia de sangre en la orina
b. Presencia de proteínas en la orina
c. Escozor y dolor al orinar
d. Presencia de azúcar en la orina

**2780. NO se corresponde con una cama utilizada en el hospital:**

a. Cama libro
b. Cama electrocircular o de Judet
c. Cama de levitación
d. Cama articulada

**2781. Deficiencia o insuficiencia congénita en el desarrollo de la inteligencia:**

a. Neurosis
b. Paranoia
c. Esquizofrenia
d. Oligofrenia

**2782. Energía que necesita el organismo para mantener sus funciones vitales en estado de absoluto reposo:**

a. Metabolismo basal
b. Metabolismo total
c. Nutrición total
d. Alimentación básica

**2783. No se encuentra entre las funciones del centro de salud:**

a. Promoción de la salud, prevención y asistencia de las enfermedades
b. Rehabilitación
c. Establecer los cauces de coordinación con otros niveles asistenciales

**2784. Normas generales para la administración de un medicamento:**

a. Comprobar la orden de tratamiento con el medicamento
b. Comprobar el nombre del enfermo, su número de habitación y número de cama
c. Comprobar la dosis, vía de administración y hora de administración
d. Las tres son correctas

**2785. En los programas de la Terapia Ocupacional, una de las funciones del TCAE es:**

a. La restauración psicomotriz
b. Administrar el tratamiento prescrito por el médico rehabilitador
c. La reinserción laboral
d. Son correctas A y C

**2786. Cuál de estos elementos contaminados puede ser un mecanismo de transmisión de infecciones directo:**

a. El agua
b. Alimentos
c. Gotitas eliminadas vía tos
d. Animales

**2787. Eje que recorre el cuerpo en toda su longitud, desde cabeza a pies:**

a. Longitudinal    b. Transversal    c. Sagital

**2788. Si en la gráfica de constantes vitales observamos bruscos ascensos de la temperatura y descensos hasta la normalidad es un tipo de fiebre:**

a. Remitente
b. En meseta
c. Recurrente
d. Intermitente

**2789. Tipo de comunicación que debe utilizar el auxiliar sanitario desde el punto de vista personal:**

a. Contractual
b. Solidario
c. Cooperativo
d. Asertivo

**2790. Para introducir a un enfermo un tubo endotraqueal debemos colocarle la cabeza:**

a. Con hiperextensión
b. Hacia la izquierda
c. Hacia la derecha
d. Recta

**2791. Si un paciente padece acidosis metabólica es posible que presente 'Respiración...**

a. de Kussmaul
b. de Biot
c. de Cheyne-Stokes
d. de Bouchut

**2792. Al tratar quemaduras leves NO se debe:**

a. Utilizar profilaxis antitetánica
b. Utilizar antibióticos tópicos según evolución
c. Desbridar flictenas a tensión
d. Utilizar antisépticos colorantes

**2793. Orificio situado en la cara mediastínica de cada pulmón que facilita la entrada y salida del bronquio, las arterias y venas pulmonares:**

a. Alveolos pulmonares
b. Parrilla costal
c. Pleura
d. Hilio pulmonar

**2794. Instrumental médico-quirúrgico utilizado en la diéresis:**

a. Pinzas de cangrejo
b. Pinzas de Doyen
c. Tijeras
d. Aguja de Reverdin

**2795. Para la recogida de orina de bebé, lavaremos cuidadosamente el meato urinario antes de colocar la bolsa recolectora y esperaremos:**

a. 45-60 min. antes de cambiarla
b. 45-60 min. antes de lavar de nuevo el meato y cambiarla
c. 20-30 min. antes de cambiarla
d. 20-30 min. antes de lavar de nuevo el meato y cambiarla

**2796. Es una heteroproteína:**

a. Albúmina
b. Globulina
c. Lipoproteína
d. Fibrinógeno

**2797. "Organización sistemática de resultados en grupos o categorías basadas en semejanzas, diferencias y relaciones entre los resultados" se corresponde con la taxonomía:**

a. NANDA
b. NIC
c. NOC
d. Ninguna de las tres

**2798. Sobre el test de Malt, una puntuación de 6-10 puntos indica:**

a. No alcohólico
b. Sospecha de alcoholismo
c. Alcoholismo
d. Abstemio

**2799. La progesterona es:**

a. Proteína
b. Hormona femenina
c. Todas falsas
d. Hormona masculina

**2800. Los melanocitos de la piel se localizan en:**

a. La dermis papilar
b. La epidermis
c. La dermis reticular
d. El estrato basal

| | | | |
|---|---|---|---|
| 2801 **D** | 2826 **B** | 2851 **C** | 2876 **D** |
| 2802 **C** | 2827 **D** | 2852 **D** | 2877 **A** |
| 2803 **B** | 2828 **A** | 2853 **C** | 2878 **C** |
| 2804 **A** | 2829 **C** | 2854 **C** | 2879 **B** |
| 2805 **D** | 2830 **B** | 2855 **D** | 2880 **C** |
| 2806 **B** | 2831 **D** | 2856 **D** | 2881 **A** |
| 2807 **C** | 2832 **C** | 2857 **B** | 2882 **A** |
| 2808 **C** | 2833 **B** | 2858 **B** | 2883 **C** |
| 2809 **D** | 2834 **C** | 2859 **B** | 2884 **D** |
| 2810 **A** | 2835 **D** | 2860 **C** | 2885 **C** |
| 2811 **A** | 2836 **C** | 2861 **B** | 2886 **B** |
| 2812 **A** | 2837 **D** | 2862 **C** | 2887 **B** |
| 2813 **A** | 2838 **B** | 2863 **B** | 2888 **B** |
| 2814 **C** | 2839 **A** | 2864 **A** | 2889 **A** |
| 2815 **C** | 2840 **C** | 2865 **A** | 2890 **B** |
| 2816 **A** | 2841 **C** | 2866 **C** | 2891 **B** |
| 2817 **D** | 2842 **D** | 2867 **A** | 2892 **C** |
| 2818 **B** | 2843 **B** | 2868 **D** | 2893 **A** |
| 2819 **D** | 2844 **B** | 2869 **D** | 2894 **D** |
| 2820 **A** | 2845 **A** | 2870 **C** | 2895 **A** |
| 2821 **C** | 2846 **A** | 2871 **D** | 2896 **A** |
| 2822 **D** | 2847 **B** | 2872 **C** | 2897 **B** |
| 2823 **C** | 2848 **C** | 2873 **D** | 2898 **D** |
| 2824 **B** | 2849 **D** | 2874 **C** | 2899 **D** |
| 2825 **C** | 2850 **D** | 2875 **B** | 2900 **B** |

FALLOS:

**2801. Según el grado de movilidad, las articulaciones se clasifican en:**

a. Sinartrosis
b. Anfiartrosis
c. Diartrosis
d. Los tres tipos

**2802. Es parte del procedimiento post-mortem:**

a. Colocar al difunto en posición vertical
b. Cerrar los párpados y abrir la boca
c. Proceder a la higiene del cadáver
d. Colocar su identificación en el pie derecho

**2803. La cinesiterapia forzada está indicada para:**

a. Actividades lúdicas
b. Alivio del dolor
c. Embarazos
d. Traumatismo espinal

**2804. Constante representada en la gráfica de constantes vitales como una serie de líneas verticales con sus extremos en punta de flecha:**

a. La tensión arterial
b. El pulso
c. La respiración
d. La temperatura

**2805. Diferentes niveles de desinfección que se pueden llevar a cabo en un hospital según los productos utilizados y su concentración:**

a. de alto nivel
b. de bajo nivel
c. de nivel intermedio
d. Las tres son correctas

**2806. Cuál de los cartílagos que forman las paredes de la laringe es el de mayor tamaño:**

a. Cricoides
b. Tiroides
c. Epiglotis
d. Aritenoide

**2807. En el protocolo de fracturas de columna sería INCORRECTO:**

a. Vigilar que la cabeza, cuello, tronco y extremidades, se mantengan en línea recta
b. Cubrir a la víctima con una manta para que no pierda calor
c. Realizar maniobras que conlleven la flexión de la columna
d. Mantener al paciente en decúbito supino, sobre plano duro y con la cabeza ladeada

**2808. Indique la FALSA:**

a. Los alimentos lácteos fortalecen la mandíbula inferior
b. El cepillado de la lengua y el paladar ayudan a eliminar el mal olor de la boca
c. Indicar al paciente con dentadura postiza que cuanto más seca está, mejor se adapta
d. En el cuidado de las uñas, masajearlas facilita la circulación

**2809. Los islotes de Langerhans se encuentran en:**

a. El hígado
b. La vesícula biliar
c. El duodeno
d. El páncreas

**2810. En el baño de un paciente la temperatura del agua debe estar a:**

a. 40º C
b. 43,3º - 46,1º C
c. 36º,5 - 37º C
d. 41,2º - 43,5º C

**2811. El hueso esfenoides está en:**

a. Cráneo
b. Mano
c. Cara
d. Pelvis

**2812. Falta de extensión o dilatación por colapso parcial del pulmón:**

a. Ateletacsia
b. Neumonía
c. Bronquitis
d. Enfisema

**2813. Para realizar un lavado continuo en un situación de gran hematuria se utiliza la sonda:**

a. de tres vías, tipo Foley
b. de Pezzer
c. rígida
d. de Nelaton

**2814. Las precauciones estándar se aplican a todos los pacientes, independientemente de su diagnóstico, para reducir el riesgo de transmisión de microorganismos a través de:**

a. Piel intacta
b. Sudor
c. Sangre
d. Pelo

**2815. El déficit de vitamina C produce:**

a. Pelagra
b. Raquitismo
c. Escorbuto
d. Acromegalia

**2816. Escalera analgésica según la OMS. Los antiinflamatorios no esteroideos están el escalón:**

a. 1
b. 2
c. 3
d. 4

**2817. Tumbado en decúbito supino, en un plano inclinado de 45º con respecto al suelo, manteniendo la cabeza más elevada que los pies:**

a. Roser o Proetz
b. Sims
c. Trendelenburg
d. Antitrendelenburg

**2818. Método educativo más útil para conseguir modificar una conducta:**

a. Un clase práctica
b. Mantener una entrevista
c. Pasar un video específico

**2819. Productos desinfectantes son:**

a. Aquellas sustancias capaces de producir la muerte de microorganismos patógenos
b. Aquellas sustancias capaces de destruir los microorganismos víricos
c. Aquellos que se denominan 'germicidas de superficie'
d. Son correctas A y C

**2820. En la cirugía sucia o infectada, la tasa esperable de infección sin profilaxis es del:**

a. 40-60%
b. 25-30%
c. 30-35%
d. 60-70%

**2821. Forma parte de la documentación clínica de un paciente:**

a. Receta médica
b. Impreso de reclamaciones
c. Hoja de interconsulta
d. Petición de dietas

**2822. Un paciente semisentado, con el respaldo de la cama formando un ángulo de 45º respecto a los pies y manteniendo las rodillas ligeramente flexionadas, está en posición:**

a. Trendelenburg      b. Antitrendelenburg
c. Sims               d. Fowler

**2823. Paro cardíaco es el cese repentino del corazón en su función de:**

a. Irrigar el miocardio
b. Retener la sangre
c. De expulsar la sangre

**2824. Restricción de actividad de una persona sana que ha estado expuesta al contacto de una enfermedad transmisible:**

a. Aislamiento        b. Cuarentena
c. Vigilancia         d. Ingreso

**2825. Dentro de que periodo de la historia natural de la enfermedad incluirías el periodo presintomático o preclínico:**

a. Prepatogénico      b. Resultado
c. Patogénico         d. Ninguna de las tres

**2826. Sería un error en un cambio postural:**

a. Efectuar cambios cada 2 ó 3 horas
b. Arrastrar al paciente
c. Repartir el peso del cuerpo por igual
d. Registrar los horarios de cada cambio

**2827. Método de acción de los procedimientos desinfectantes del grupo de los procedimientos físicos:**

a. Hervido o ebullición
b. Pasterización
c. Flujo laminar
d. Las tres son correctas

**2828. Sobre el aseo bucal de paciente encamado, es FALSO:**

a. Si está inconsciente se le colocará la cabeza sobre una almohada
b. Si está intubado se realizará igual que al paciente inconsciente
c. Si tiene dentadura postiza se la retirará con una gasa
d. Si no está contraindicado se elevará la cabecera de la cama

**2829. Una encuesta de satisfacción a los usuarios sobre los servicios prestados en Atención Continuada es evaluación...**

a. De proceso
b. De estructura
c. De resultados
d. Ninguna de las tres

**2830. Por qué vía es administrada la vacuna de la Poliomielitis:**

a. Vía Parenteral     b. Vía Oral
c. Vía Intramuscular  d. Vía Intradérmica

**2831. Sobre el recién nacido:**

a. Su temperatura desciende tras el nacimiento
b. Si su respiración en reposo es de 45 resp/min. o más es normal
c. Su centro regulador de la temperatura es inmaduro
d. Son correctas A y C

**2832. El sistema de esterilización húmeda a baja temperatura por inmersión utilizando ácido peracético requiere una temperatura para el proceso de:**

a. 10-20ºC            b. 20-30ºC
c. 50-55ºC            d. 80-90ºC

**2833. 'Cinesiterapia':**

a. Terapia a través del cine
b. Terapia a través del movimiento
c. Terapia a través de micro-ondas
d. Ninguna de las anteriores

**2834. Mide la facilidad o dificultad que presenta la solución del problema desde el punto de vista técnico y social:**

a. Trascendencia
b. Magnitud
c. Vulnerabilidad
d. Coste/beneficio

**2835. La salud pública analiza cómo organizar determinadas medidas:**

a. Dirigidas al medio biológico, físico y social
b. Que tienen como objetivo la protección, promoción, prevención, restauración y rehabilitación de la salud
c. Tomadas por los gobernantes
d. Las tres son correctas

**2836. Esguince es:**

a. Traumatismo cerrado que se manifiesta con rotura o distensión del aparato cápsulo-ligamentoso
b. Desplazamiento de un hueso de su posición normal
c. La lesión que no produce ni rotura del aparato cápsulo-ligamentoso ni fractura de los extremos óseos
d. Abolición de movimientos por causa articular

**2837. Según la OMS 'indicadores indirectos de la salud':**

a. Tasa de mortalidad Infantil
b. Índice de Swaroop
c. La vivienda
d. Los tres lo son

**2838. Causas extrínsecas de las caídas:**

a. La hipotensión ortostática
b. Los suelos resbaladizos
c. El uso de fármacos hipnóticos
d. Los déficits sensoriales

**2839. En qué momento debe hacerse la limpieza del instrumental:**

a. Inmediatamente después de usarlo
b. Preferiblemente después de que se seque
c. Únicamente transcurridas 24 horas
d. Solamente si tienen restos de sangre, pero sin residuos sólidos

**2840. No es un requisito general de los criterios/estándares:**

a. Universales
b. Accesibles
c. Articulados
d. Aceptables

**2841. Una desinfección que elimina bacterias patógenas en su forma vegetativa y algunos hongos es:**

a. Desinfección de alto nivel
b. Desinfección de nivel intermedio
c. Desinfección de bajo nivel
d. Esterilización

**2842. Respecto a los cuidados post mortem, NO hay que realizarlos...**

a. ...antes de que aparezca el rigor mortis
b. ...después de que el médico haya firmado el certificado de defunción
c. ...con: guantes, bata, mascarilla y gorro
d. ...identificando al fallecido únicamente, sobre la sábana

**2843. Las bolsas de recogida de orina están incluidas en qué grupo o tipo de la clasificación de residuos:**

a. I      b. II      c. III      d. IV

**2844. Comunicación congrucnte:**

a. Las relaciones entre el emisor y el receptor influyen en el proceso
b. Los aspectos verbales y no verbales del mensaje se corresponden
c. El lenguaje corporal y la comunicación no verbal no están presentes

**2845. Función del auxiliar con los pacientes psiquiátricos. Debe:**

a. Ser igual que con el resto de pacientes
b. Despersonalizar el trato con el paciente
c. Tratarles como si fuesen niños
d. Adoptar frialdad afectiva

**2846. La Ergoterapia es una...**

a. Rehabilitación a través de trabajos no remunerados
b. Actividad a través de actividades recreativas
c. Rehabilitación en pacientes inmovilizados
d. Rehabilitación a través de trabajos remunerados

**2847. Baños cuya función es curativa:**

a. higiénicos         b. terapéuticos
c. parciales          d. Ninguna de las tres

**2848. Leucocitos más abundantes en la sangre:**

a. Linfocitos
b. Monocitos
c. Neutrófilos
d. Eosinófilos

**2849. De las siguientes lesiones de piel se considera 'Primaria':**

a. Úlcera
b. Escama
c. Costra
d. Pápula

**2850. Huesos del esqueleto humano:**

a. 199     b. 204     c. 205     d. 206

**2851. El nivel de salud de los individuos y las comunidades depende de diversos factores, siendo considerados los más importantes:**

a. La biología humana y el sistema sanitario
b. El medio ambiente y la biología humana
c. Los estilos de vida y el medio ambiente
d. Los estilos de vida y el sistema sanitario

**2852. NO es una posible clasificación de los criterios:**

a. Lineales/parcialmente ramificados/totalmente ramificados
b. Generales y específicos
c. Implícitos y explícitos
d. Reales/Ideales

**2853. Técnica de desinfección que consiste en introducir instrumentos en una solución desinfectante durante cierto tiempo:**

a. Loción
b. Brumas
c. Inmersión
d. Pulverización

**2854. Sobre la lactancia materna, es FALSO:**

a. Fomentar la lactancia a demanda, con periodos de descanso de 2 a 4 horas
b. Comprobar el reflejo de succión
c. Colocar al bebé en decúbito prono para evitar el riesgo de aspiración
d. No dar tetinas ni chupetes

**2855. Colocar almohadas bajo la cabeza, abdomen y pies son medidas correctoras indicadas en:**

a. Decúbito lateral
b. Sims
c. Fowler
d. Decúbito prono

**2856. Durante la aplicación de frío o calor debe verificarse:**

a. Que no se observa palidez
b. Que no se observa enrojecimiento
c. Que no presenta cianosis alta
d. Se debe verificar todo ello

**2857. El plano frontal divide al cuerpo en dos partes:**

a. Izquierda y derecha
b. Anterior y posterior
c. Superior e inferior
d. Próxima y distal

**2858. Como ciencia, la Gerontología se ocupa de:**

a. Mantener la salud en los ancianos
b. Estudiar todos los aspectos sanitarios, sociales y legales que afectan al anciano
c. Estudiar todos los aspectos sanitarios, que afectan a los jóvenes
d. Estudiar el medio en el que se encuentra el anciano

**2859. En relación a la punción cutánea, es FALSO:**

a. Se realiza en las superficies más laterales o más mediales de la planta del pie
b. Se aplica en adultos con quemaduras severas o muy obesos
c. Nunca se aplica a neonatos, lactantes o niños
d. Se puede realizar en el lóbulo de la oreja evitando la mejilla

**2860. La nueva 'Rueda de los alimentos' del Ministerio de Sanidad está compuesta por...**

a. Proteicos, Lipídicos y Aceites
b. Proteicos, Lipídicos y Reguladores
c. Energéticos, Plásticos y Reguladores
d. Energéticos, Lipídicos y Reguladores

**2861. Sobre la técnica de recogida de orina de 24 horas:**

a. Es una técnica estéril
b. Se recoge la orina desde la segunda micción del primer día
c. La segunda micción del primer día se desecha
d. Las tres son correctas

**2862. Ante un cuadro de agitación psicomotriz:**

a. Aplicar sujeción mecánica sólo en manos
b. Potenciar los estímulos con luz, ruidos, etc.
c. Retirar objetos punzantes, gafas, cinturones, objetos de la habitación que sean superfluos

**2863. NO es un enfoque clásico que se siga para realizar el control de calidad**

a. Estructura
b. Forma
c. Proceso
d. Resultado

**2864. Entre las ventajas de los fármacos orales NO está:**

a. Su absorción rápida, adecuada para tratamiento de urgencias
b. Su simplicidad y comodidad. El paciente podrá tomarlos por sí mismo
c. Se seguridad. En caso de sobredosis es posible un lavado gástrico
d. Su bajo coste, resultan generalmente económicos

**2865. Qué es el tissucol:**

a. Pegamento sintético
b. Antibiótico
c. Paquete de sutura

**2866. En el baño completo en la cama por dónde comenzaremos:**

a. Abdomen; insistir en la limpieza del ombligo
b. Tórax y mamas; en especial la zona submamaria
c. Cara, cuello y orejas

**2867. La Ley General de Sanidad establece que cada provincia contará como mínimo con cuántas Áreas de Salud:**

a. 1     b. 2     c. 3

**2868. Para tomar la temperatura bucal, mantener el termómetro sublingualmente cuántos minutos:**

a. Menos de 3
b. Más de 6
c. De 2 a 3
d. De 4 a 6

**2869. La central energética celular es:**

a. Retículo endoplasmático
b. Lisosomas
c. Ribosomas
d. Mitocondrias

**2870. El Prurito es:**

a. Dolor al rascarse
b. Un tipo de exploración
c. Un picor intenso
d. Un sonido respiratorio

**2871. Representa a los ciudadanos en los consejos de salud de área:**

a. Los sindicatos
b. Las organizaciones de consumidores
c. Las asociaciones de vecinos
d. Las corporaciones locales

**2872. Con respecto a la alimentación del enfermo terminal, el TCAE debe:**

a. Controlar que coma por lo menos la mitad de lo que lleva en la bandeja
b. Obligarle a comer dentro del horario establecido en el hospital
c. Dejarle que coma lo que quiera, cuando quiera y cuanto quiera
d. Prohibir a la familia que le lleve comida

**2873. Indique la FALSA:**

a. Taquipnea es el aumento de la frecuencia respiratoria
b. Bradipnea es la disminución de la frecuencia respiratoria
c. Disnea es la sensación de dificultad respiratoria
d. Apnea es la respiración normal

**2874. La reabsorción activa de sodio y pasiva de cloro y la secreción de potasio se producen en el:**

a. Túbulo contorneado proximal
b. Asa de Henle
c. Túbulo contorneado distal
d. Túbulo colector

**2875. El herpes zoster en pacientes inmunodeprimidos y la rabia requieren aislamiento…**

a. Respiratorio   b. Estricto
c. Entérico   d. Protector o inverso

**2876. En relación con la administración de los enemas terapéuticos es FALSO**

a. Consisten en introducir una solución medicamentosa por recto, reteniendo por un período de tiempo para facilitar su absorción, con un mínimo de 30 minutos
b. Se coloca al paciente en posición de Sims, lubrica y se introduce la sonda unos 15 cm
c. Se insufla el balón de la sonda aproximadamente 15-20 c.c. De aire
d. Se administra lentamente la solución, situando el irrigador por debajo del nivel de cama

**2877. Zona anatómica de un adulto en que se debe hacer la compresión en una reanimación cardiopulmonar:**

a. Tercio inferior del esternón
b. Apéndice Xifoides
c. Tercio superior del esternón
d. Parrilla costal izquierda

**2878. Características de la depresión:**

a. Interés por el aspecto físico
b. Autoestima, empatía
c. Cansancio y apatía

**2879. Presión arterial máxima:**

a. Diastólica   b. Sistólica
c. Hidrostática   d. Oncótica

**2880. Son documentos clínicos de uso en atención primaria, EXCEPTO:**

a. Impreso de citación
b. Impreso de solicitud de pruebas complementarias
c. Hoja de ingreso
d. Historia de enfermería

**2881. 'Conducta asertiva':**

a. Decir lo que se piensa, sin agresividad y con respeto hacia los demás
b. Ser sincero y agresivo si es necesario para imponer nuestras ideas
c. Anteponer los criterios e ideas de los otros a los propios
d. Decir lo que se piensa de forma camuflada para no herir sentimientos, manipulando la conversación si fuera necesario

**2882. Para extraer una sonda nasogástrica, colocar al paciente en:**

a. Fowler   b. Sims
c. Trendelenburg   d. Decúbito supino

**2883. Ante una parada cardio-respiratoria el primer paso es:**

a. Colocar al paciente tumbado en posición lateral de seguridad
b. Elevar ligeramente su cabeza
c. Avisar a los servicios de emergencia
d. Iniciar el masaje cardíaco externo

**2884. Tras un accidente automovilístico el paciente sufre la amputación del brazo izquierdo. cómo trasladaríamos el miembro amputado hasta el hospital:**

a. No es necesario trasladarlo, pues los miembros amputados traumáticamente nunca pueden volver a reimplantarse
b. No es importante la forma de trasladarlo, lo urgente es que llegue pronto
c. Dentro de una bolsa en contacto directo con hielo
d. Dentro de una bolsa, y esta a su vez, dentro de otra que contenga hielo, pero sin estar en contacto directo con el miembro

**2885. Conjunto de medios y procedimientos encaminados a asegurar a todos los integrantes de la comunidad acciones de promoción, prevención y recuperación de la salud, junto a medidas que ayuden a mejorar su nivel de salud:**

a. Atención Continuada
b. Atención Integral
c. Atención Primaria
d. Atención en Equipo

**2886. Al paciente Inmunodeprimido:**

a. Aislamiento respiratorio
b. Aislamiento protector (precauciones inversas)
c. Aislamiento de contacto
d. Aislamiento estricto

**2887. Facilidad con la que los servicios sanitarios pueden ser obtenidos de forma equitativa por la población en relación a las barreras organizativas, económicas y culturales:**

a. Aceptabilidad   b. Accesibilidad
c. Efectividad   d. Eficacia

**2888. Exploración que permite la visualización directa del árbol bronquial:**

a. Gastroscopia   b. Fibrobroncoscopia
c. Traqueostomía   d. Mediastinoscopia

**2889. Entre los cuidados ante un cuadro de insolación NO está**

a. Colocar a la persona afectada en posición de Trendelenburg
b. Retirar del foco de calor
c. Aplicar compresas frías
d. Colocar a la persona afectada en posición de seguridad

**2890. Para drenar el líquido pleural:**

a. Punción lumbar   b. Toracocentesis
c. Paracentesis   d. Toracotomía

**2891. "El hombre es un ser biopsicosocial y está en constante interacción con el entorno", es del Modelo:**

a. de autocuidado
b. de adaptación
c. de la conservación
d. de promoción de la salud

**2892. Una herida es contusa cuando se produce por:**

a. Objetos afilados
b. Estiletes
c. Objetos romos

**2893. Los cuidados paliativos y por extensión los equipos de cuidados paliativos:**

a. Proporcionan alivio al dolor y a otros síntomas
b. Intentan acelerar el fallecimiento
c. Sustituyen a la familia

**2894. El título VI de la ley general de sanidad trata sobre:**

a. Las competencias de la Administración
b. El sistema de salud
c. La estructura del sistema sanitario público
d. La docencia y la investigación

**2895. Presencia constante de una enfermedad transmisible en una zona geográfica determinada:**

a. Endemia
b. Endoepidemia
c. Epidemia
d. Pandemia

**2896. Se clasifica dentro del grupo de alimentos plásticos o estructurales:**

a. Pescado
b. Aceite
c. Verduras
d. Cereales

**2897. Para facilitar el proceso de absorción, los principios inmediatos deben desdoblarse en elementos más sencillos que puedan atravesar la pared intestinal hacia la sangre. Así las proteínas se desdoblan en:**

a. Glicéridos   b. Aminoácidos
c. Monosacáridos   d. Glicerina

**2898. En la posición decúbito prono la persona encamada tiende a desarrollar úlceras por presión en:**

a. Codos   b. Nuca
c. Caderas   d. Rodillas

**2899. Transporta sangre oxigenada:**

a. Ventrículo derecho
b. Arteria pulmonar
c. Aurícula derecha
d. Vena pulmonar

**2900. Señala la FALSA:**

a. El alcoholismo puede causar demencia
b. En la demencia existe sólo afectación de la memoria
c. La demencia constituye la causa principal de incapacidad a largo plazo en la tercera edad
d. El diagnóstico definitivo de la enfermedad de Alzheimer es la biopsia post-mortem del cerebro

| | | | |
|---|---|---|---|
| 2901 A | 2926 C | 2951 D | 2976 D |
| 2902 B | 2927 B | 2952 B | 2977 B |
| 2903 D | 2928 A | 2953 C | 2978 A |
| 2904 A | 2929 A | 2954 D | 2979 B |
| 2905 D | 2930 D | 2955 D | 2980 A |
| 2906 B | 2931 C | 2956 B | 2981 D |
| 2907 D | 2932 A | 2957 D | 2982 A |
| 2908 D | 2933 B | 2958 A | 2983 B |
| 2909 A | 2934 A | 2959 A | 2984 D |
| 2910 D | 2935 D | 2960 D | 2985 C |
| 2911 D | 2936 A | 2961 B | 2986 D |
| 2912 B | 2937 A | 2962 D | 2987 A |
| 2913 C | 2938 C | 2963 C | 2988 D |
| 2914 B | 2939 D | 2964 B | 2989 B |
| 2915 C | 2940 A | 2965 D | 2990 D |
| 2916 B | 2941 B | 2966 A | 2991 D |
| 2917 B | 2942 A | 2967 D | 2992 B |
| 2918 D | 2943 D | 2968 A | 2993 B |
| 2919 B | 2944 C | 2969 B | 2994 A |
| 2920 C | 2945 D | 2970 D | 2995 B |
| 2921 B | 2946 D | 2971 B | 2996 C |
| 2922 D | 2947 B | 2972 C | 2997 D |
| 2923 C | 2948 C | 2973 D | 2998 A |
| 2924 B | 2949 B | 2974 B | 2999 C |
| 2925 C | 2950 D | 2975 D | 3000 B |

FALLOS:

**2901. El espacio subaracnoideo está:**

a. Entre la piamadre y la aracnoides
b. Entre la duramadre y la aracnoides
c. Entre la piamadre y la duramadre
d. Por debajo de la piamadre

**2902. Las insulinas de acción intermedia comienzan a actuar:**

a. En menos de una hora de la inyección
b. Entre 1 y 4 horas de la inyección
c. Entre 4 y 8 horas de la inyección
d. Entre 6 h – 10 h de la inyección

**2903. Quién puede utilizar la auditoría de calidad:**

a. El hospital para evaluar su propia calidad
b. El hospital para evaluar la calidad de los proveedores de bienes y servicios
c. La administración Sanitaria para evaluar la calidad de los centros sanitarios sobre los que ejerce control
d. Todos los anteriores

**2904. Entre los procedimientos físicos de desinfección NO está:**

a. Antisépticos
b. Ultrasonidos
c. Hervido
d. Ebullición

**2905. La válvula mitral separa…**

a. Aurícula derecha-ventrículo izq
b. Ventrículo derecho-aurícula izq
c. Aurícula derecha-ventrículo der
d. Aurícula izquierda-ventrículo izq

**2906. Fases evolutivas del proceso de aparición de las úlceras por presión:**

a. Eritematosa, necrótica y escoriativa
b. Eritematosa, escoriativa y necrótica
c. Escoriativa, necrótica y eritematosa
d. La necrosis aparece sin lesiones previas

**2907. El frío tiene sobre el organismo un efecto:**

a. anestésico
b. antihemorrágico
c. astringente
d. Los tres

**2908. En la limpieza de la ropa de la cama el color de cada bolsa indica la actuación hospitalaria:**

a. Roja: ropa muy manchada
b. Blanca: ropa operatoria
c. Roja: ropa sucia simplemente
d. Blanca: ropa sucia simplemente
e. Amarilla: ropa sucia simplemente

**2909. El llamado 'nudo para cuerda' se utiliza en la sujeción mecánica para:**

a. La sujeción de muñeca o tobillo
b. La sujeción de la cabeza
c. Fijar la sujeción de rodillas
d. La sujeción de la cadera

**2910. Produce los glucocorticoides:**

a. Hipófisis
b. Adenohipófisis
c. Médula Suprarrenal
d. Cápsula Suprarrenal

**2911. Persona adulta que tiene quemados el tronco anterior y la extremidad superior derecha. Según la regla de los nueve es un:**

a. 45 %    b. 18 %    c. 36 %    d. 27 %

**2912. Esfínter superior del estómago:**

a. Píloro
b. Cardias
c. Cecal

**2913. Qué vacuna está recomendada a todo el personal sanitario:**

a. Papiloma virus
b. Meningitis C
c. Hepatitis B
d. Tuberculosis BCG

**2914. Tras identificar un conjunto de problemas de salud de la población, la siguiente fase sería:**

a. Priorizar el problema con una mayor vulnerabilidad
b. Determinar prioridades
c. Determinar el factor de mayor trascendencia
d. Ninguna de las anteriores

**2915. Sobre la toma de muestras:**

a. Las muestras fecales se deben transportar rápidamente al laboratorio, menos de 5 horas
b. Los estudios del parásito Enterovirus vermicularis en heces requieren de la toma de una muestra nocturna
c. Si el transporte al laboratorio se retrasase mantendrá en nevera hasta su envío
d. No importa que la muestra de heces lleve orina del paciente

**2916. Posición adecuada para colocar una sonda vesical:**

a. Trendelenburg
b. Decúbito supino
c. Decúbito prono
d. Decúbito lateral izquierdo

**2917. El bloqueo nervioso es muy adecuado para:**

a. Cuello
b. Dedos
c. Zona capilar

**2918. Cuál de los siguientes factores que predisponen a la aparición de úlceras por presión es intrínseco:**

a. Fricción
b. Humedad
c. Déficit higiénico
d. Déficit nutricional

**2919. Órgano relacionado con el estreñimiento:**

a. Estómago
b. Intestino
c. Hígado
d. Páncreas

**2920. La técnica del rasurado:**

a. Sólo se realiza en mujeres
b. Es imprescindible para los pacientes a los que se va a realizar una gastroscopia
c. Es muy importante para evitar el riesgo de infecciones en la herida quirúrgica
d. Se realiza días antes de la intervención

**2921. Alteración de la respiración en la que se observa una incapacidad de respirar o incremento en el esfuerzo en posición horizontal o acostado:**

a. Eupnea
b. Ortopnea
c. Taquipnea
d. Estertorosa

**2922. El consentimiento informado será escrito en caso de…**

a. Intervención quirúrgica
b. Procedimiento diagnóstico
c. Aplicación de procedimientos que suponen riesgos sobre la salud
d. En los tres casos

**2923. Antes de manipular la comida del anciano, lo primero:**

a. Retirar las espinas o cartílagos
b. Pelar la fruta
c. Lavarnos las manos con jabón o gel
d. Cortar los trozos grandes

**2924. La ley reguladora de la autonomía del paciente establece que se otorgará el consentimiento por representación cuando el paciente:**

a. No esté incapacitado legalmente
b. Sea menor de edad e incapaz intelectual y emocionalmente de comprender el alcance de la intervención
c. Sea mayor de 65 años
d. Sea capaz de tomar decisiones

**2925. La médula ósea normalmente no es activa para la hematopoyesis más que en ciertos puntos del organismos. Cuál NO es habitual:**

a. Esternón
b. Cúbito
c. Clavícula
d. Vértebras

**2926. NO forma parte de la gestión de calidad:**

a. Planificación
b. Organización
c. Dirección
d. Control

**2927. Sobre el miocardio es FALSO:**

a. El grosor del ventrículo izquierdo es mayor que el derecho
b. La válvula mitral tiene tres valvas
c. Las aurículas actúan como reservorio, acumulando la sangre durante la sístole ventricular
d. Las tres son falsas

**2928. Para asegurar la salida de líquidos acumulados usaremos drenaje:**

a. de Succión
b. de Balón
c. Permanente

**2929. Trastorno de la personalidad producido por conflictos internos que conducen a la ansiedad:**

a. Neurosis
b. Paranoia
c. Esquizofrenia
d. Oligofrenia

**2930. La escrita es un tipo de comunicación:**

a. Oral
b. Contextual
c. No verbal
d. Verbal

**2931. Según las unidades de energía utilizadas en nutrición cuántos kilojulios son 20 kilocalorías:**

a. 72,1 kilojulios
b. 65,3 kilojulios
c. 83,6 kilojulio
d. 57,8 kilojulios

**2932. La sutura protege la herida de:**

a. Agresiones externas
b. Agresiones internas
c. Ambas

**2933. Enema ordinario para limpiar el intestino grueso provocando la evacuación rápida de las heces:**

a. Enema ciego
b. Enema evacuador o de limpieza
c. Enema de retención

**2934. Cuando en la hoja de evolución clínica el médico indica que el paciente presenta oliguria significa que existe un volumen de emisión de orina en 24 h. inferior a los (ml.):**

a. 500
b. 1.000
c. 1.500
d. 2.000

**2935. Antes de movilizar a un paciente que lleva tiempo encamado:**

a. Quitar la almohada
b. Poner la barandilla de protección
c. Hacerle girar y sentarle al borde de la cama
d. Explicarle al paciente el procedimiento

**2936. Uso de bastones y muletas. Indique la FALSA:**

a. El empleo del bastón está indicado en pacientes con lesión bilateral y pérdida del equilibrio
b. El empleo del bastón está indicado en pacientes con lesión unilateral, pérdida del equilibrio o problemas inflamatorios en una articulación
c. La longitud del bastón debe adaptarse a la talla del paciente y debe extenderse desde el trocánter mayor hasta el suelo
d. El uso de muletas está indicado en el caso de lesión o debilidad de los miembros inferiores, en los que no es recomendable descargar el peso del cuerpo sobre ningún miembro

**2937. En el líquido extracelular los principales iones son:**

a. El Sodio y el Cloro
b. El Potasio y el Fosfato
c. El Sodio y el Potasio

**2938. Conducto que recoge toda la linfa de las extremidades inferiores, abdomen, brazo izquierdo y parte izquierda del tórax, cuello y cabeza:**

a. Conducto linfático derecho
b. Conducto linfático izquierdo
c. Conducto torácico
d. No existe tal conducto

**2939. Sobre los huesos:**

a. En los largos la longitud predomina más que su anchura y grosor
b. Los cortos son pequeños. Su longitud, grosor y anchura son casi iguales entre sí
c. Los planos son huesos en que el ancho y el largo son predominantes sobre el grosor; es decir, que son delgados
d. Las tres son correctas

**2940. Está producida por exceso de algún nutriente en la dieta:**

a. Ateroesclerosis
b. Osteomalacia
c. Raquitismo
d. Son correctas A y B

**2941. NO se valora en la escala Norton:**

a. Movilidad
b. Estado nutricional
c. Actividad
d. Estado mental

**2942. El corazón es un músculo:**

a. Involuntario y estriado
b. Involuntario y liso
c. Voluntario y estriado
d. Voluntario y liso

**2943. Las habitaciones de un centro hospitalario deben tener:**

a. La iluminación general en el techo
b. La iluminación individual en la cabecera
c. Iluminación de emergencia
d. Todas son correctas

**2944. Proceso de formación del tejido óseo:**

a. Osteólisis
b. Osteoporosis
c. Osteogénesis
d. Osteomalacia

**2945. Para baños de asiento caliente:**

a. Máximo 36ºC
b. Más de 46ºC
c. 36ºC a 38ºC
d. 40ºC a 46ºC

**2946. Sustancia material que, administrada al organismo y en virtud de una serie de acciones biofísicas o bioquímicas, es capaz de prevenir, corregir o curar una enfermedad:**

a. Placebo
b. Nutrición
c. Residuo
d. Fármaco

**2947. Cuál de las siguientes vitaminas liposolubles es el 'calciferol:**

a. A     b. D     c. E     d. K

**2948. Se considera a un recién nacido de bajo peso o prematuro cuando:**

a. Peso inferior a 2.500 gramos
b. Edad de gestación inferior a 259 días
c. Ambas son correctas
d. Ninguna lo es

**2949. Tejido que sirve a modo de 'embalaje' de los órganos:**

a. Óseo
b. Conjuntivo
c. Muscular
d. Linfoide

**2950. El material hospitalario se puede clasificar en:**

a. Desechable
b. No desechable
c. Aparatos
d. Las tres son correctas

**2951. NO es requisito que deba reunir una cama hospitalaria, una vez instalada en la habitación:**

a. Ser accesible desde tres lados
b. No habrá fuente de luz frente a ella
c. No se pondrá debajo de una ventana ni muy cerca de la puerta
d. La distancia existente entre la cama y la pared lateral debe ser de 0,5 metros

**2952. Tras una intervención quirúrgica el TCAE recoge el instrumental y:**

a. Lo manda directamente a la central de esterilización para su procesamiento
b. Lo limpia antes de enviarlo a esterilizar
c. Recoge una muestra para cultivo para comprobar la existencia o no de infección
d. Lo sumerge directamente en glutaraldehído y lo manda a esterilizar

**2953. Para realizar la técnica de pasterización se debe alcanzar la temperatura de (grados):**

a. 150     b. 125     c. 68     d. 75

**2954. Qué es un Programa de Salud:**

a. Un conjunto de actividades organizadas y coordinadas
b. La finalidad de estas actividades es conseguir un objetivo definido en una población determinada
c. Y con unos recursos dados
d. Todas las anteriores son correctas

**2955. En la cama de postoperados:**

a. Llevar a la habitación el material necesario, cuando ya se encuentre el paciente en la misma
b. Colocar siempre al paciente en decúbito supino
c. No se colocarán sábanas entremetidas en ningún caso
d. Retirar las almohadas de la cama

**2956. Ventaja del trabajo en equipo:**

a. Puede haber conflicto de intereses entre los miembros del equipo
b. Permite ver múltiples puntos de vista sobre un tema
c. Se duplican los esfuerzos
d. Se diluye la responsabilidad entre los miembros del equipo

**2957. NO es causa que puede producir vómito en neonato:**

a. La atresia intestinal
b. La intolerancia a las proteínas de la leche de vaca
c. El ano imperforado
d. El VIH

**2958. La esterilización:**

a. Destruye las bacterias, virus, hongos y cualquier forma de vida
b. No es capaz de destruir el virus del SIDA
c. No destruye formas de resistencia de las bacterias (esporas)

**2959. En la higiene del paciente encamado, lo primero que debe lavarse:**

a. Los ojos, y lo último, área genito-anal
b. El cuello, y lo último, la espalda
c. Las orejas, y lo último, la espalda
d. Los brazos, y lo último, el área genito-anal

**2960. Los monocitos son:**

a. Basófilos
b. Granulocitos
c. Polinucleares
d. Agranulocitos

**2961. El músculo estriado y voluntario es:**

a. Liso
b. Esquelético
c. Cardiaco

**2962. La hepatitis B se transmite:**

a. Por jeringuillas
b. Por relaciones sexuales
c. Por el agua
d. Son correctas A y B

**2963. Una micosis está producida por:**

a. Virus
b. Parásitos
c. Hongos
d. Bacterias

**2964. Registro que tiene como objetivo servir de soporte documental para el seguimiento de la continuidad de cuidados en la transferencia del paciente entre Atención Especializada y Atención Primaria:**

a. Resultado enfermero
b. Informe de continuidad de cuidados de enfermería al alta
c. Historia de enfermería
d. Informe de derivación

**2965. Los alimentos catalizadores o reguladores son los formados por:**

a. Leche
b. Vitaminas
c. Minerales
d. Son correctas B y C

**2966. La triada epidemiológica nos habla de relaciones entre:**

a. Huésped, agente y medio ambiente
b. Enfermedad, salud y medio ambiente
c. Recuperación, enfermedad y cuidados
d. Todas son correctas

**2967. Metabolismo basal es la energía:**

a. ...que se gasta en un día normal
b. ...de los alimentos consumidos en un día
c. ...que se consume al hacer deporte
d. Nada de lo anterior es cierto

**2968. Para recoger una muestra de líquido seminal se recomienda abstinencia sexual durante:**

a. 2 ó 3 días
b. 4 ó 5 días
c. 1 día
d. 1 semana

**2969. Por su mayor riesgo, hay que seguir medidas de prevención en la manipulación, recogida y almacenamiento de los residuos sanitarios:**

a. Específicos o 'de Tipo I'
b. Específicos o 'de Tipo III'
c. No específicos o 'de Tipo I'
d. No específicos o 'de Tipo III'

**2970. Paciente al que se le registra mal su grupo sanguíneo y a la hora de realizar una transfusión se le transfunde sangre equivocada. Puede producirse un efecto:**

a. Relevo
b. Catatónico
c. Perason
d. Bola de nieve

**2971. La tensión arterial se representa en la gráfica de constantes vitales como:**

a. Tres puntos unidos para formar la curva de la tensión
b. Dos puntos unidos por una línea vertical, con sus extremos en punta de flecha
c. Dos puntos unidos por una línea horizontal, con sus extremos en punta de flecha
d. Un diagrama de barras

**2972. El índice de Katz mide sobre el anciano:**

a. su función afectiva
b. su salud mental
c. su capacidad funcional
d. su actividad social

**2973. Dientes encargados de aplastar y triturar los alimentos:**

a. incisivos
b. caninos superiores
c. caninos inferiores
d. molares

**2974. Proceso de división del núcleo celular que produce los gametos o células sexuales:**

a. Mitosis
b. Meiosis
c. Simbiosis
d. Son correctas B y C

**2975. Qué eslabón de la cadena epidemiológica va antes que los otros tres:**

a. Huésped
b. Reservorio
c. Mecanismo de transmisión
d. Fuente de infección

**2976. Los medicamentos caducados son residuos de tipo/grupo:**

a. I        b. II        c. III        d. IIIb ó IV

**2977. En pacientes encamados al cambiar la bolsa recolectora de orina se debe pinzar la sonda vesical para:**

a. Evitar el derramamiento de orina
b. Evitar el reflujo de orina a la vejiga
c. Por higiene para el personal sanitario
d. Ninguna de las tres

**2978. Si el paciente está en decúbito lateral qué zona está en riesgo de sufrir una úlcera por presión:**

a. El acromion
b. Los codos
c. El sacro
d. El talón

**2979. Es una medida de prevención sobre los mecanismos de transmisión de enfermedades infecciosas:**

a. El aislamiento y cuarentena
b. El saneamiento general
c. El tratamiento precoz
d. La declaración obligatoria

**2980. No es una vía intravascular:**

a. La intramuscular
b. La intravenosa
c. La intralinfática
d. La intracardiaca

**2981. Para levantar un paciente de 55 kg. tras un largo periodo de tiempo en cama y sentarlo en un sillón:**

a. Utilizar la grúa
b. Levantarlo en bandeja entre 4 personas
c. Sentarle en el lateral de la cama e inmediatamente colocarlo en el sillón para que no se caiga
d. Sentarle en el borde de la cama con sus piernas entre las nuestras y asegurarse de que no se marea antes de moverlo

**2982. Proporcionar una dieta rica en fibra:**

a. Es una medida no farmacológica de prevención del estreñimiento
b. Es una medida farmacológica de prevención del estreñimiento
c. Es una medida para ganar peso
d. Es una obligación del dietista prescribirla

**2983. Es una alteración frecuente en el envejecimiento:**

a. Aumento del olfato
b. Pérdida de la autoestima
c. Aumento del gusto

**2984. El bocio está relacionado con la deficiencia de un mineral en dieta:**

a. Calcio
b. Fósforo
c. Magnesio
d. Yodo

**2985. La escala de Braden mide:**

a. El estado nutricional de los pacientes
b. El riesgo de caída de los pacientes
c. El riesgo de desarrollar UPP
d. El estado de la piel, la actividad y la exposición a la humedad

**2986. El método de Silvester NO se debe emplear con una persona...**

a. Con fractura de columna
b. Con fractura de las vértebras
c. Con fractura de los miembros superiores
d. En ninguno de los tres casos

**2987. De los siguientes tipos de residuos procedentes de la actividad asistencial, NO pertenece al grupo II:**

a. Medicamentos caducados
b. Material de curas
c. Yesos
d. Ropa de pacientes no infecciosos

**2988. Según el método PRECEDE, el hecho de que una persona se considere culpable de mantener una conducta es un factor:**

a. Predisponente
b. Posibilitador
c. Facilitador
d. Reforzador

**2989. La cura húmeda se usa en:**

a. Úlcera de aspecto limpio
b. Úlcera de aspecto sucio
c. En cualquier tipo de úlcera

**2990. Elaboración del programa de una actividad de educación para la salud. Cuál es FALSA:**

a. Se analiza la situación y se determinan prioridades y objetivos
b. Se seleccionan actividades, material, tecnología educativa y métodos
c. Se ejecuta el programa y se evalúa
d. No es una función del técnico en cuidados auxiliares de enfermería colaborar en su ejecución

**2991. En cuál de los siguientes proyectos de Educación para la Salud (Eps) es conveniente que estén presentes familia y cuidador principal:**

a. Eps para niños asmáticos
b. Eps para pacientes con diabetes
c. Eps en obesos
d. Todas son correctas

**2992. No se recomienda a la persona mayor para el cuidado de su piel:**

a. Evitar la exposición a la luz solar
b. Exponerse al frío intenso en invierno
c. Utilizar ropa adecuada para conservar el calor corporal
d. Tomar duchas o baños de cuerpo entero

**2993. En atención a personas con demencia es FALSO:**

a. Procurar que el anciano esté activo el mayor tiempo posible
b. Evitar la rutina en las actividades cotidianas
c. No es preciso un régimen especial de comidas, pero sí un horario de comidas fijo
d. Los viajes no son aconsejables

**2994. 'Luto':**

a. Proceso a través del que el duelo se procesa o altera
b. Conducta obsesiva ante la muerte
c. Estado de incredulidad ante la muerte
d. Estado de una persona que ha experimentado la pérdida de un ser allegado

**2995. El instrumental que penetra en las cavidades orgánicas debe estar:**

a. Limpio
b. Estéril
c. Desinfectado
d. Descontaminado

**2996. Derrame serosanguinolento por la vagina días después del parto:**

a. Metrorragia
b. Exudado
c. Loquios
d. Edema

**2997. En una gasometría arterial se determina en sangre:**

a. Oxígeno
b. Ácido clorhídrico
c. Dióxido de carbono
d. Son correctas A y C

**2998. El aparato de Golgi está en:**

a. Citoplasma
b. Cartioteca
c. Lisosomas
d. Ribosomas

**2999. NO es un principio de la práctica rehabilitadora de los ancianos:**

a. Se debe estimular la máxima colaboración
b. Se comienza siempre con tratamientos simples
c. Las sensaciones terapéuticas deben ser intensas para conseguir la rápida recuperación

**3000. 'Anamnesis' es:**

a. La historia clínica
b. El interrogatorio que forma parte de la historia clínica
c. La falta progresiva de memoria
d. La hoja de observaciones de enfermería

| | | | |
|---|---|---|---|
| 3001 **D** | 3026 **C** | 3051 **B** | 3076 **C** |
| 3002 **C** | 3027 **C** | 3052 **A** | 3077 **C** |
| 3003 **C** | 3028 **D** | 3053 **D** | 3078 **C** |
| 3004 **C** | 3029 **B** | 3054 **C** | 3079 **C** |
| 3005 **C** | 3030 **B** | 3055 **D** | 3080 **B** |
| 3006 **B** | 3031 **B** | 3056 **C** | 3081 **B** |
| 3007 **B** | 3032 **C** | 3057 **A** | 3082 **A** |
| 3008 **B** | 3033 **B** | 3058 **D** | 3083 **C** |
| 3009 **C** | 3034 **D** | 3059 **A** | 3084 **D** |
| 3010 **C** | 3035 **A** | 3060 **D** | 3085 **D** |
| 3011 **B** | 3036 **B** | 3061 **D** | 3086 **D** |
| 3012 **A** | 3037 **C** | 3062 **C** | 3087 **D** |
| 3013 **D** | 3038 **A** | 3063 **B** | 3088 **D** |
| 3014 **B** | 3039 **B** | 3064 **C** | 3089 **B** |
| 3015 **B** | 3040 **C** | 3065 **D** | 3090 **D** |
| 3016 **C** | 3041 **D** | 3066 **A** | 3091 **B** |
| 3017 **D** | 3042 **C** | 3067 **C** | 3092 **B** |
| 3018 **B** | 3043 **A** | 3068 **A** | 3093 **A** |
| 3019 **D** | 3044 **A** | 3069 **C** | 3094 **B** |
| 3020 **C** | 3045 **D** | 3070 **B** | 3095 **A** |
| 3021 **B** | 3046 **A** | 3071 **C** | 3096 **A** |
| 3022 **A** | 3047 **B** | 3072 **A** | 3097 **C** |
| 3023 **B** | 3048 **C** | 3073 **B** | 3098 **D** |
| 3024 **A** | 3049 **A** | 3074 **C** | 3099 **C** |
| 3025 **D** | 3050 **A** | 3075 **A** | 3100 **B** |

FALLOS:

### 3001. En qué orden se debe realizar el baño completo del paciente:

a. Primero el cuello y orejas, luego la cara y, al final, el cuerpo
b. Cara, cuerpo, cuello y orejas
c. Cuerpo, cuello y cara
d. Cara, cuello y cuerpo

### 3002. La temperatura rectal se toma durante cuántos minutos:

a. De 6 a 8
b. 10
c. De 1 a 3

### 3003. Para limpiar un cordón umbilical:

a. Betadine
b. Mercromina
c. Agua y jabón
d. Polvos de azol

### 3004. Se suele prescribir la extracción de sangre venosa para hemocultivo:

a. Siempre a primera hora de la mañana)
b. En cualquier momento a lo largo del día cuando el paciente no presente fiebre
c. Cuando el paciente presente un pico febril
d. Siempre de noche

### 3005. Lugar por el que entra la arteria hepática para irrigar el hígado y la vena porta:

a. Placa motora
b. Mediastino
c. Hilio
d. Fundus

### 3006. De los siguientes factores favorecedores de úlceras por presión cuál es extrínseco:

a. Parálisis debidas a lesiones cerebrales o medulares
b. Fricción
c. Fallos circulatorios periféricos
d. Déficit de absorción de vitamina K

### 3007. Proporción de oxígeno en el aire:

a. 79%
b. 21%
c. 0,03%
d. 52%

### 3008. Ante una quemadura:

a. Limpieza exhaustiva con solución yodada
b. Vacunación antitetánica: gammaglobulina antitetánica y/o toxoide
c. Almohadillar la zona quemada con vendas de algodón
d. Aplicar mercurocromo para evitar infecciones posteriores

### 3009. Cuándo se aplican 'precauciones estándares' en atención sanitaria:

a. Depende del diagnóstico que tenga el paciente
b. En función del tipo de cuidado que requiera el paciente
c. En todos los pacientes sin importar el diagnóstico o nivel presumible de infección
d. En función del tipo de infección

### 3010. NO es patología del sistema nervioso:

a. Afasia
b. Ataxia
c. Anoxemia

### 3011. Localización obligada en lactantes para la toma de temperatura:

a. La axila
b. El recto
c. La boca

### 3012. En relación con el hemocultivo:

a. Deben realizarse 2 extracciones para tomar 4 muestras de sangre
b. Cada extracción se efectúa con un intervalo de 50 a 70 minutos
c. Requiere que el paciente guarde reposo
d. Determina las concentraciones de gases

### 3013. Forma parte de la saliva:

a. Glucagón
b. Tripsina
c. Proteasa
d. Ptialina

### 3014. En qué zona del cuerpo dan buenos resultados las grapas:

a. En las piernas
b. En la cabeza
c. En ambas zonas
d. En ninguna de las dos

### 3015. El abandono del trabajo sin causa justificada de tres días en un mes es falta de tipo:

a. Leve
b. Grave
c. Muy grave

### 3016. Una vez realizada la sutura:

a. Se colocará un apósito oclusivo
b. En cara y cuello se puede dejar sin apósito
c. Ambas son correctas
d. Ninguna lo es

### 3017. Dificultad de apertura en las válvulas cardíacas:

a. Enfisema
b. Insuficiencia
c. Aneurisma
d. Estenosis

### 3018. Un Equipo de atención primaria:

a. Realiza las actividades de prevención en los Centros de Salud
b. Organiza y llevan a cabo actividades encaminadas a la promoción, prevención, asistencia y rehabilitación de la salud
c. Organiza las consultas externas y visitas domiciliarias

### 3019. NO s cuidado post-mortem:

a. Taponar los orificios naturales
b. Asear el cuerpo del finado
c. Ponerlo en decúbito supino
d. Cubrir todo el cuerpo con la mortaja

### 3020. Es hemorragia de origen respiratorio:

a. Vómica
b. Hematemesis
c. Hemoptisis
d. Las tres

**3021. Cuándo se establece la atención o cuidados paliativos:**

a. Cuando lo pide la familia
b. Cuando el enfermo no responde ya a un tratamiento curativo
c. Cuando lo indica la enfermera
d. Cuando hay que calmar el dolor

**3022. Parte de la piel sin vasos sanguíneos ni terminaciones nerviosas**

a. Epidermis
b. Dermis
c. Hipodermis
d. Subcutánea

**3023. Los centros sanitarios tienen la obligación de conservar la documentación clínica desde la fecha del alta de cada proceso asistencial hasta (años):**

a. 1    b. 5    c. 7    d. 10

**3024. Si debemos proceder a atender a un paciente que se encuentra con emesis sabremos que se trata de:**

a. Un vómito
b. Una hemorragia quirúrgica
c. Unas deposiciones sanguinolentas
d. Una cura quirúrgica

**3025. No pertenece a las escalas de valoración funcional:**

a. Escala de Lawton
b. Índice de Katz
c. Escala de Incapacidad Física de Cruz Roja.
d. Escala de Pfeiffer

**3026. Método de esterilización más usado en los hospitales, de eficacia probada, manejo fácil y económico:**

a. Estufa de calor seco
b. Incineración
c. Estufa de calor húmedo (vapor de agua)

**3027. Qué es un drenaje:**

a. Sistema de eliminación o evacuación de colecciones serosas, hemáticas, purulentas o gaseosas, desde los diferentes órganos y/o tejidos al exterior
b. Sistema para recoger evacuaciones serosa, hemáticas, purulentas o gaseosas
c. Ambas son correctas

**3028. Patología en la que el objeto del impulso sexual es un niño:**

a. Sadismo
b. Pederastia
c. Exhibicionismo
d. Pedofilia

**3029. 'Articulaciones semimóviles', o:**

a. Sinartrosis
b. Anfiartrosis
c. Diartrosis
d. Ninguno de los tres

**3030. Es una manifestación inicial de una demencia:**

a. La desorientación total
b. La dificultad para la memoria reciente
c. La incapacidad motora
d. La pérdida de emociones

**3031. Según el valor energético de los principios inmediatos, Valor de 1 gramo de hidratos de carbono en Kilocalorías:**

a. 2    b. 4    c. 7    d. 9

**3032. En las instituciones sanitarias abiertas una de estas funciones NO corresponde al TCAE:**

a. La escritura de los libros de registros, volantes, comprobantes e informes
b. La acogida y orientación personal de los enfermos
c. La aplicación de tratamientos curativos de carácter no medicamentosos
d. La recepción de volantes y documentos para la asistencia de los enfermos

**3033. A partir de qué mes se le empiezan a dar al lactante aporte calórico en forma de hidratos de carbono:**

a. 4º-8º
b. 5º-6º
c. 4º-5º
d. Ninguna es correcta

**3034. La desinfección concomitante. Debe realizarse mientras el paciente:**

a. Se somete a pruebas diagnósticas
b. Siempre que el médico estime necesario
c. Termina el periodo de aislamiento
d. Permanece ingresado

**3035. La escala de Barthel valora**

a. El grado de autonomía en las actividades de la vida diaria
b. El deterioro cognitivo
c. El riesgo de aparición de úlceras por presión

**3036. En soporte vital básico, secuencia de las tres valoraciones a realizar:**

a. Ventilación, conciencia y circulación
b. Conciencia, ventilación y circulación
c. Circulación, ventilación y conciencia
d. Conciencia, circulación y ventilación

**3037. Para cortar un hueso:**

a. bisturí
b. tijera Lister
c. cizalla
d. osteotomo

**3038. 'Enfermedad terminal' es la que:**

a. Se encuentra en el último estadio de su evolución y a la que sucederá la muerte en un plazo relativamente corto
b. Se encuentra en el último estadio de su evolución, pero que se puede cronificar
c. Se encuentra en estadio de recuperación
d. Es más grave

**3039. Una muestra de exudado de herida se envía al laboratorio antes de cuántas horas:**

a. 1    b. 2    c. 3    d. 4

**3040. Pico máximo de secreción de estrógenos: Día del ciclo menstrual:**

a. 1    b. 28    c. 14

**3041. En la posición de Fowler alta, la cabecera de la cama está elevada respecto a los pies:**

a. 45º    b. 50º    c. 60º    d. 90º

**3042. El apéndice xifoides está en:**

a. El hueso maxilar
b. La clavícula
c. El esternón
d. La cintura pélvica

**3043. En el recién nacido, el baño por inmersión debe evitarse hasta que:**

a. Se desprenda el cordón umbilical (entre los 7-10 primeros días)
b. Se puede realizar desde el primer día de vida
c. Se realiza cuando desaparece la ictericia fisiológica
d. Ninguna de las anteriores

**3044. Los materiales de tela impregnados de fluidos corporales son Residuos:**

a. Tipo II
b. Tipo I
c. Infecciosos
d. Líquidos

**3045. La vivencia de la enfermedad depende de factores internos como...**

a. el tipo de enfermedad que se sufre y externos como el ambiente familiar
b. las relaciones familiares y externos como el ambiente social y cultural del enfermo
c. las experiencias ya vividas y externos como la economía de la persona
d. la edad de la persona y externos como la gravedad de la enfermedad

**3046. 'Anuria' es:**

a. Ausencia en la producción de orina
b. Producción baja de orina, normalmente menos de 500 ml./día
c. Producción de orina en cantidades anormalmente grandes

**3047. Cuando en el proceso de la enfermedad se establecen los síntomas de forma clara, de tal forma que se puede realizar un diagnóstico y un tratamiento, nos encontramos:**

a. Al comienzo de la enfermedad
b. En la fase de estado o desarrollo
c. En la cronificación de la enfermedad
d. En la resolución de la enfermedad

**3048. Proceso de granulación de úlceras por presión. Cura más conveniente**

a. Un buen desbridamiento de la úlcera
b. Realizar una cura seca
c. Realizar una cura húmeda
d. Ninguna de las anteriores es correcta

**3049. Perímetro torácico de un recién nacido:**

a. 32-34 cm
b. 34-36 cm
c. 35-37 cm
d. 33-35 cm

**3050. ¿Tienen derecho los ciudadanos al acceso a su historial médico?**

a. Sí, siempre
b. No, nunca
c. Solo si se traslada a otra provincia
d. Solo si es una enfermedad grave

**3051. Agentes básicos que se emplean en el procedimiento de limpieza del instrumental clínico:**

a. Hipoclorito potásico y agua
b. Detergente y agua
c. Glutaraldehído
d. Ácido peracético

**3052. Vitaminas soluble a los lípidos:**

a. A     b. C     c. B12     d. B2

**3053. NO se utiliza para medir el grado de independencia de las actividades básicas de la vida diaria:**

a. Índice de Barthel
b. Escala de valoración funcional de la Cruz Roja
c. Índice de Katz
d. Cuestionario de Barber

**3054. Drenaje con mecanismo cerrado y de vacío para evacuar líquidos:**

a. Tubo
b. Penrose
c. Redón
d. Tejadillo

**3055. El calostro…**

a. Es de color amarillento y espeso
b. Contiene más proteínas, vitaminas y sales minerales que la leche definitiva
c. El contenido en grasas e hidratos de carbono es menor que en la leche definitiva
d. Todas las anteriores son correctas

**3056. Cuando hablamos de ropa de cama, se denomina 'entremetida' a:**

a. Una sábana especial para evitar caídas
b. Una forma especial de remeter los extremos de la sábana encimera
c. Una sábana colocada transversalmente, para remeter más fácilmente
d. Una forma especial de hacer la cama para personas agitadas

**3057. Alteración observable en piel íntegra, relacionada con la presión, se manifiesta por eritema cutáneo que no palidece al presionar:**

a. UPP grado 1
b. Lesión por humedad
c. Absceso

**3058. Según la doctora Kübler-Ross qué dos períodos de depresión existen como etapas de aceptación de la muerte por parte del paciente:**

a. Depresión activa y preparatoria
b. No se pasa por procesos de depresión
c. Depresión externa e interna
d. Depresión reactiva y preparatoria

**3059. Sobre el lavado de los ojos:**

a. Lavarlos del lagrimal hacia fuera
b. Utilizar una solución desinfectante
c. Lavarlos después del resto de la cara
d. Hay que limpiarlos en seco

**3060. La glucosuria es presencia de glucosa en:**

a. Las frutas
b. La sangre
c. El L.C.R.
d. La orina

**3061. Si el enfermo adopta la posición en decúbito lateral, las zonas más propensas a ulcerarse son:**

a. Los senos en mujeres
b. La zona sacra
c. Los omóplatos
d. Las mejillas

**3062. Puede causar irritación local sobre ojos y piel, cataratas, efectos cancerígenos, mutagénicos y teratogénicos:**

a. Formaldehido
b. Glutaraldehido
c. Óxido de etileno
d. Ninguno de los tres

**3063. 'Rinitis' es:**

a. Inflamación de la mucosa laríngea
b. Inflamación superficial de la mucosa pituitaria
c. Inflamación de la mucosa
d. Inflamación de los senos nasales

**3064. El personal que elabore o tenga acceso a la información y a la documentación clínica de un paciente:**

a. Puede comentar los datos en cualquier sitio, ya que es personal autorizado
b. Solo se puede divulgar dentro del centro de trabajo
c. Está sujeto al deber de secreto profesional
d. Puede comentarlos con cualquier persona cercana al paciente

**3065. Los movimientos que al practicar un masaje pueden ser:**

a. Lineales
b. Circulares
c. En forma de pellizco
d. De los 3 tipos

**3066. Proceso de degradación general de unas moléculas en otras más pequeñas, en el conjunto de reacciones del organismo:**

a. Catabolismo
b. Metabolismo basal
c. Anabolismo
d. Metabolismo total

**3067. 'Blefaritis' es inflamación de:**

a. la úvea
b. la capa externa del ojo
c. los párpados
d. Las tres

**3068. Producto semicrítico es el que entra en contacto con:**

a. mucosas y piel no intacta
b. el sistema vascular
c. piel íntegra

**3069. La hepatitis B es producida por**

a. Una bacteria
b. Un hongo
c. Un virus
d. Un parásito

**3070. Para ayudar a un paciente que está sentado en un sillón a ponerse de pie: (señale la FALSA)**

a. Proteger el cuerpo del paciente con el nuestro
b. Introducir la bolsa recolectora de orina en el bolsillo de su albornoz
c. Pedirle que ponga uno de los brazos alrededor de nuestra cintura
d. Coger al paciente por debajo de los brazos

**3071. Las soluciones oftálmicas se administran a través de la vía:**

a. Parenteral
b. Subcutánea
c. Tópica
d. Entérica

**3072. El peritoneo es:**

a. La capa externa del estómago
b. La capa interna del esófago
c. La capa intermedia del estómago
d. La cavidad gástrica

**3073. La apnea es:**

a. El aumento de la frecuencia respiratoria
b. El cese de respiración
c. La dificultad respiratoria por déficit de oxígeno
d. El aumento de la profundidad de las respiraciones

**3074. Los Centros de día de mayores NO tienen como objetivo:**

a. El apoyo a los familiares
b. Favorecer la rehabilitación
c. La estancia de ancianos encamados
d. Demorar la institucionalización en residencias

**3075. La Cartera de Servicios Comunes del Sistema Nacional de Salud debe garantizar la atención integral y la continuidad de la asistencia prestada a los usuarios...**

a. ...Independientemente del nivel asistencial en el que se les atienda en cada momento
b. ... Exclusivamente en Atención Primaria
c. ... Exclusivamente en Atención Especializada
d. ... Exclusivamente en Salud Pública

**3076. Los lóbulos del hígado son:**

a. 7    b. 3    c. 4    d. 1

**3077. Quemadura con destrucción de tejidos y formación de una costra:**

a. De primer grado
b. De segundo grado
c. De tercer grado
d. Entre primer y segundo grado

**3078. Para realizar un sondaje rectal, preferentemente posición:**

a. De Fowler
b. De Litotomía
c. De Sims

**3079. Sonda usada en sondaje nasogástrico:**

a. Rectal
b. Endotraqueal
c. Levin
d. Foley

**3080. Entre las causas de las caídas NO está:**

a. Disminución de la agudeza visual
b. La anosmía
c. Los cuadros confusionales
d. La presbiacusia

**3081. A la hora de evaluar la calidad del entorno cuántos tipos de entorno interno tendremos en cuenta:**

a. 1
b. 2
c. 3
d. Todos los que identifiquemos

**3082. Los cambios posturales para evitar la aparición de úlceras por presión se deben realizar:**

a. Cada 2 horas
b. Cada 4 horas durante el día y por la noche
c. Cada 6 horas en horario nocturno
d. Cada 8 horas

**3083. Parte superior del útero:**

a. Cuello
b. Hocico de tenca
c. Fondo
d. Fondo de saco de Douglas

**3084. Según Lalonde los determinantes del nivel de salud de la población son cuatro. Cuál influye más:**

a. Factores biológicos
b. Factores del medio ambiente
c. Sistema de asistencia sanitaria
d. Estilo de vida

**3085. Las fosas nasales sirven para...**

a. Humidificar, lubricar y filtrar
b. Calentar, lubricar y filtrar
c. Filtrar, secar y calentar
d. Humidificar, calentar y filtrar

**3086. Para esterilizar un laringoscopio, podemos utilizar:**

a. Horno Pasteur
b. Autoclave
c. Ebullición
d. Gas Plasma

**3087. 'Cavidad pleural' es el espacio...**

a. que ocupan los pulmones en la inspiración
b. que ocupan los pulmones en la espiración
c. existente entre los pulmones
d. existente entre la pleura visceral y parietal

**3088. Lesión de la piel de contenido purulento:**

a. Ampolla
b. Vesícula
c. Pápula
d. Pústula

**3089. Tejido cuya función es proteger:**

a. El muscular
b. El epitelial
c. El conectivo
d. Ninguna es correcta

**3090. No es objetivo del manual de calidad**

a. Definir las condiciones generales que hay que cumplir para implantar el programa de calidad en el hospital
b. Contribuir a la formación de los trabajadores y a la normalización y formalización del comportamiento
c. Establecer los procedimientos necesarios para cumplir las condiciones legales que la administración imponga
d. Todas son objetivos del manual

**3091. El autoclave esteriliza por:**

a. Calor seco
b. Vapor de agua
c. Óxido de Etileno
d. Glutaraldehido

**3092. La regulación del equilibrio a nivel central está localizada en:**

a. El cerebro
b. El cerebelo
c. El bulbo raquídeo
d. La médula

**3093. En relación a la solicitud de las pruebas analíticas:**

a. Debe hacerse siempre por escrito
b. El enfermero es el profesional que las solicita
c. Todos los impresos de solicitud de distintas pruebas son iguales
d. Debe hacerse siempre de forma verbal

**3094. 'Residencia asistida':**

a. Centro destinado a la atención social de personas mayores que, valiéndose por sí mismas para las actividades de la vida diaria por distintas circunstancias, no pueden permanecer en su propio domicilio
b. Centro destinado a la atención social de personas mayores afectadas de minusvalías físicas o psíquicas que requieren, además de los cuidados ordinarios, una atención de enfermería y vigilancia médica
c. Dispositivo sanitario en régimen de internamiento

**3095. Tras la sutura:**

a. Mantener la herida limpia
b. Protegerla del sol durante un mes
c. Ambas cosas

**3096. Aire en la cavidad pleural**

a. Neumotórax
b. Hemotórax
c. Pleuritis
d. Hidrotórax

**3097. Ausencia de materia séptica o estado libre de infección:**

a. Contrasepsia
b. Antisepsia
c. Asepsia
d. Ninguna de las tres

**3098. Para prevenir las úlceras por presión en los pacientes encamados:**

a. Realizar cambios posturales cada 2 ó 3 h
b. Dieta rica en proteínas y vitaminas
c. Adecuado aporte de líquidos
d. Todas son correctas

**3099. Si deseamos realizar un estudio sobre enfermedades cardiovasculares en mujeres mayores de 18 años, nos plantearemos un estudio:**

a. De casos-control
b. Descriptivo
c. De cohortes
d. Experimentales

**3100. Para hacer una valoración de una posible neuropatía en la exploración de un pie diabético debemos:**

a. Tomar pulsos pedios
b. Exploración de la sensibilidad térmica, vibratoria y táctil
c. Observar s existe blanqueamiento del pie al levantarlo
d. Son correctas A y C

| | | | |
|---|---|---|---|
| 3101 D | 3126 D | 3151 C | 3176 A |
| 3102 A | 3127 C | 3152 A | 3177 C |
| 3103 D | 3128 B | 3153 B | 3178 A |
| 3104 D | 3129 C | 3154 C | 3179 C |
| 3105 C | 3130 D | 3155 B | 3180 C |
| 3106 B | 3131 B | 3156 A | 3181 A |
| 3107 B | 3132 A | 3157 B | 3182 C |
| 3108 C | 3133 D | 3158 C | 3183 D |
| 3109 C | 3134 D | 3159 B | 3184 D |
| 3110 B | 3135 B | 3160 B | 3185 D |
| 3111 B | 3136 D | 3161 B | 3186 A |
| 3112 B | 3137 C | 3162 C | 3187 B |
| 3113 D | 3138 C | 3163 B | 3188 A |
| 3114 D | 3139 C | 3164 C | 3189 D |
| 3115 C | 3140 B | 3165 C | 3190 D |
| 3116 D | 3141 C | 3166 D | 3191 D |
| 3117 C | 3142 B | 3167 B | 3192 C |
| 3118 D | 3143 D | 3168 C | 3193 B |
| 3119 D | 3144 C | 3169 D | 3194 A |
| 3120 C | 3145 A | 3170 C | 3195 D |
| 3121 B | 3146 B | 3171 B | 3196 C |
| 3122 C | 3147 C | 3172 A | 3197 B |
| 3123 C | 3148 D | 3173 A | 3198 C |
| 3124 B | 3149 B | 3174 A | 3199 A |
| 3125 B | 3150 D | 3175 D | 3200 C |

FALLOS:

**3101. La 'eficiencia' es:**

a. Balance positivo de la relación riesgo/beneficio

b. Capacidad del profesional de utilizar plenamente los conocimientos en la tarea de proporcionar salud y satisfacción a los usuarios

c. Es el grado de aplicación de los conocimientos y tecnología médica disponible

d. Es la relación entre el impacto real de un servicio y su coste de producción

**3102. En casos de violencia de género, si la mujer ha sido atendida en consultas externas del centro de especialidades y es necesario trasladarla a un hospital se realizará:**

a. En ambulancia

b. Por los Cuerpos de Seguridad del Estado

c. Con su coche particular, acompañada de la Policía municipal

d. Por la Policía municipal acompañada por una enfermera

**3103. Técnica que consiste en repetir lo mismo que el paciente dice:**

a. Repetición

b. Clarificación

c. Validación

d. Paráfrasis

**3104. Alteración renal que cursa con inflamación del glomérulo:**

a. Pielonefritis

b. Síndrome nefrótico

c. Tubulopatía

d. Glomerulonefritis

**3105. Aporta más hidratos de carbono**

a. Lentejas       b. Carne

c. Pan       d. Pescado

**3106. Conducto que conecta con el duodeno para llevar la bilis:**

a. Cístico

b. Colédoco

c. Conducto pancreático

d. Conducto duodenal

**3107. Las relaciones interpersonales NO son eficientes cuando producen:**

a. Empatía       b. Suspicacia

c. Respeto       d. Autenticidad

**3108. Cuándo es más apropiado recoger las muestras de esputo:**

a. Después de las comidas

b. Antes de la cena

c. A primera hora de la mañana

d. A media tarde

**3109. Según Atwater un gramo de alcohol etílico corresponde a (kilocalorías):**

a. 4       b. 6       c. 7       d. 9

**3110. Los drenajes filiformes**

a. No dejan la incisión abierta

b. Dejan la incisión abierta

c. Ninguna es correcta

**3111. Sobre la sutura de seda, es FALSO:**

a. Es de las más usadas y resistente

b. Es difícil de manejar

c. Provoca mínima reacción tisular

**3112. Protección barrera ante riesgos por agentes biológicos más importantes:**

a. La mascarilla

b. Los guantes

c. Las batas

d. La protección ocular

**3113. Las pinzas de Magill son:**

a. Un dispositivo para la liberación de la vía aérea

b. Un dispositivo de barrera

c. Unas pinzas curvas articuladas

d. Son correctas A y C

**3114. Dentro de las medidas preventivas para evitar las caídas en el anciano NO se incluye:**

a. Los cuidados podológicos

b. La corrección de déficits sensoriales

c. La utilización de zapatos estrechos, tacones y cordones

d. El evitar los reposabrazos en las sillas

**3115. Documento de la historia clínica de atención primaria en que se registran los datos relativos a la tensión arterial de un hipertenso:**

a. Gráfica de constantes vitales

b. Hoja de evolución

c. Hoja de monitorización de datos

d. Hoja clínico-estadística

**3116. Sobre los fermentos digestivos del jugo pancreático es FALSO**

a. La lipasa transforma las grasas en ácidos grasos y glicerina

b. La amilasa actúa sobre las proteínas

c. La quimotripsina-Tripsina transforma el almidón en maltosa

d. Son falsas B y C

**3117. Para realizar punción lumbar:**

a. Decúbito supino con piernas flexionadas

b. Posición de Sims

c. Decúbito lateral con las piernas flexionadas en posición fetal

d. Decúbito prono con las piernas flexionadas

**3118. NO es recomendable para prevenir las úlceras por presión usar:**

a. Cremas

b. Aceites

c. Masajes

d. Alcohol

**3119. Frente a qué inmuniza al niño la vacuna DTP:**

a. Difteria, Parotiditis, Tétanos

b. Poliomielitis, Tétanos, Tosferina

c. Sarampión, Parotiditis, Rubeola

d. Difteria, Tétanos, Tosferina

**3120. Desinfectante y antiséptico**

a. Son lo mismo

b. Un desinfectante es un preparado químico que se aplica sobre piel y tejidos y un antiséptico se aplica sobre objetos inanimados

c. Un desinfectante es un preparado químico que se aplica sobre objetos inanimados y un antiséptico se aplica sobre piel o tejidos

**3121. Prueba diagnóstica que mide los volúmenes de aire movilizados con los movimientos respiratorios:**

a. Espirografía

b. Espirometría

c. Gasometría

d. Broncoscopia

**3122. Posición en que debemos colocar a un paciente inconsciente que necesite cuidados de reanimación cardio-pulmonar**

a. Posición lateral de seguridad

b. Trendelenburg

c. Decúbito supino con la cabeza en hiperextensión

d. Decúbito supino con la cabeza ladeada

**3123. Estudia la función respiratoria:**

a. Endoscopia

b. Broncoscopia

c. Espirometría

d. Fibrobroncoscopia

**3124. Contiene terminaciones nerviosas para el calor, frío, dolor y presión**

a. Epidermis

b. Dermis

c. Glándulas sebáceas

d. Ninguna

**3125. Los isótopos son:**

a. Cátodos capaces de emitir calor y electricidad

b. Átomos capaces de emitir radicaciones, campos magnéticos y eléctricos

c. Átomos capaces de emitir radiaciones

d. Cátodos eléctricos

**3126. El baño del niño se hará a diario, en horario regular y con una duración de 5 a 7 min. Temperatura del agua:**

a. 36º

b. 37º

c. 25º

d. 35º

**3127. Dieta SIN agua:**

a. Líquida

b. Blanda

c. Absoluta

d. Hipocalórica

**3128. Valoración afectiva del anciano:**

a. El cuestionario MMSE de Folstein

b. La escala de Goldberg

c. Test de Blessed

d. Índice de Katz

**3129. Farmacocinética: 'Proceso de alteración química que afecta a los fármacos dentro del organismo':**

a. Absorción

b. Distribución

c. Biotransformación

d. Eliminación

**3130. Localización más frecuente de úlceras por presión en encamados:**

a. Espinas ilíacas

b. Tobillos

c. Región tibial

d. Trocánteres mayores y región sacra

**3131. Proceso por el que el agua se desprende de la superficie corporal, lo que reduce el calor:**

a. Congestión

b. Evaporación

c. Exudado

d. Inflamación

**3132. Dieta equilibrada:**

a. Proteínas: 15-25%; grasas: 30-35%; hidratos de carbono: 45-55%

b. Proteínas: 25-35%; grasas: 35-40%; hidratos de carbono: 60-70%

c. Proteínas: 15-20%; grasas: 35-40%; hidratos de carbono: 45-50%

d. Ninguna de las tres

**3133. La agonía puede ser**

a. Lúcida

b. Con pulso débil

c. Comatosa

d. Son correctas A y C

**3134. Cuando aparecen los síntomas de la enfermedad que permiten llegar a un diagnóstico hablamos de:**

a. Período de convalecencia

b. Período prodómico

c. Período de incubación

d. Período clínico

**3135. Ergoterapia es:**

a. Terapia a través del juego

b. Terapia a través del trabajo

c. Terapia por micro-ondas

d. Ninguna de las anteriores

**3136. La parada respiratoria se manifiesta:**

a. Pulso rápido y débil

b. Pulso lento

c. Ausencia de respiración espontánea

d. Son correctas A y C

**3137. Las células del tiroides que segregan la tirosina son glándulas del tipo:**

a. Exocrino

b. Mixtas

c. Endocrinas

d. Funcionales

**3138. Sobre los enemas, es FALSO:**

a. El enema carminativo se emplea principalmente para eliminar el flato

b. Hay enemas grandes y enemas pequeños

c. El enema de retención o terapéutico tiene como finalidad ayudar a evacuar el contenido del colon

d. El enema de flujo de retorno, conocido como enema de Harris, se emplea para expulsar el flato

**3139. Medida que NO emplearía para prevenir la aparición de una úlcera por presión en la zona sacra:**

a. Control de la dieta del paciente encamado

b. Aporte de dieta rica en Vitamina C

c. Férulas de arco

d. B y C

**3140. La presión venosa central mide la presión de…**

a. Aurícula izquierda

b. Aurícula derecha

c. Arteria aorta

d. Intracardiaca

**3141. En la muestra por punción suprapúbica, si la persona lleva una sonda de Cateterización vesical permanente es necesario:**

a. Tomar la muestra directamente de la bolsa de diuresis

b. Pinzar la sonda con unas pinzas de Kocher durante 10-20 minutos

c. Pinzar la sonda con una pinza de Kocher durante 30-60 minutos

d. Puncionar la sonda por la parte del conducto de entrada de aire para el 'balón'

**3142. Inflamación de la mucosa de la cavidad bucal:**

a. Gingivitis

b. Estomatitis

c. Glositis

d. Ninguna es correcta

**3143. A cuántas Kilocalorías equivale 1 gramo de proteínas:**

a. 9

b. 3

c. 5

d. 4

**3144. La osteomalacia consiste en:**

a. Aumento de la deformación del hueso

b. Disminución protéica del hueso

c. Descalcificación que conlleva un reblandecimiento de los huesos

d. Disminución de la destrucción ósea

**3145. La pediculosis es producida por:**

a. Piojos

b. Virus

c. Bacterias

d. Hongos

**3146. Un anciano necesita trasladarse en silla de ruedas y conserva fuerza en los brazos para poder hacerlo de manera autónoma le facilitaremos:**

a. Un par de muletas de codo

b. Una silla de ruedas grandes

c. Una silla de ruedas pequeñas

d. El tamaño de las ruedas no importa

**3147. La eutanasia pasiva se caracteriza por una conducta:**

a. Genuina

b. Directa

c. Omisiva

d. Ninguna es cierta

**3148. Todas son complicaciones debidas a la inmovilidad de la persona mayor, EXCEPTO:**

a. Depresión
b. Atrofia muscular
c. Hipotensión Ortostática
d. Aumento del tono venoso en extremidades

**3149. Cuál de las fases de un ciclo de autoclave de prevacío se considera el tiempo real de esterilización:**

a. Acondicionamiento de la carga
b. Meseta de esterilización
c. Desvaporización
d. Secado

**3150. NO es una función del hígado:**

a. Segregar la bilis
b. Efectuar una serie de etapas importantes en el metabolismo de proteínas, grasas y carbohidratos
c. Almacenar glucógeno, lípidos, hierro, vitamina A, B12 y D
d. Las tres son funciones del hígado

**3151. El empaquetado en una central de esterilización debe ser:**

a. Impermeable al agente esterilizante
b. Permeable a agentes externos
c. Impermeable a la contaminación externa y permeable al agente esterilizante
d. Permeable a los agentes externos e impermeable al vapor

**3152. Posición en la que el paciente está en decúbito supino, levantado de la cama 50 cm y la espalda apoyada en la cama con ángulo de 45°:**

a. Fowler
b. Trendelenburg
c. Trendelenburg inversa
d. Rose

**3153. Para prevenir la transmisión de las conjuntivitis infecciosas:**

a. Aislamiento
b. Lavado de manos
c. Profilaxis antibiótica
d. Uso de suero glucosado

**3154. La Crioterapia es un tratamiento:**

a. Para el dolor de cabeza
b. Para la artritis
c. Quirúrgico para las hemorroides
d. Quirúrgico para las contracturas

**3155. El hueso vómer se encuentra en:**

a. Cráneo
b. Cara
c. Miembro superior
d. Miembro inferior

**3156. El eritema es:**

a. El enrojecimiento de la piel
b. Pérdida de sustancia cutánea
c. Lesión sólida de la piel
d. Coloración amarillo verdosa de la piel

**3157. Qué síntoma NO aparece en la clínica tradicional del shock:**

a. Hipotensión
b. Poliuria
c. Taquicardia
d. Taquipnea

**3158. Sobre el aparato cardiovascular, es FALSO:**

a. La onda pulsátil se transmite a gran velocidad
b. La tensión arterial se mide por la presión que ejerce la sangre sobre las paredes de las arterias
c. Que la sístole ventricular hace que se relaje el ventrículo, y la diástole ventricular hace que éste se contraiga
d. Ninguna de las anteriores es falsa

**3159. El desarrollo sostenible trata de:**

a. Obtener una mayor producción
b. Cumplir de forma equilibrada con las necesidades de desarrollo y de carácter medioambiental de las generaciones presentes y futuras
c. Fomentar el bienestar
d. Impulsar el desarrollo sin tener en cuenta el medioambiente

**3160. En el servicio de radiología un cartel con el símbolo de radiación de color amarillo significa:**

a. Radiación menor
b. Mayor riesgo de radiación
c. Alta radiación

**3161. Uno de estos métodos de esterilización utiliza calor húmedo:**

a. Estufa Poupinel
b. Autoclave
c. Radiaciones gamma
d. Incineración

**3162. Acerca de la epilepsia es FALSO:**

a. Se debe a una descarga anormal en una parte del cerebro
b. Las más características son las tónico-clónicas
c. Su control farmacológico es complicado, ya que requieren de varios fármacos
d. Cuando no responde a tratamiento médico, se puede utilizar el quirúrgico

**3163. Síntoma del shock hipovolémico**

a. Fiebre
b. Pulso débil y acelerado
c. Cetoacidosis
d. Seborrea

**3164. Un ejemplo característico de una anfiartrosis es la articulación de:**

a. La rodilla
b. Cadera
c. Sínfisis del pubis
d. Sacro-ilíaca

**3165. Compuesto bifenólico con acción bactericida cuyo mecanismo de acción consiste en atacar a las proteínas de las membranas celulares desnaturalizándolas y produciendo la muerte celular:**

a. Povidona yodada
b. Hipoclorito sódico
c. Clorhexidina
d. Fenol y derivados
e. Alcohol

**3166. Cuántas vías o luces tiene una sonda Sengstaken-Blakemore:**

a. 1
b. 2
c. 2 ó 3
d. 3

**3167. Para retirar los puntos se usará:**

a. Tijera y un bisturí
b. Bisturí y pinza
c. Una tijera y una pinza con dientes

**3168. Tenemos que clasificar el instrumental quirúrgico según su función. Colocaremos las tijeras de Metzenbaum como instrumental:**

a. De talla o campo
b. De síntesis
c. De diéresis
d. De hemostasia

**3169. NO forman parte del equipo de apoyo de atención primaria:**

a. Trabajadores Sociales
b. Administrativos
c. Auxiliares de Enfermería
d. Técnicos de Laboratorio

**3170. Sobre la punción lumbar, es FALSO:**

a. Por punción lumbar habitualmente se extrae el líquido cefalorraquídeo
b. Para realizar la extracción de líquido cefalorraquídeo por punción lumbar los pacientes deben colocarse recostados lateralmente
c. No es una técnica estéril
d. Para neonatos y niños pequeños la mejor posición es sentados

**3171. Las uñas de los pies del mayor deben cortarse:**

a. Curvas
b. Rectas
c. En ángulo
d. Son correctas A y B

**3172. Hemorragia genital femenina anárquica:**

a. Metrorragia
b. Hipomenorrea
c. Hipermenorrea
d. Dismenorrea

**3173. La temperatura ambiente idónea para realizar la higiene del paciente encamado es de aproximadamente:**

a. 25°
b. 20°
c. 28°
d. 36°

**3174. La charla educativa es el procedimiento directo de educación sanitaria más utilizado para dirigirse a:**

a. Grupos
b. Persona adulta
c. Persona de bajo nivel cultural
d. Solo a la población infantil

**3175. El sondaje vesical se utiliza para:**

a. Para que el paciente pueda orinar
b. Para comprobar la cantidad de orina residual en la vejiga después que el paciente ha orinado
c. Para eludir una obstrucción que bloquea el flujo de orina
d. Todas son correctas

**3176. El contagio directo en una enfermedad infecciosa se da a través de:**

a. Gotas de Flügge
b. Agua o excrementos
c. Relaciones sexuales
d. Objetos contaminados

**3177. La capacidad del profesional de delimitar y compartir los objetivos de la entrevista con su paciente es una cualidad del entrevistador que corresponde a la:**

a. Calidez
b. Cordialidad
c. Concreción
d. Empatía

**3178. NO corresponde a la alimentación parenteral:**

a. Es el aporte de alimentos, bien por vía oral o a través de un abordaje en alguno de los tramos del tubo digestivo
b. Es la administración intravenosa de alimentos
c. Aporta los elementos energéticos y plásticos indispensables para el organismo
d. La nutrición parenteral puede ser total o parcial

**3179. Está indicada la maniobra de Heimlich:**

a. En los primeros auxilios si observamos fracturas desplazadas
b. En el taponamiento de heridas contusas
c. En la obstrucción de vías aéreas por cuerpos extraños
d. En el caso de una epistaxis

**3180. Cuando hablamos de caducidad de la esterilización nos referimos...**

a. Al buen aspecto del empaquetado
b. Al número de ciclos de esterilización
c. Al tiempo que la esterilización mantiene su esterilidad
d. Es un control interno físico

**3181. Respecto a los colutorios:**

a. Llevan los mismos principios activos que las pastas dentífricas
b. Llevan concentraciones más altas de principios activos que las pastas dentífricas
c. Pueden utilizarse como sustitutivo de la higiene dental
d. No son útiles para la higiene bucal

**3182. Producto que entra en contacto con el sistema vascular del organismo:**

a. Semicrítico
b. No crítico
c. Crítico
d. Ninguna de las tres

**3183. Necrosis de la piel y tejidos subyacentes debido a una compresión entre una protuberancia ósea y una superficie dura:**

a. Eczema
b. Eritema
c. Edema
d. Escara

**3184. Incumplir la obligación de atender los servicios esenciales establecidos en caso de huelga es falta...**

a. Muy leve
b. Leve
c. Grave
d. Muy grave

**3185. El óvulo se fecunda en:**

a. El endometrio
b. El ovario
c. El cuello uterino
d. La trompa

**3186. Sobre la toma de temperatura corporal, es FALSO:**

a. La humedad de la axila no falsea el registro
b. Colocar el bulbo del termómetro en la axila del paciente, cruzar su antebrazo sobre el tórax y esperar seis-siete minutos
c. Hay que explicar previamente al paciente lo que se le va a hacer
d. Descender la columna de mercurio por debajo de 36°C

**3187. Objetivos del ejercicio físico en los ancianos. Es FALSO que busquen:**

a. Fortalecer y mejorar el tono muscular
b. Potenciar la musculatura
c. Aliviar el aburrimiento y reducir el aislamiento
d. Favorecer la autoestima

**3188. Es signo/síntoma de insolación:**

a. Náuseas y vómitos
b. Anhidrosis
c. Bradipnea
d. Hirsutismo

**3189. Cama que se utiliza en las unidades de grandes quemados:**

a. Cama libro
b. Cama roto-test
c. Electrocircular
d. De levitación

**3190. Elementos de la cadena epidemiológica:**

a. Huésped, mecanismo de transmisión, reservorio
b. Agente, sujeto susceptible, fuente de infección
c. Agente, medio, huésped
d. Son correctas A y C

**3191. Una las siguientes vitaminas hidrosolubles se conoce como 'tiamina'**

a. B12    b. B9    c. B6    d. B1

**3192. Valoramos riesgo de padecer UPP utilizando Norton, con estos resultados: - Estado general: bueno. - Estado mental: confuso. - Actividad: utiliza silla de ruedas. - Movilidad: muy limitada. - Incontinencia: ninguna. Qué puntuación alcanzaría:**

a. 10    b. 12    c. 14    d. 16

**3193. Ante una posible parada cardio-respiratoria, según la Asociación de Enfermería en Cardiología lo primero es valorar el nivel de conciencia del individuo:**

a. Aplicando la escala de Glasgow
b. Llamándole y estimulándole, sacudiéndolo por los hombros
c. Aplicando la regla ALEC (Alerta, Letárgico, Estuporoso y Comatoso)
d. Tratando de conversar con él

**3194. La ebullición es un método:**

a. Para la desinfección
b. Para la esterilización
c. Muy usado para esterilizar jeringas y agujas

**3195. 'Haga comidas frecuentes y de poco volumen, camine un poco después de las comidas y duerma con la cama un poco levantada', son recomendaciones para un paciente que padece:**

a. Ardor
b. Pirosis
c. Síndrome de malabsorción
d. Son correctas A y B

**3196. A un paciente con fractura de pelvis lo colocaríamos en una cama:**

a. Electrocircular
b. Ortopédica de Judet
c. Ortopédica reversible
d. Normal

**3197. Uno de los mecanismos de la termogénesis es:**

a. La radiación
b. La producción hormonal
c. La transpiración de la piel
d. El paso del calor de un cuerpo a otro

**3198. Una sustancia es desinfectante cuando mata...**

a. Todos los microorganismos
b. Hongos y bacterias
c. Muchos microorganismos o por lo menos impide su multiplicación
d. Los hongos

**3199. Cuál de los cartílagos que forman las paredes de la laringe presenta una prominencia en la parte anterior del cuello denominado 'manzana o bocado de Adán':**

a. Tiroides
b. Cricoides
c. Aritenoides
d. Epiglotis

**3200. Incapacidad para reconocer objetos o personas:**

a. Afasia
b. Apraxia
c. Agnosia
d. Ninguna de las tres

| | | | |
|---|---|---|---|
| 3201 **C** | 3226 **B** | 3251 **A** | 3276 **A** |
| 3202 **A** | 3227 **C** | 3252 **D** | 3277 **B** |
| 3203 **C** | 3228 **B** | 3253 **D** | 3278 **C** |
| 3204 **C** | 3229 **D** | 3254 **D** | 3279 **A** |
| 3205 **D** | 3230 **B** | 3255 **C** | 3280 **B** |
| 3206 **A** | 3231 **C** | 3256 **A** | 3281 **A** |
| 3207 **C** | 3232 **D** | 3257 **D** | 3282 **C** |
| 3208 **D** | 3233 **A** | 3258 **A** | 3283 **B** |
| 3209 **C** | 3234 **D** | 3259 **B** | 3284 **B** |
| 3210 **C** | 3235 **C** | 3260 **B** | 3285 **C** |
| 3211 **A** | 3236 **C** | 3261 **B** | 3286 **D** |
| 3212 **C** | 3237 **C** | 3262 **B** | 3287 **C** |
| 3213 **C** | 3238 **B** | 3263 **A** | 3288 **D** |
| 3214 **C** | 3239 **C** | 3264 **D** | 3289 **A** |
| 3215 **B** | 3240 **A** | 3265 **C** | 3290 **D** |
| 3216 **A** | 3241 **D** | 3266 **B** | 3291 **C** |
| 3217 **B** | 3242 **A** | 3267 **A** | 3292 **D** |
| 3218 **A** | 3243 **C** | 3268 **B** | 3293 **A** |
| 3219 **D** | 3244 **C** | 3269 **A** | 3294 **B** |
| 3220 **D** | 3245 **B** | 3270 **A** | 3295 **B** |
| 3221 **C** | 3246 **B** | 3271 **D** | 3296 **D** |
| 3222 **A** | 3247 **A** | 3272 **C** | 3297 **B** |
| 3223 **A** | 3248 **D** | 3273 **A** | 3298 **C** |
| 3224 **C** | 3249 **B** | 3274 **B** | 3299 **B** |
| 3225 **B** | 3250 **A** | 3275 **C** | 3300 **B** |

FALLOS:

### 3201. Sonda que posee doble luz o incluso triple:

a. Mallecot
b. Pezzer
c. Foley
d. Nelaton

### 3202. En la técnica para el uso de muletas, apoyo sobre cuatro puntos:

a. Apoyar muleta derecha, pie izquierdo, muleta izquierda, pie derecho
b. Apoyar muleta izquierda, pie derecho, muleta derecha, pie izquierdo
c. Apoyar pie derecho, muleta izquierda, pie izquierdo, muleta derecha
d. Apoyar pie izquierdo, muleta derecha, pie derecho, muleta izquierda

### 3203. No es un derecho del enfermo:

a. Ser escuchado
b. El respeto a su intimidad
c. A elegir su medicación
d. A que no se experimente con él

### 3204. Es función del TCAE:

a. Colocar un cateterismo periférico
b. Administrar antibióticos vía intramuscular
c. Colaborar en el control de las infecciones
d. Colocar una sonda Malecot

### 3205. Placas corneas rectangulares unidas al lecho ungueal:

a. Pelo
b. Glándulas sudoríparas
c. Glándulas sebáceas
d. Uñas

### 3206. Ausencia total o casi total de eliminación de orina:

a. Anuria          b. Enuresis          c. Oliguria

### 3207. Porcentaje aproximado de proteínas en un día para confeccionar una dieta equilibrada:

a. 55%          b. 30%          c. 15%          d. 5%

### 3208. Es de transmisión sexual:

a. Gonorrea          b. Sífilis
c. VIH          d. Las tres

### 3209. Material quirúrgico usado para dividir, separar o como cortante:

a. De campo
b. De hemostasia
c. De diéresis
d. De exposición

### 3210. Indique la FALSA:

a. El líquido amniótico baña al feto durante su desarrollo en el saco amniótico
b. La amniocentesis es el procedimiento mediante el que se extrae líquido amniótico del saco amniótico con una aguja que atraviesa las paredes abdominal y uterina
c. La amniocentesis puede ser realizada por cualquier profesional sanitario
d. Se ejecuta habitualmente con anestesia local y control por ultrasonido y no antes de las primeras 16 semanas de embarazo

### 3211. NO se da en ataque epiléptico:

a. Risa histeriforme
b. Rigidez
c. Convulsión
d. Recuperación

### 3212. Uno de los cartílagos que forman la laringe se abre y se cierra para impedir el paso de alimentos a la vía respiratoria:

a. Aritenoide
b. Cuneiforme
c. Epiglotis
d. Cricoide

### 3213. Las hormonas son producidas por las glándulas:

a. Holocrinas
b. Apocrinas
c. Endocrinas
d. Exocrinas

### 3214. Para valorar la superficie quemada se utiliza la regla de los nueves de Wallace, que puntúa así:

a. Cabeza y cuello, 18%; cada miembro superior, 18%; cada miembro inferior, 9%, genitales externos hombre, 1%
b. Cabeza y cuello, 9%; cada miembro superior, 9%; cada miembro inferior, 18%; genitales externos hombre, 2%
c. Cabeza y cuello, 9%; cada miembro superior, 9%; cada miembro inferior, 18%; genitales externos hombre, 1%
d. Ninguna de las anteriores

### 3215. En el proceso de formación de úlceras por presión, las vesículas de qué estadio son:

a. I          b. II          c. III          d. IV

### 3216. Técnica correcta para hacer la cama de un paciente encamado:

a. Entre dos auxiliares de enfermería, colocándose cada uno a un lado de la cama, de forma que mientras uno hace su parte de la cama, el otro sostiene al enfermo
b. Entre dos auxiliares de enfermería, colocándose ambos en el mismo lado de la cama, de forma que mientras uno hace su parte de la cama, el otro sostiene al enfermo
c. No es función del auxiliar de enfermería hacer la cama ocupada
d. Trasladar al paciente a una camilla auxiliar y después proceder a hacer la cama

### 3217. La sonda 'Robinson y Pezzer' es:

a. Nasogástrica          b. Vesical
c. Rectal          d. Ninguna es cierta

### 3218. Color azul de piel y mucosa:

a. Cianosis          b. Anoxia
c. Albuminosis          d. Ictericia

### 3219. NO es una finalidad del sondaje vesical:

a. La realización de lavados vesicales
b. La recogida de orina estéril
c. La realización de un balance de líquidos
d. Para tratamiento de infecciones urinarias

**3220. Uno de los siguientes nutrientes NO aporta energía:**

a. Glúcidos
b. Proteínas
c. Lípidos
d. Vitaminas

**3221. Las muletas de Lofstrand o muletas de antebrazo…**

a. Tienen superficies forradas o acolchadas y se emplean en pacientes que no pueden soportar la descarga del peso corporal sobre sus muñecas
b. Son de uso habitual y se emplean en enyesados de miembros inferiores o esguinces; es preciso para utilizarlas tener fuerza en la parte superior del cuerpo y en las extremidades superiores
c. Constan de un anillo que se adapta al antebrazo y una asidera para apoyarse, y se emplean cuando el individuo no tiene fuerza en la parte inferior del cuerpo. Se utilizan en pacientes parapléjicos
d. Ninguna de las anteriores

**3222. 'Antisepsia' es:**

a. Desinfección
b. Asepsia
c. Desinsectación
d. Esterilización

**3223. Temperatura del agua adecuada para bañar a un anciano:**

a. 37-40°C          b. 35-41°C
c. 0-50°C           d. 15-35°C

**3224. Autora que identifica estado de salud con independencia para la autosatisfacción de las necesidades fundamentales:**

a. D. Orem          b. C. Roy
c. V. Henderson     d. H. Peplau

**3225. Para realizar un simulacro:**

a. No se deben tener en cuenta situaciones anteriores
b. Debe haber un plan de emergencia elaborado con anterioridad
c. Las áreas de seguridad no deberán ser reconocidas por las personas participantes
d. No lo debe saber nadie excepto las personas participantes en las zonas de socorro

**3226. 'Metabolismo total':**

a. La técnica de usar los alimentos adecuadamente
b. La cantidad global de energía que necesita el organismo en 24 horas
c. La relación entre el ingreso y el gasto de energía de una persona al año
d. La cantidad mínima de energía que necesita el organismo por hora

**3227. Intervención quirúrgica en la que se mejora el aspecto y se corrigen deformidades:**

a. Ablativa
b. Reparadora
c. Reconstructiva
d. Paliativa

**3228. La tuberculosis se contagia vía:**

a. Contacto sexual
b. Aérea
c. Fómites
d. Agua y alimentos

**3229. La 'Vía parental' administra:**

a. …por vía intravenosa
b. …por vía intramuscular
c. …por vía subcutánea
d. De los tres modos

**3230. Eliminación de tejido desvitalizado hasta que se descubre tejido sano circundante:**

a. Fricción
b. Desbridamiento
c. Disección
d. Regeneración

**3231. Los cuidados post mortem se efectuarán después de:**

a. Después de la muerte aunque, el médico no haya firmado el certificado de defunción
b. Después de la muerte y cuando ha aparecido el rigor mortis
c. Después de que el médico ha firmado el certificado de defunción

**3232. Previenen la sequedad de boca en el anciano:**

a. Alimentos lácteos
b. Hidratos de carbono
c. Proteínas
d. Sopas

**3233. La inmunidad que se obtiene al pasar las paperas es:**

a. Natural y Activa
b. Artificial y Pasiva
c. Natural y Pasiva
d. Artificial y Activa

**3234. Los quirófanos son zona:**

a. Semirrestringida    b. Semipública
c. Restringida         d. Estéril

**3235. Cuál NO es correcta:**

a. Flexión es plegar o doblar una extremidad sobre una articulación
b. Extensión es extender o estirar una extremidad sobre una articulación
c. Adducción es el alejamiento del plano medio

**3236. Cuándo se puede hacer el baño de inmersión al recién nacido:**

a. En el momento del parto para eliminar bien los restos de grasa de la piel
b. A los dos días del nacimiento para esperar a que se seque el cordón
c. Cuando se desprenda el cordón umbilical
d. Al mes del nacimiento para evitar infecciones

**3237. La enfermedad de Creutzfeldt-Jacob está producida por**

a. Un virus
b. Una bacteria gram negativa
c. Un prión
d. Una bacteria gram negativa

**3238. Las barandillas de seguridad se colocan cuando:**

a. Es conveniente que soporten el peso de la ropa
b. El paciente se encuentra agitado
c. Debemos evitar el pie equino
d. Es necesaria su movilización

**3239. Instrumental buco-dental. Se denomina material crítico a aquél que:**

a. No se introduce en la boca
b. Aunque se introduzca en la cavidad oral es poco posible que se contamine
c. Entra en contacto directo con los tejidos bucales y se contamina por sangre

**3240. Básicamente, la cama de Judet tiene como característica el marco…**

a. Por encima de la cama, que sujeta varias anillas
b. Por debajo de la cama para accesorios
c. Alrededor de la cama (barras de contención)
d. Marco o armazón para volteo

**3241. NO es un objetivo de la atención a las personas mayores en las residencias geriátricas:**

a. Prevenir el incremento de la dependencia mediante terapias y programas adecuados
b. Controlar y seguir terapéuticamente las enfermedades y trastornos detectados
c. Fomentar los contactos con la familia y allegados de cada persona
d. Limitar el derecho al ejercicio de prácticas religiosas o políticas

**3242. NO es uno de los ejes imaginarios que definen el cuerpo humano:**

a. Latitudinal
b. Longitudinal
c. Transversal

**3243. NO entra en categoría de Biorresiduo:**

a. Alimenticio y de cocina procedente de hogares
b. Alimenticio y de cocina, procedente de servicios de restauración colectiva y establecimientos de venta al por menor
c. Proveniente de aceites minerales o sintéticos industriales o de lubricación, que haya dejado de ser apto para su empleo originalmente previsto
d. Biodegradables de jardines y parques

**3244. La actina y la miosina son:**

a. Hormonas
b. Lípidos
c. Proteínas
d. Vitaminas

**3245. NO es un mecanismo de transmisión indirecta:**

a. Agua
b. Besos
c. Pulgas
d. Instrumental quirúrgico

**3246. Las pinzas de Doyen son instrumental:**

a. De corte
b. De talla o campo
c. De hemostasia
d. De disección

**3247. NO es imprescindible para realizar la higiene bucal en un paciente:**

a. Guantes estériles
b. Batea riñonera
c. Pinzas de Kocher
d. Antiséptico bucal

**3248. Son requisitos para la correcta preparación de las muestras para su transporte todos EXCEPTO:**

a. La correcta identificación de muestras
b. Asegurarse de que se acompañan de la documentación necesaria
c. Controlar las variables que pueden influir en su estabilidad
d. Exponer las muestras a la luz

**3249. El paciente padece fiebre 'Muy alta' si presenta más de:**

a. 38,4º
b. 40,5º
c. 39,5º
d. 38,9º

**3250. En la escala analgésica de la OMS la codeína está en el escalón**

a. 2º      b. 3º      c. 4º

**3251. Colchón más usado en hospital:**

a. De muelles
b. Alternating
c. De agua
d. De agua y bolas de poliuretano

**3252. Primera causa de muerte en la época preescolar:**

a. Enfermedades infecciosas
b. Enfermedades respiratorias
c. Procesos digestivos
d. Envenenamientos y accidentes

**3253. Debido a la importancia de la estandarización debe uniformarse:**

a. Terminología y abreviaturas
b. Formato de informes
c. Los sistemas de anotaciones
d. Todas las anteriores

**3254. Etapas del PAE:**

a. 1      b. 2      c. 3      d. 5

**3255. Según la OMS, la caída es:**

a. La consecuencia de cualquier acontecimiento que hace al paciente cambiar de posición
b. La pérdida de equilibrio del paciente
c. La consecuencia de cualquier acontecimiento que precipita al paciente al suelo en contra de su voluntad
d. La pérdida involuntaria del equilibrio

**3256. Unidad estructural y funcional del riñón:**

a. Nefrona
b. Nefrina
c. Médula renal
d. Ninguna es correcta

**3257. Índice de masa corporal 40:**

a. Infrapeso
b. Normal
c. Sobrepeso
d. Obesidad

**3258. 'Dieta blanda' es aquélla...**

a. ...en que se seleccionan alimentos pobres o carentes de grasas y fácil digestión
b. ...que utiliza alimentos blandos
c. ...en la que sólo se ingieren líquidos
d. ...en que se suministran alimentos de fácil digestión, pero con grasas para dar energía

**3259. El glutaraldehído se utiliza:**

a. En esterilización por inmersión durante 5 minutos
b. Para destruir bacterias, esporas, hongos y virus
c. En solución al 20%
d. En desinfección por inmersión durante 2 minutos

**3260. Qué tipo de enfermedad mental podemos incluir dentro de los trastornos neuróticos secundarios a situaciones estresantes o somatomorfos:**

a. Trastornos psicóticos
b. Trastornos de ansiedad
c. Trastorno de ansiedad orogenias

**3261. Al medir la presión venosa central:**

a. El paciente debe colocarse en decúbito prono
b. El paciente será portado de un catéter colocado en aurícula derecha
c. No es necesario medir la Presión Venosa Central actualmente
d. El paciente será portado de un catéter colocado en aurícula izquierda

**3262. Es indicador de malos tratos por negligencia pasiva en el anciano:**

a. Sentimiento de impotencia e indefensión
b. Úlceras por presión
c. Moratones
d. Fracturas

**3263. Se detecta un caso de violencia en cualquier ámbito sanitario. Se debe:**

a. Realizar la valoración del riesgo vital
b. Realizar una valoración de enfermería
c. Valorar la señales de riesgo no grave

**3264. 'Movilización pasiva' es la que:**

a. Realizas sin ningún esfuerzo
b. Realiza el celador sin ayuda
c. No realizas
d. Se realiza a quien no puede colaborar

**3265. Mensaje que devuelve el receptor:**

a. Feedback
b. Respuesta
c. Ambas

**3266. Examen radiológico de la vesícula biliar con contraste:**

a. Cistouretrocolangiografía
b. Colecistocolangiografía
c. Pielografía intravenosa
d. Urografía con contraste

**3267. Etapa de la visita domiciliaria en la que se analiza la documentación previa disponible:**

a. Planificación
b. Desarrollo
c. Registro
d. Cierre

**3268. En los cambios posturales en el paciente encamado, es FALSO:**

a. Se debe evitar la presión mediante la utilización de sistemas que disminuyan la presión en la prominencias óseas
b. Los cambios posturales deben realizarse cada 6 u 8 horas como máxima y puede utilizarse material textil de apoyo como almohadas
c. La situación clínica del paciente, la influencia de los factores de riesgo así como su intensidad pueden condicionar la frecuencia de los cambios posturales

**3269. La revisión de la permanencia de la sonda vesical se hará:**

a. Diariamente durante su permanencia
b. Cada dos días
c. Una vez a la semana
d. Dos veces por semana

**3270. En una población de 5000 habitantes, 150 han fallecido, de los cuales 50 eran mayores de 50 años:**

a. El índice de Swaroop es 33,3%
b. La tasa de mortalidad general es 3‰
c. El índice de Swaroop es 1%
d. La tasa de mortalidad general es 20‰

**3271. Tipos de pulsos. ES FALSO que:**

a. El pedio se palpa en la cara anterior del pie
b. El femoral se palpa a nivel inguinal
c. El apical se palpa en la cara anterior del tórax, a nivel del corazón
d. El radial se palpa en la flexura del codo

**3272. NO es aplicación local de calor seco:**

a. Bolsa de agua caliente
b. Baño de parafina
c. Fomentos
d. Calentador eléctrico

**3273. Primer signo en la formación de una UPP:**

a. Eritema loca
b. Edema local
c. Exudado local
d. Escara

**3274. Sobre qué edad desaparece la lactasa intestinal en el niño:**

a. A los 2 meses
b. A los 6 meses
c. Al año
d. A los 11 meses

**3275. La atención especializada:**

a. Es la puerta de entrada ordinaria de la población al sistema sanitario
b. Se lleva a cabo en los centros de salud
c. Su acceso es restringido ya que se produce por indicación de los profesionales del equipo de atención primaria
d. Sus funciones son la promoción de la salud, la prevención de la enfermedad y la resolución de los problemas de salud más frecuentes

**3276. Para bajar por una rampa con una persona en silla de ruedas caminaremos:**

a. detrás de la silla y se tira hacia atrás
b. detrás de la silla y se empuja hacia delante
c. a un lado de la silla y se empuja hacia delante sujetándola
d. a un lado de la silla y se tira hacia atrás

**3277. Una 'Férula' se utiliza para:**

a. aspirar exudados
b. inmovilizar
c. realizar cambios posturales
d. realizar fisioterapia respiratoria

**3278. Las 'Cataratas' se producen por:**

a. Infecciones del iris
b. Alteraciones de córnea
c. Alteración del cristalino
d. Alteración de la retina

**3279. En qué situación está indicado el enema de limpieza:**

a. Después de la extracción de un fecaloma
b. Después de un enema opaco
c. Después de una endoscopia
d. Después de un parto

**3280. Medidas de desinfección y de desparasitación que se llevan a cabo mientras dura la enfermedad:**

a. Finales
b. Concurrentes
c. Necesarias
d. Obligatorias

**3281. Sobre la insuficiencia cardiaca es INCORRECTO:**

a. No presenta síntomas gastrointestinales
b. Puede haber edema periférico en ausencia de signos de insuficiencia cardiaca derecha
c. Los estertores crepitantes pueden deberse a causas diferentes a la insuficiencia cardiaca
d. La nicturia es un síntoma frecuente

**3282. La hipercapnia es aumento de…**

a. la frecuencia respiratoria
b. los niveles de oxígeno en sangre arterial
c. la presión parcial de dióxido de carbono en sangre arterial
d. Son correctas A y B

**3283. Qué mide el histerómetro:**

a. La vagina
b. El útero
c. El pene
d. La cavidad pélvica

**3284. Entre las limitaciones de los estudios de cohortes, es FALSO que:**

a. No son útiles para estudiar enfermedades poco frecuentes
b. Requieren un número bajo de participantes
c. Si son prospectivos suelen ser de larga duración
d. Tiene un elevado coste

**3285. La queratina es una proteína que protege la capa superficial de la piel en las abrasiones y además es**

a. Impermeable al agua
b. La parte más superficial y externa
c. Ambas son correctas
d. Ninguna lo es

**3286. Los islotes de Langerhans se encuentran en:**

a. El hígado
b. El cerebro
c. El intestino
d. El páncreas

**3287. Las pastillas para dormir son…**

a. Antidepresivo
b. Euforizante
c. Hipnótico
d. Estimulante

**3288. Sobre el envejecimiento, es FALSO que sea:**

a. un proceso universal que afecta a todos los seres vivos
b. la suma de todos los cambios que se dan en el organismo con el paso del tiempo
c. una sucesión de modificaciones morfológicas, fisiológicas y psicosociales
d. una causa morbosa origen de enfermedad

**3289. El objetivo de una sutura es:**

a. Prevenir infección por microorganismos
b. No previene la hemorragia
c. No previene ni evita lesiones mayores

**3290. Es una función relacional del auxiliar de enfermería:**

a. El control de los almacenes de ropa
b. La revisión del carro de curas
c. La esterilización del material
d. La higiene del paciente

**3291. Si hay destrucción de toda la piel es quemadura de Grado:**

a. I
b. II
c. III
d. IV

**3292. La nutrición enteral…**

a. Es el aporte de alimentos digeridos, bien por vía oral o a través de un abordaje en algunos de los tramos del tubo digestivo
b. Es de menor coste, con menos complicaciones mayores (sépticas) y con mejor respuesta del aparato digestivo que la nutrición parenteral
c. Es preferible a la vía parenteral
d. Las tres son correctas

**3293. Qué concentración de oxígeno se aporta con la administración de 02 mediante gafas nasales:**

a. Menor del 40%
b. Menor del 10%
c. 60%
d. Superior al 40%

**3294. Distensión o agrandamiento irreversible de los espacios aéreos alveolares con destrucción de los tabiques interalveolares:**

a. Atelectasia
b. Enfisema
c. Bronquiectasia
d. Neumonía

**3295. Ausencia total de micción:**

a. Oliguria
b. Anuria
c. Polaquiuria
d. Poliuria

**3296. Sobre la terapia ocupacional qué tres actividades son fundamentales en el anciano:**

a. La bipesdetación activa, las AVD y el programa terapéutico
b. Las AVD, el programa de rehabilitación y el programa terapéutico
c. No son tres sino dos: las AVD y el programa de rehabilitación
d. La bipesdetación activa, las AVD y el programa de rehabilitación

**3297. Se intercalan períodos de apnea entre una o varias respiraciones rítmicas de distintas profundidades. Es la respiración:**

a. De Kussmaul
b. De Biot
c. Torácica
d. Abdominal

**3298. 'Apnea' es:**

a. Aumento de la frecuencia respiratoria
b. Disminución de la frecuencia respiratoria
c. El cese de la respiración

**3299. Kalish dividió las necesidades fisiológica de la pirámide de Maslow en necesidades de:**

a. Protección y Seguridad
b. Supervivencia y Estimulación
c. Estimulación y Cercanía
d. Protección y Amor

**3300. Eliminación de los gérmenes en los suelos:**

a. Limpieza
b. Desinfección
c. Esterilización
d. Desinsectación

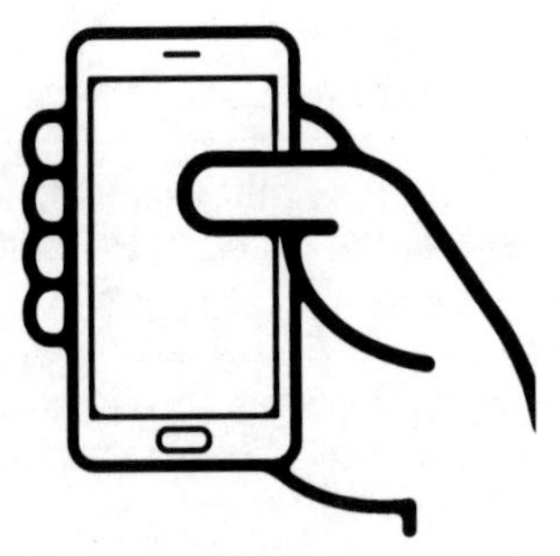

También puedes repasar online estas preguntas desde tu móvil en:

## www.**cacahuetest**.com

Aprovecha el código de barras al dorso de la última página en blanco

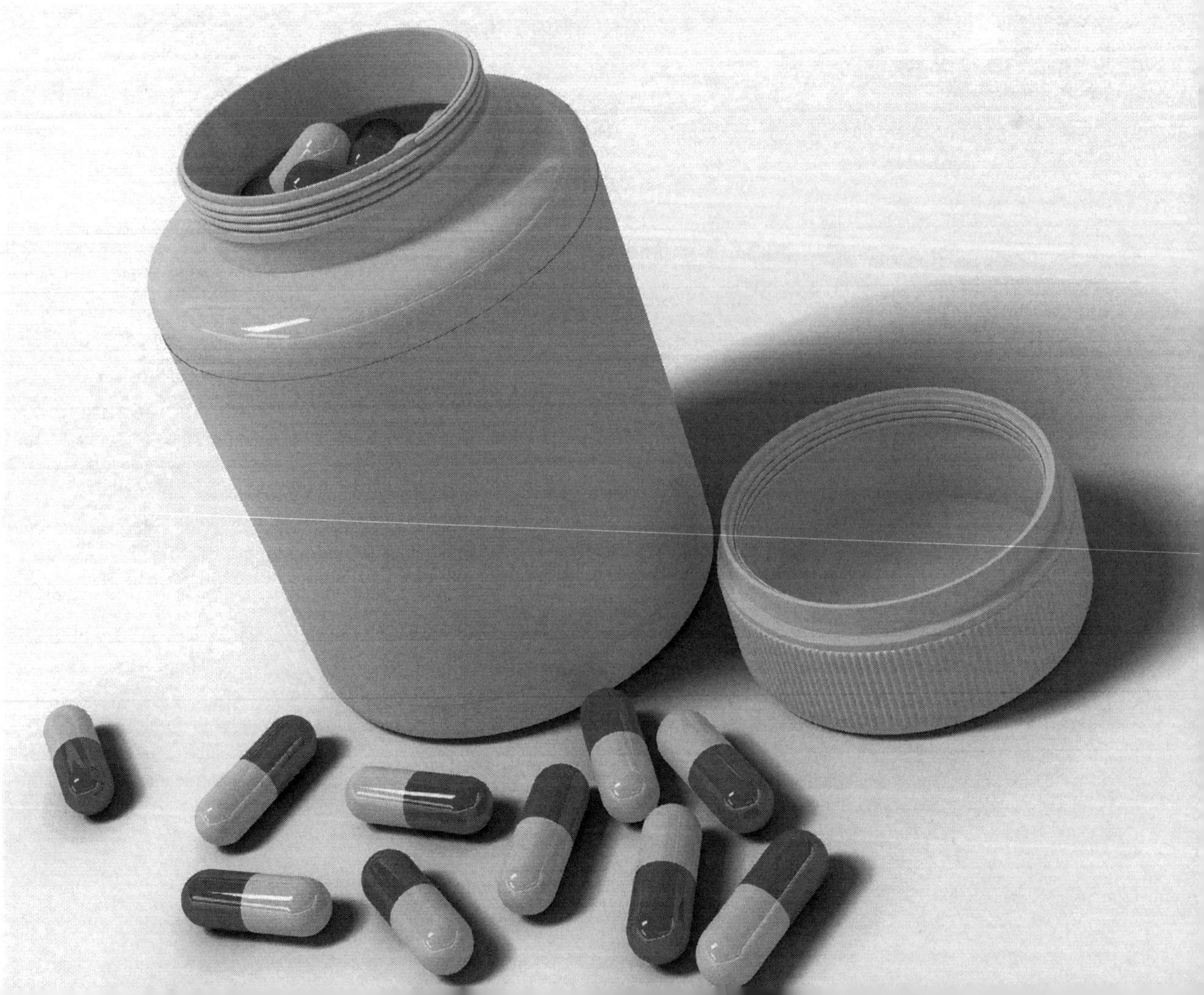

Made in the USA
Monee, IL
07 July 2026

56548187R00081